SAG MIR, WEN DU HÖRST.
SAG MIR, WEN DU SIEHST.
SAG MIR, WER DU BIST.

Dieses Buch ist ein Roman. Handlungen und Personen sind frei erfunden. Ähnlichkeiten mit lebenden oder toten Personen sind nicht gewollt und rein zufällig.

ANDREA NAGELE

SAG MIR, WEN DU HÖRST. SAG MIR, WEN DU SIEHST. SAG MIR, WER DU BIST.

THRILLER

emons:

Bibliografische Information der Deutschen Nationalbibliothek
Die Deutsche Nationalbibliothek verzeichnet diese Publikation in der Deutschen Nationalbibliografie; detaillierte bibliografische Daten sind im Internet über http://dnb.d-nb.de abrufbar.

MIX
Papier aus verantwortungsvollen Quellen
FSC® C083411
FSC
www.fsc.org

Umschlagmotiv: Anna Jonczyk/Arcangel.com
Umschlaggestaltung: Nina Schäfer
Gestaltung Innenteil: DÜDE Satz und Grafik, Odenthal
Lektorat: Marit Obsen
Druck und Bindung: CPI – Clausen & Bosse, Leck
Printed in Germany 2021
ISBN 978-3-7408-1270-6
Thriller
Originalausgabe

Meinem sehr lieben Freund Stefano Cappai

MONTAG

TAG EINS

LAURA

Schreie.

Das sind Schreie.

Mitten im Laufen bleibe ich ruckartig stehen. Fast wäre ich umgekippt und auf das Kopfsteinpflaster geknallt. Meine Ellbogen schnellen zurück. Gerade noch halte ich mein Gleichgewicht.

Alarmiert drehe ich mich um.

Ich bin allein.

Auf dem gegenüberliegenden Gehweg befindet sich niemand. Kein Auto auf der Straße, kein Fahrrad, kein Moped, nicht einmal einer dieser Scooter, die aus dem Straßenbild kaum mehr wegzudenken sind.

Vom Asphalt steigt Dampf auf.

»Lass mich los. Tu mir das nicht an. Hilfe!«

Woher kommt die Stimme?

Ich wirble herum, suche hektisch die Umgebung ab. Mein Atem geht schnell.

»Hilfe!«

Der Schrei gellt in meinen Ohren.

Das Haus, neben dem ich stehe, ist grau. Es unterscheidet sich kaum von den angrenzenden Gebäuden.

Abgesehen davon, dass da drinnen ein Unglück geschieht.

Was soll ich tun?

Ich lege meine Handfläche auf die Klingelknöpfe, auf alle gleichzeitig. Kein Ton ist zu hören, kein Läuten. Niemand öffnet. Alle Fenster sind geschlossen.

Zögernd umfasse ich die Klinke des Haustores. Sie kommt mir merkwürdig kühl vor an diesem schwülen Nachmittag. Ehe ich sie loslassen kann, schwingt das Tor auf. Und ich trete ein.

Es ist dunkel. Und es riecht nach Minestrone.

Befangen blicke ich mich um.

Zaghaft lege ich mein Ohr auf das Holz der beiden Türen im Erdgeschoss.

Auch hier läute ich. Niemand öffnet.

Meine Knie zittern, als ich die Treppe hochsteige.

Erster Stock. Dasselbe Spiel.

Zweiter Stock.

Da. Eine der Wohnungstüren steht einen Spaltbreit offen. Leise trete ich ein und presse mich an die Wand im Flur. Bedacht darauf, kein Geräusch zu machen, schleiche ich weiter und verberge mich in der Garderobe hinter Mänteln und Jacken. Durch die Kleidungsstücke hindurch erhasche ich einen undeutlichen Blick auf ein vollgeräumtes Wohnzimmer.

»Hör auf. Bitte!«

Das ist sie. Die Stimme, die so verzweifelt um Hilfe ruft.

Derbe Flüche begleiten ihr Flehen.

Ich kann mich nicht rühren. Mein Herz hat aufgehört zu schlagen. Das Blut stockt in meinen Adern. Ich sterbe. Schon schließen sich meine Augen zum letzten Stoßgebet. Es ist an einen Gott gerichtet, an den ich schon lange nicht mehr glaube. Ich drohe mich zwischen den Mänteln und Jacken zu verheddern, als meine Lunge zu brennen beginnt. Gierig hole ich Luft.

Ich öffne die Augen.

Und sehe eine Gestalt, die eine andere packt. Sie rüttelt, schüttelt und stößt.

Ein Schrei zerreißt die Luft. Etwas Großes, Schweres poltert gegen ein Möbelstück und kracht zu Boden. Bedeckt altmodisches Mosaikparkett. Der Kopf ist verdreht, das Gesicht abgewandt.

Ein metallischer Geruch breitet sich im Raum aus.

Das leise Weinen eines Kindes durchbricht die nun folgende Stille. Ein kleines Mädchen mit blonden Zöpfen in einer blauweiß gestreiften Latzhose hockt neben einer Vitrine aus Glas, die mit Puppen aus Porzellan bestückt ist. Es hält ein Stofftier fest an seine Brust gedrückt. Ein rosa Plüschhase.

Tränen tropfen.

Ich mache mich winzig, versuche mich aufzulösen, versuche, mit den Kleidungsstücken zu verschmelzen. Doch aus meinem Mund dringt ein Wimmern, ähnlich dem Weinen des Mädchens.

»Was machst *du* denn da?«

Es ist, als hätte jemand die Pausentaste gedrückt. Das Bild erstarrt. Meine Zeit hält an. Ich versteinere.

Die Kreatur überragt mich um Meter. Ihr Gesicht ist verzerrt. Die Augen funkeln, der Mund ist ein dünner Strich. Vor mir steht das Monster aus einem Horrorfilm.

Es will mich packen, greift aber an mir vorbei. Seine Krallen verheddern sich im Stoff eines Blousons.

Das ist meine Chance. Ich schiebe die Mäntel, die Jacken und die Capes beiseite. Zwänge mich an ihnen vorbei.

Die verzweifelten Schreie sind verstummt. Das Flehen. Das Bitten.

Und das Weinen des Kindes.

Das Monster will mich schnappen. Es ist allmächtig. Meine Hände haben sich selbstständig gemacht, sie stoßen, klatschen und schlagen um sich. Meine Füße treten nach ihm.

Ich mache einen Satz vorwärts. Renne um mein Leben.

Drehe mich kein einziges Mal um.

Ich stürze die Treppe hinab. Springe über die Stufen. Fürchte, unmittelbar gepackt zu werden.

Unten angekommen, bin ich schweißüberströmt und taumele vor Angst. Meine Gelenke knacken, und mein Skelett scheint nur mehr aus Glasknochen zu bestehen, die jeden Moment brechen können.

Gerade noch gelingt es mir, das Tor zu öffnen.

Mein Kopf schwenkt zur Seite. Niemand zu sehen. Ich fülle meine Lungen, und dann laufe ich und laufe, bis ich, von Seitenstechen gepeinigt, innehalte.

Ein Park breitet sich vor mir aus.

Grünanlagen haben es mir nicht angetan. Einzig den Rosengarten von San Giovanni mag ich und gewiss auch den Geruch des Grases, der Erde, und ich genieße natürlich den Schatten, den die großen Bäume spenden.

Straßen und Gehwege sind mir jedoch vertrauter. Trotzdem hechte ich über eine Hecke, betrete fremdes Terrain und haste die Kieswege entlang, bis ich nicht mehr kann.

Nach Luft ringend, werfe ich meinen erschöpften Körper auf eine Bank, gut verborgen hinter blickdichten Sträuchern, deren Blattwerk sich wie ein schützender Schirm vor mir ausbreitet.

Zum ersten Mal, seit ich das Haus verlassen habe, fühle ich so etwas wie Geborgenheit und tiefe Dankbarkeit, entkommen zu sein.

Bin ich denn entkommen?

Gab es dieses Grauen überhaupt?

Oder habe ich mir das vorhin eingebildet?

Das Durcheinander in meinem Kopf nimmt zu und macht mich benommen. Mir wird schwindlig, und ich verschränke meine Finger so fest ineinander, dass die Knöchel weiß hervortreten.

Ich muss sofort aufhören zu grübeln, mich mit Fragen zu quälen. Angestrengt zwinge ich mich, jeden weiteren Gedanken an meine Flucht auf später zu verschieben.

Langsam beruhige ich mich und sauge die von Blumen- und Grasdüften durchtränkte Luft ein. Das gibt mir ein weiteres Stück Frieden, vermag die Panik etwas zu lindern.

Ich heiße Laura.

Meine Mutter hat mich nach einer der Mumien aus Venzone benannt. Ihr gefiel, dass Schimmel die Gewebe der Leichen austrocknet und so deren Verwesung verhindert.

Damit habe ich zu leben gelernt. Es besänftigt mich, dass ich erst achtundzwanzig bin und keine Hunderte von Jahren auf dem Buckel habe.

Unter meinem Baumwollshirt und der Laufjacke schwitze ich inzwischen unerträglich. Das Shirt kann ich nicht ausziehen, ich trage darunter nur einen Sport-BH, aber die Jacke knote ich um meine Hüften.

Nichts brauche ich dringender als eine Dusche. Aber immer noch sitze ich da und zittere. Meine Knie klacken gegeneinander, meine Finger spreizen sich, fühlen sich steif an. Die Luft scheint mir auf einmal dünn wie hoch oben in den Bergen. In meinem Kopf blitzen grelle Farben auf und Bilder von Krallen, die sich nach mir recken. Mir ist schummrig. Konzentriert atme ich, reguliere den Sauerstoffgehalt in meinem Blut.

Darin bin ich geübt.

Um mich herum ist es inzwischen laut geworden. Kinder spielen Fangen, werfen einander auf der Wiese bunte Bälle zu. Menschen führen ihre Hunde aus. Lachen und Plaudern. Vögel zwitschern in den Baumkronen.

Niemand beachtet mich. Trotzdem ist mir nicht wohl in meiner Haut. Verstohlen checke ich die Spazierwege, überprüfe die Grünflächen, vergewissere mich, dass man mir nicht hinter den Büschen oder Bäumen auflauert.

Irgendwann rapple ich mich von der Bank hoch und mache ein paar Dehnübungen.

Und wieder laufe ich.

Mein Weg nach Hause führt über Gehsteige, die von einer Reihe monumentaler historistischer Gebäude gesäumt werden. Die parallel angelegten Straßen haben etwas Unendliches.

Die Luft ist schwer von Feuchtigkeit. Drückend hängt sie über der Stadt. Der Himmel spannt sich wie ein anthrazitfarbenes Tuch hinunter zum Meer. Im Golf von Triest verschmilzt er übergangslos mit dem Horizont.

Um diese Stunde klammert sich ein Auto ans andere. Stoßzeit. Lärm. Hupen. Großstadtgeräusche. Menschen treiben an mir vorbei, vertieft in ihre eigene Welt. Müde und ausgelaugt, vielleicht nach einem anstrengenden Arbeitstag. Streift ein Blick mein Gesicht, wende ich mich ab. Ich versuche, unsichtbar zu bleiben. Lautlos leiere ich Mantras herunter. Sie lenken mich von düsteren Gedanken ab.

Was, durchfährt es mich, was, wenn das Monster wirklich hinter mir her ist?

Wieder gellen die Schreie in meinen Ohren, wieder weint das Kind.

Es ist nicht mehr weit. Fast schon habe ich es geschafft. Gleich bin ich da.

Unser kleines Haus steht in einer belebten Straße, eingekeilt zwischen einem Werkzeugladen und einem Handyladen.

Ich erreiche den Eingang. Im Blumentopf auf der untersten Stufe ist die Erde trocken. Die gelbe Gießkanne steht leer daneben, und ein Stück Normalität kehrt zurück. Vor Erleichterung fange ich zu summen an.

Bevor ich die Wohnungstür aufstoße, drehe ich mich um.

Und starre in eine Fratze.

ANGELA

Die Wohnungstür fliegt auf. Laura stürmt herein. Die Sneakers schleudert sie in eine Ecke des Flurs. Ihr ist völlig egal, dass sich Erdbrocken über den frisch gefegten Boden verteilen. Ihre Laufjacke reißt sie sich von den Hüften und wirft sie auf die Ablage neben dem Spiegel. Der Reißverschluss scharrt über das Glas. Inzwischen kann ich fast jede ihrer Bewegungen ihren jeweiligen Emotionen zuordnen. Meine Tochter ist fahrig und aufgeregt. Hoffentlich ist nichts passiert.

Dann steht sie in der Küche.

Ihr Gesicht ist totenblass, übersät mit roten Stressflecken.

Masern, Röteln, Scharlach, das hatten wir alles schon. Ekzeme und allergische Reaktionen auf unterschiedliche Medikamente ebenso.

Ihr rosa gefärbtes Haar klatscht ihr um die Wangen. Die Brüste zeichnen sich unter dem feuchten T-Shirt deutlich ab.

Wie sieht sie bloß wieder aus?

Sie will etwas sagen, reißt den Mund weit auf und beginnt zu husten. Hustet und hört nicht mehr auf. Ihre hellblauen Augen treten aus den Höhlen, sie krümmt sich. Ihre Finger klammern sich an die Lehne des Stuhls. Der Raum riecht scharf nach ihrem Schweiß.

Angst greift nach mir. Was, wenn sie einen Asthmaanfall hat? Einen richtigen?

»Laura, atme ein, halt die Luft an und atme dann langsam aus. 4 – 7 – 8. Du kennst die Übung. Es kann dir nichts passieren. Alles ist gut.« Ich bemühe mich um einen beruhigenden Tonfall, wohl auch, um mich selbst zu besänftigen. Entschlossen mache ich einen Schritt vom Fenster weg auf sie zu.

Wieder setzt sie zum Sprechen an. Öffnet den Mund. Bringt aber kein Wort heraus. Wir sollten den Notarzt rufen. Ich greife nach meinem Handy.

Laura setzt sich und schüttelt heftig den Kopf. Sie schnappt nun nicht mehr nach Luft, sondern atmet einige Zeit so, wie die Ärztin es ihr beigebracht hat. Der Hustenreiz legt sich. Ich drehe mich weg. Sie soll sich nicht beobachtet fühlen.

»Willst du Tee und Toast?« Schon während ich es sage, ärgere ich mich darüber. Sie ist kein Kind mehr, sondern bald neunundzwanzig Jahre alt. Ich darf sie nicht so behandeln.

Laura ist eine junge Frau mit großen Problemen.

Endlich redet sie. Ohne nachzudenken, schneide ich eine dicke Scheibe vom Ciabatta ab, beschmiere sie hastig mit Butter und Erdbeermarmelade.

»Mama.« Sie löst ihre Finger von der Lehne des Stuhls. »Mama, wir müssen die Polizei verständigen.«

»Die Polizei?« Etwas umschließt mein Herz, verwandelt es in eine klumpige Masse. »Ich dachte eher an einen Arzt. Dir geht es offensichtlich nicht gut«, entgegne ich. »Warum die Carabinieri?«

»Carabinieri?«

»Entschuldigung.« Laura hasst es, wenn ich mich nicht korrekt ausdrücke. »Du meintest die Polizei hier vor Ort«, verbessere ich mich schnell.

»Nein«, giftet sie. »Die von Dschibuti Island. Natürlich die von hier!«

Ich zögere. »Findest du diese Idee gut?«

»Ich sehe keine andere Möglichkeit. Es ist Gefahr im Verzug.«

»Gefahr im Verzug?« Ich kann nicht anders, als verdutzt ihre letzten Worte zu wiederholen. Sie scheint bestens vertraut mit dem juristischen Jargon. »Vielleicht könntest du mir zuerst in aller Ruhe und der Reihe nach erklären, was dich so aufregt?«

Die Punkte und Flecken auf Lauras Wangen fließen zu einem tiefroten Kreis zusammen.

»Mutter.« Zornig holt sie aus und schleudert ein Glas über den Tisch. Es ist meines, das mit gutem Chardonnay gefüllt war. Die Flüssigkeit verteilt sich auf der Tischplatte und schwappt zu Boden.

Ich werde nicht überreagieren, denke ich still, hier geht es um Laura, die sich nicht im Griff hat.

»Mir ist klar, du stehst unter enormem Druck«, sage ich sanft. »Aber Schatz, kannst du dich nicht ein wenig zusammennehmen? Das musste jetzt wirklich nicht sein.« Ich gebe meiner Stimme einen warmen Klang.

»Halt mal«, entgegnet sie unbeeindruckt und reicht mir ein Geschirrtuch, während sie mit einem Schwamm den Weißwein von Tisch und Boden wischt, so sorgfältig, als hätte ich mir ihren Wutausbruch bloß eingebildet. Dann nimmt sie ihr Handy, das sie zum Aufladen hiergelassen hat. Verstört drückt sie darauf herum.

»Liebes.« Anders als meine Tochter weiß ich, was jetzt zu tun ist. Mit einer schnellen Bewegung entwende ich ihr das Telefon. Der Stecker löst sich aus der Buchse, und das Kabel schnellt über den Tisch. »Lass den Unsinn. Es ist nur zu deinem eigenen Vorteil.«

»Benimm dich nicht wie eine Eule.« Abschätzig starrt Laura mich an.

»Eule?«, wiederhole ich ratlos. »Was meinst du damit?« Ich wundere mich über den unpassenden Vergleich.

Meine Verwirrung lässt sie auflachen. »Deinen Kopf kannst du zwar nach rechts und links drehen. Jedoch nicht um zweihundertsiebzig Grad.«

»Keine Frage, Schatz, das gelingt niemandem«, versuche ich sie zu beschwichtigen. »Aber bitte wähle nicht den Notruf.«

»Gut, Mama. Wie sollte ich auch, nachdem du mir mein Handy weggenommen hast? Ich habe mich anders entschieden. Wir gehen persönlich zur Polizei. Jetzt.«

»Laura, glaubst du, das ist die richtige Art, damit umzugehen? Wie oft hatten wir das schon. Und auch das danach.«

»Lass das, stell mich nicht so hin«, zischt sie und schiebt sich das Brot in den Mund. Mit abgrundtiefer Verachtung wischt sie die Marmelade aus ihrem Mundwinkel.

»Ich will dich nur schützen, Liebes.«

»Diesmal ist es anders.« Sie stockt und schluckt. »Ich hätte sofort die Polizei rufen sollen. Aber ... aber verdammt, ich hatte das blöde Telefon nicht dabei.«

Meine Tochter sieht mich an, und ihre innere Qual spiegelt sich in ihren großen meerblauen Augen. Zum ersten Mal keimt in mir der Verdacht, dass wirklich Gefahr im Verzug sein könnte.

Schweigend verrühre ich zwei Löffel Honig in lauwarmer Milch und stelle das Glas vor sie auf den Tisch. »Du hast mir noch immer nicht erzählt, worum es überhaupt geht. Was ist denn geschehen?«

Laura lässt ihre Schultern sinken. Ein Zeichen, dass sich ihre verkrampften Muskeln lockern. »Ich ... Beim Laufen kam ich in eine Gegend der Stadt, die ich nicht gut oder gar nicht kenne, und da waren auf einmal diese ... diese verzweifelten Schreie. Hilferufe.«

Sie trinkt von der Milch, und ich warte. Es bringt nichts, sie zu unterbrechen.

»Ich blieb stehen, weil ich zuerst dachte, mir etwas eingebildet zu haben. Oder dass irgendwelche Jugendlichen den Lärm verursachen. Aber da war niemand außer mir. Auch die Straße war leer.«

»Du meinst, du warst allein da? Wann soll das gewesen sein?«, werfe ich ein.

»Weiß ich nicht. Irgendwann am Nachmittag.«

»Normalerweise sind die Straßen von Triest zu dieser Zeit mit Menschen und Fahrzeugen überfüllt.« Zweifel nagen an mir. Laura liest sie in meinem Gesicht und dreht sich weg.

»Wenn du mir schon das nicht glaubst, kann ich den Rest ja gleich für mich behalten.«

Wie soll ich sie wie eine Erwachsene behandeln, wenn sie sich wie ein bockiges Kind verhält?

Instinktiv beuge ich mich über den Tisch, nehme ihr Kinn zwischen Zeigefinger und Daumen und zwinge sie so, mich anzuschauen. »Schatz, hör endlich auf, mich abzublocken, und rede bitte mit mir. Ich möchte dir doch helfen.«

Laura stößt meine Hand weg. Sie schiebt das Milchglas beiseite und steht auf. Zu meiner Überraschung spricht sie aber weiter.

»Als ich mir sicher war, dass die Schreie aus dem Gebäude kamen, neben dem ich stehen geblieben war, öffnete ich die Haustür und trat ein.«

»Bist du von Sinnen?« Ich schnappe nach Luft. »Es kann gefährlich sein, einfach so in ein fremdes Haus einzudringen und irgendwelchen Schreien zu folgen.«

»Mutter«, sagt sie und wirft mir einen verächtlichen Blick zu. »Es *war* gefährlich.«

Jetzt bin ich es, die sich setzen muss. Mit einer Kopfbewegung fordere ich sie auf, es mir gleichzutun. Ich unterdrücke das Zittern meiner Hände, indem ich sie unter meine Oberschenkel schiebe. Was hätte meiner Kleinen dort alles zustoßen können? Nicht auszudenken. Meine Laura allein in einem fremden Haus, in dem jemand um Hilfe ruft.

»Im zweiten Stock ist es passiert. Ich habe es gesehen.«

»Was ist passiert? Was hast du gesehen?« Ich muss an mich halten, nicht gleich wieder aufzuspringen. »Du jagst mir Angst ein.«

»Dir? *Ich* hatte Todesangst. Ich war starr vor Schreck. Und dann erschlug ein Mensch einen anderen. Es war so viel Blut auf dem Boden. Ein kleines Mädchen musste alles mit ansehen. Es weinte. Umklammerte einen rosa Plüschhasen. Der Mörder verließ das Zimmer und entdeckte mich. Aber ich konnte flüchten.«

Übelkeit, wie in den ersten Wochen meiner Schwangerschaft, steigt in mir hoch. Der Raum beginnt zu schwanken. Ich springe hoch und übergebe mich schwallartig in die Spüle.

»Mama!«, ruft Laura alarmiert. »Es ist mir nichts geschehen. Ich konnte entkommen. Krieg dich wieder ein.«

»Laura«, stammle ich.

Mir ist schwindlig. Vor meinen Augen scheint die Küche im Nebel zu verschwinden. Ich wanke unsicheren Schrittes ins Badezimmer.

»Das Kind hat alles beobachtet?«, frage ich, nachdem ich mir die Zähne geputzt und den Mund mit Wasser ausgespült habe und wieder vor Laura stehe. Meine Besorgnis hat sich in nackte Angst verwandelt. »Die arme Kleine. Wo ist dieses Haus?«

»In einem Teil der Stadt, den ich nicht gut kenne. Hab ich doch schon gesagt. Du hörst mir nie richtig zu. Vielleicht bin ich auch zum ersten Mal dort gewesen. Keine Ahnung.« Sie betrachtet mich argwöhnisch, und ich fühle mich durchschaut. Manchmal wenn ich in Gedanken bin, ziehen ihre Sätze einfach so an mir vorbei. Da hat sie recht. Dafür schäme ich mich.

»Ach, Laura.« Ich seufze. »Es tut mir leid. Ich werde mich bessern. Verzeih mir meine Unaufmerksamkeit.«

Ihre Enttäuschung ist spürbar. »Du glaubst mir nicht.«

»Doch, das tue ich. Aber ich weiß nicht recht, was ich von der Geschichte halten soll. Ich verstehe das alles nicht.«

»Wusste ich's doch. Ich rufe die Polizei an. Sollen die sich darum kümmern.«

»Warte!« Der scharfe Klang meiner Stimme erschreckt mich. Doch ich muss handeln. Mir bleibt keine Wahl. »Liebes«, sage ich um einiges sanfter, »wir gehen gemeinsam zu dem Haus. Wenn an deiner Geschichte wirklich etwas dran ist, melden wir es danach unverzüglich der Polizei. Abgemacht?«

»Meinst du das ernst? Oder ist das nur eines deiner Verzögerungsmanöver?«

»Blödsinn. Komm. Lass uns gleich losgehen.« Es ist die einzige Möglichkeit, Laura vor einer riesengroßen Dummheit zu bewahren. Ich nehme sie an der Hand, und wir betreten das Vorzimmer. Ohne aufzubegehren, lässt sie sich von mir führen und schlüpft ergeben in ihre Sneakers, während ich meine Schuhe anziehe. Ich mustere die Garderobe. Mein Blick fällt auf eine Jacke. Ich ziehe sie vom Bügel.

»Das ist meine«, murrt sie, »aber lass nur.«

Es geschieht oft, dass wir unsere Kleidungsstücke tauschen. Es ist zu einer lieben Gewohnheit geworden. Eine, an der sich keine von uns beiden stört. Laura wiegt zwar mindestens zehn

Kilo mehr als ich. Was an mir schlottert, spannt sich um ihren Körper. Aber das hindert uns nicht.

»Los«, bellt sie, als würde sie befürchten, dass ich es mir anders überlege.

Gemeinsam treten wir hinaus in den frühen Abend. Die Luft sirrt und stinkt nach Abgasen. Immer noch kämpfe ich gegen das Unbehagen an, das mich bei Lauras Schilderung erfasst hat.

Ich muss sie beschützen und einen weiteren Zusammenbruch verhindern.

LAURA

Vorsichtig drehe ich mich um.

Kurz bevor ich vorhin unser Haus betrat, war mir, als hätte ich jemanden gesehen. Eine Fratze, die mich anstarrte.

Jetzt sind da nur mehr wir beide.

Mama und ich.

Es wird wohl doch nur die Spiegelung meines eigenen verzerrten Gesichts im Fenster eines vorüberfahrenden Autos gewesen sein. Das hoffe ich und balle meine Hände zu Fäusten.

Jemand knufft mich sanft in die Seite. Ich zucke zusammen.

»Plagen dich schon wieder Gespenster, Laura?«

Ich wende mich meiner Mutter zu. »Keines hier außer dir.«

»Du musst nicht flapsig werden.«

Sie hat recht. »Tut mir leid.«

Angela ist eine gute Mutter. Unter großen Anstrengungen versucht sie stets, mir zu helfen. Wie eine strenge Schutzgottheit wacht sie über mein Wohlbefinden. Sie bemüht sich rührend um mich und gibt mir das Gefühl, nicht allein mit meinen Problemen dazustehen.

»Entschuldige, Mama«, wiederhole ich beschämt. »Ich war in Gedanken.«

Den Stups trage ich ihr nicht nach, hat er mich doch aus meiner Traumwelt in die Realität zurückgeholt. Ich hake mich bei ihr unter. Mein hauchdünner grüner Parka, der an mir eng wie eine Wurstpelle sitzt, umspielt ihre Arme locker wie Seidenpapier.

Der Missmut, der mich jedes Mal befällt, wenn sie meine Klamotten trägt und sie an ihr noch dazu so gut aussehen, ist nichts gegen die Erleichterung, von ihr zu dem Haus begleitet zu werden.

Eine Zeit lang traben wir schweigend nebeneinanderher. Nach und nach steigt die Straße steil an und fällt dann wieder ab. So ist das hier in Triest.

Mama wirkt fit, während ich keuche und schwitze.

»Schatz. Liebes. Engelchen«, unterbricht sie die Stille zwischen uns.

Je mehr Koseworte kommen, desto deutlicher spüre ich ihre Nervosität.

Was verbirgt sie?

Spielt sie mir etwas vor?

Will sie mich in die Irre führen?

Oder gleich ins Krankenhaus?

In die Psychiatrie?

Wollte sie nie mit mir zum Haus?

Stopp, Laura, befehle ich mir.

Ich bin nicht immer paranoid. Meistens versuche ich bloß, die Wirklichkeit Gramm für Gramm richtig einzuschätzen. Leider fällt mir das oft verflixt schwer.

Bevor ich reagieren kann, beendet sie den angefangenen Satz.

»Engelchen, weißt du wenigstens ungefähr, wohin wir müssen? Stadtteil und so weiter. Oder streifen wir nur unbedacht herum?«

»Was für eine Frage«, erwidere ich brüskiert und spüre im selben Moment, dass ich nicht die geringste Ahnung habe, wohin wir müssen. Es waren so viele Straßen, die ich heute wie in Trance entlanggelaufen bin. Und alle ähneln sie einander.

War ich wirklich noch nie in diesem Viertel?

Mit Blick auf meine täglichen Wanderungen durch die Stadt kann das nicht stimmen. Wahrscheinlich ist mir die Gegend nicht besonders aufgefallen, weil aus keinem der Häuser bisher jemand um Hilfe gerufen hat.

Das ist die einzig logische Erklärung.

Etwas weiß ich jedoch gewiss: Ein Park befindet sich in unmittelbarer Nähe des Gebäudes.

Mama macht sich los. Sie seufzt und läuft ein Stück vor mir her. Ich bin ihr zu langsam. Es ist ihr ein Anliegen, alle zu überholen. Das war immer so. Sie ist ein Konkurrenzmensch, ehrgeizig bis zum Erbrechen, sie will immer die Beste sein. Mich wundert, dass sie nie an einem Stadtmarathon teilgenommen hat. Ich starre auf ihren gebeugten Rücken, und Schuldgefühle überschwemmen mich.

Wie oft schon habe ich meiner Mutter unrecht getan?

Vorhin, bei unserem Gespräch in der Küche, befürchtete ich ernsthaft, dass sie mich mit ihren sanften Worten bloß täuschen will. Um mich in mein Zimmer zu schicken, den Schlüssel im Schloss umzudrehen, mich wegzusperren, bis der Krankenwagen mich holt. Und auch jetzt verdächtige ich sie, mich geradewegs in die psychiatrische Abteilung der Klinik zu bringen.

Als hätten wir das nicht alles schon gehabt. Mehrfach sogar.

»Zu deinem Besten, Schatz«, wie sie jedes Mal betonte.

Sobald es mir nach so einem Aufenthalt wieder besser ging, konnte ich ihre Reaktion natürlich verstehen. Ihr war ja nichts anderes übrig geblieben, um mich vor mir selbst zu schützen.

Aber diesmal tut sie nichts dergleichen.

Wieder habe ich mich in ihr geirrt.

»Hast du die Wohnungsschlüssel eingesteckt, Laura?« Sie bleibt abrupt stehen und dreht sich zu mir um. Ihr Gesicht ist blass. Ihre Lippen sind von zarten senkrechten Falten gezeichnet.

»Ja, klar. Warum denn nicht? Ich habe meine Schlüssel doch immer dabei. Wer ist als Einzige überzeugt, dass ich sie ständig vergesse? Du.«

Sie duckt sich unter meinen hingeschleuderten Worten.

Immer treffen meine Pfeile direkt ins Schwarze, sosehr ich mich auch bemühe umzusetzen, was ich in den vielen Therapiestunden gelernt habe. Es will mir einfach nicht gelingen, meine Aggressionen unter Kontrolle zu halten. Längst schon reagiere ich zwanghaft auf Mamas Forderungen nach Ordnung und Pünktlichkeit. Meine Schlüssel lasse ich daher nirgendwo liegen. Bei jedem meiner Schritte klirren sie in meiner Jackentasche wie der Goldschatz der Piraten.

»Stimmt. Mein Fehler«, gibt sie reumütig zu.

Sie verletzt mich nicht absichtlich. Das weiß ich. Trotzdem

kränken mich ihre Worte. Es klingt so, als würde sie nichts als Unzulänglichkeiten von mir erwarten. Vielleicht liegt es auch nur an der unglücklichen Art, wie sie sich ausdrückt.

Nicht dass es an mir nicht einiges zu beanstanden gäbe.

Ich schlucke den Groll hinunter, atme tief die benzingeschwängerte Luft des frühen Abends ein, und gemeinsam suchen wir weiter nach dem rätselhaften Haus.

Mama wird immer hektischer. So reagiert sie, wenn etwas komplizierter ist als erwartet, wenn etwas nicht nach ihrem Kopf geht. Damit habe ich mich abgefunden. So ist sie halt.

Auch Schutzgöttinnen haben ihre Fehler.

»Laura.« Ihre Stimme bebt vor Ungeduld. »Hast du eigentlich die geringste Vorstellung davon, wo du warst, als du die vermeintlichen Hilferufe vernommen hast?«

In einem Anflug von Duldsamkeit reiße ich mich zusammen und gehe nicht auf ihre *»vermeintlichen Hilferufe«* ein. »Nein. Ich habe nicht auf die Straßenschilder geschaut. Davor nicht, und danach schon gar nicht. Es war Horror pur. Ich wollte so schnell wie möglich weg von dort.«

»Konzentriere dich endlich.« Ihre Ungeduld ist nachvollziehbar, verleiht ihr aber eine Aura der Selbstgefälligkeit. Ich glaube, sie merkt das selbst gar nicht. Sie ist so überzeugt von sich, wie ich es gern von mir wäre.

»Tue ich ja«, blaffe ich sie an.

Meine Mutter schweigt. Sie teilt gern aus, doch sie scheut den Konflikt.

Meine Finger tasten nach meinem Scheitel und beginnen zu kratzen. Dünne Haare verfangen sich in den abgekauten Rillen meiner Nägel.

»Hör auf damit!«

Mama schüttelt sich und gibt erneut das Tempo vor. Wir sind jetzt so schnell unterwegs, dass mir die Luft wegbleibt.

Immer höher schraubt sie die Geschwindigkeit, unsere Füße fliegen nur so über den Asphalt, aber wir kommen und kommen nicht an. Ich bin völlig orientierungslos und außer Atem.

»Laura«, sagt Mama und bleibt stehen. Sie packt meinen Oberarm. Ich spüre ihre gefeilten Nägel durch den Stoff meiner Jacke. »Das funktioniert so nicht. Die Polizei wird dir kein Wort glauben. Du findest ja weder das Stadtviertel noch die Straße und erinnerst dich auch nicht an die Hausnummer.«

»Na und?« Ich reiße meinen Arm weg. Morgen werden mich kleine blaue Punkte auf meiner Haut an diesen Moment erinnern. »Auch wenn du mir nicht glaubst, das Verbrechen ist passiert. Ich habe es gesehen und gehört.«

Oder ist alles doch nur in meinem Kopf geschehen?

Eine weitere akustische und optische Halluzination? So nennen sie in der Klinik die Bilder und Stimmen, die mein Hirn fluten, sobald meine Neurotransmitter durcheinanderwirbeln. Sie beklemmen mich nicht mehr so wie früher, sind sie doch seit Langem ein Teil meiner Person geworden.

Gefasst schaue ich zu Boden, betrachte das Kopfsteinpflaster, das in seiner Unregelmäßigkeit anmutig scheint.

»Wir kehren um. Das bringt nichts.« Mamas Stimme reißt mich aus meiner Versunkenheit.

Bevor ich etwas erwidern kann, werde ich von jemandem grob angerempelt.

»Idiot, unhöflicher!«, rufe ich der Person erbost nach und beobachte, wie sie an den hupenden Autos vorbei über die Straße hetzt. Jetzt ist der Mann auf dem Gehweg gegenüber angekommen und läuft weiter. Mein Blick folgt ihm noch ein Stück.

Dann verharre ich still.

»Da.«

»Laura?«

»Dort drüben. Da ist das Haus.«

Ich schicke mich an, die Straße zu überqueren, aber meine Mutter hält mich zurück. »Wo?«, fragt sie und sucht mit den Augen aufgeregt die Häuserreihe ab. »Bist du dir sicher?« Sie klingt matt. Fahrig streicht sie die Stirnfransen zurück, auf ihrer hellen Haut perlt Schweiß.

»Ja.«

»Was, wenn stimmt, was du erzählt hast, und der Mörder noch drinnen ist?«

»Wieso sollte er? Er hat mich bemerkt und ist mir nachgejagt. Der rechnet doch damit, dass ich inzwischen die Polizei verständigt habe.« Was ich sofort hätte tun sollen. Stattdessen bin ich in den Park gerannt, habe mich hinter Sträuchern versteckt und bin dann nach Hause gelaufen.

Heim zu Mama wie ein verstörtes Kleinkind.

Natürlich ist die Entschuldigung, mein Handy nicht dabeigehabt zu haben, halbherzig, aber sie saugt immerhin etwa dreißig Prozent meiner Schuldgefühle auf.

»Also gut«, antwortet meine Mutter widerstrebend. Sie nimmt mich an der Hand, und gemeinsam überqueren wir vorsichtig die belebte Straße.

Schon stehen wir vor dem Gebäude.

Es ist grau und sieht verwittert aus. Der Putz bröckelt von der Fassade. Wieder sind alle Fenster geschlossen, die Scheiben wirken blind.

»Mama.« Sie steht da, als wäre sie unfähig, sich zu bewegen. Ich rüttle sie. »Was ist los?«

Schlagartig erwacht sie aus ihrer Betäubung. »Lass uns von hier verschwinden. Ich habe Angst, dass der Mörder uns auflauert«, stammelt sie. »Ich will nicht, dass uns etwas zustößt. Man weiß nie. Vielleicht verbirgt sich der Irre da noch irgendwo und wartet nur darauf, dass du zurückkommst.«

»Wie bitte? Mama. Jetzt, wo wir endlich hier sind, willst du einfach so aufgeben?«

Sie stöhnt und atmet betont laut aus. »Nein, nein.« Ihre Stimme klingt verzagt.

Eine neue Facette. So kenne ich meine Mutter nicht.

Aber lange schon habe ich aufgehört, mich über ihre oft seltsamen Reaktionen zu wundern, und gelernt, ihre Widersprüchlichkeit nicht ständig zu hinterfragen.

»Los«, zische ich.

Das Tor schwingt nicht auf, so wie ich es in Erinnerung habe, ich muss mich kräftig dagegenstemmen, bis es sich bewegt. Mama steht neben mir, hilft aber nicht mit.

Dann gibt die Tür nach. Das Geräusch, das sie dabei macht, erinnert an rostiges Eisen, das durch die Bewegung quietscht und ächzt. Abermals betrete ich das Haus. Diesmal zerre ich meine Mutter hinter mir her.

Kein würziger Geruch nach Minestrone liegt in der Luft. Es riecht ungelüftet und muffig wie in einem vergessenen Kleiderschrank. So als hätten Jahrzehnte hier ihren Staub abgelegt.

Durch ein schmales Fenster im Treppenhaus dringt diffuses Licht herein.

»Komm schon.« Ich kann meine Ungeduld kaum noch im Zaum halten.

»Wo ... welche ist es?« Meiner Mutter steht die Furcht ins Gesicht geschrieben. Sie deutet auf eine der Wohnungen im Erdgeschoss.

»Nein. Nicht diese hier. Oben auf der zweiten Etage. Das habe ich dir doch alles erzählt.« Verwundert schaue ich sie an. Sie ist blass, zittert und hat sich in ein Nervenbündel verwandelt. Ich kann ihre Angst um mich körperlich spüren. Dafür liebe ich sie umso mehr.

Unbeholfen tastet sie sich an der Wand entlang, sucht nach dem Lichtschalter und hämmert, als sie ihn gefunden hat, dagegen.

»Es lässt sich nicht einschalten«, stellt sie fest, und ich knipse die Taschenlampe meines Handys an.

So tappen wir im Schein des schmalen Lichtkegels hintereinander die Treppe hinauf.

Kein Ton dringt an unsere Ohren.

Um diese Zeit müssten die Hausbewohner eigentlich gemütlich vor dem Fernsehapparat oder plappernd beim Abendessen sitzen. Küchengeräusche, Radios, Türenschlagen wären zu hören. Doch alles ist still.

Da ist die Wohnung.

Der Lichtschein meines Handys gleitet suchend über den

Türrahmen. Das Holz ist an einigen Stellen gesplittert. Entsetzt sehe ich, dass die Tür nicht mehr, wie vorhin, offen steht.

Mein Herz hämmert gegen meine Rippen, und in meinem Mund sammelt sich Speichel. Der Mut von gerade eben ist Panik gewichen. »Mama«, flüstere ich, »bitte … bitte lass uns von hier verschwinden.«

Doch gegen jede Erwartung nimmt meine Mutter mich nicht erleichtert an der Hand und verlässt mit mir das Gespensterhaus. Stattdessen streckt sie den Arm zum Türrahmen aus.

»Da wir nun schon hier sind, ziehen wir die Sache auch durch.« Ihr Zeigefinger legt sich auf den Klingelknopf, und ich drohe umzukippen.

Kein Schrillen, kein Gebimmel.

Dann drückt Mama die Klinke hinunter. »Die Türe klemmt.« Sie zögert. »Nein, sie ist verschlossen.« Wieder rüttelt sie daran. Diesmal so fest, dass die Klinke abbricht.

»Was machst du, Mama?«

Ihre nächsten Worte lassen mich auf die Treppe sinken.

»Liebes, Laura, Schatz. Es ist so, wie ich befürchtet habe. Du hast einen neuerlichen Schub.«

Mein Mund ist trocken, und meine Augen brennen. In meinem Kopf wirbeln grelle Spiralen.

Mama setzt sich neben mich. Sanft legt sie ihren Arm um meine Schulter, die Finger ihrer anderen Hand tippen monoton auf mein Knie. Ihre Schuhspitzen berühren die Stufe unter uns. Jegliche Unsicherheit ist von ihr abgefallen.

»Dieses Haus steht leer.« Sie sagt es so kraftvoll, dass das Echo ihrer Stimme von den Wänden widerhallt.

Ständig tippt sie auf mein Knie.

Ich muss mich bemühen, das Bein nicht zurückzuziehen wie bei einem dieser neurologischen Tests meiner Reflexe. Fast erwarte ich, dass sie anerkennend nickt.

»Ich verschiebe deinen Termin bei Dottor Milo, den du erst in zwei Wochen hättest, auf morgen früh. Wir müssen diese Episode rechtzeitig abfangen.«

»Ich … ich habe das alles wirklich gesehen. Den Mord, das kleine Mädchen, die Porzellanfiguren, den rosa Plüschhasen. Die Hilferufe waren echt. Da war der intensive Geruch nach Minestrone, das viele Blut. Ich bin vor dem Täter geflohen und –« Ich stocke mitten im Satz, weil ich mir selbst nicht mehr glaube. Diese Zweifel sind nicht neu.

»Komm, mein Schatz«, sagt Mama und nimmt mich fürsorglich in den Arm, ehe wir aufstehen und das Haus verlassen.

Müde wandern wir durch den späten Abend. Wir reden nicht über das Erlebte.

Später, im Wegdämmern, wundere ich mich darüber, wie ein Haus sich innerhalb weniger Stunden so verändern kann.

Da stimmt doch etwas nicht.

Das Weinen des kleinen Mädchens begleitet mich in meinen tablettenunterstützten Schlaf.

ANGELA

Endlich schläft Laura.

Es hat gedauert, bis sie ruhiger wurde. Unermüdlich beteuerte sie, keiner optischen oder akustischen Halluzination auf den Leim gegangen zu sein.

Meine arme kranke Tochter.

Ein kleines Mädchen mit Zöpfen. Porzellanfiguren, rosa Plüschhasen. Ein Mord. Und Blut. Dann eine wilde Flucht. Wie konnte es ihr gelingen, einem so brutalen Killer zu entkommen?

Ich unterdrücke meine Tränen.

Es passt alles haargenau zum Bild ihrer Erkrankung.

Warum habe ich sie dorthin begleitet?

Manchmal geht eine so gewaltige Energie von ihr aus, dass ich mich ihrem Sog nicht entziehen kann. Dabei will ich nichts anderes, als meine Kleine beschützen, sie vor großem Unheil bewahren.

Laura war als Kind anschmiegsam. Sie freute sich auf den ersten Schultag, verehrte ihre Klassenlehrerin, fand anfangs mühelos Zugang zur Gruppe der anderen Erstklässler. Doch schon damals war sie von einer gewissen Scheu geprägt, kam mit bestimmten Situationen nicht gut klar. Sie fürchtete sich zum Beispiel vor Puppen und ebenso vor der Toilette, musste dorthin begleitet werden. Ein Umstand, dem die anderen Schüler bald mit Hohn und Spott begegneten.

Manche Geräusche und Gerüche ließen sie erstarren. Gab es zu Mittag Gemüsesuppe, begann sie zu würgen. Bleich stand sie dann in einer Ecke des Raums, konnte niemandem erklären, was los war. Von den Mitschülern wurde sie da schon gemieden und von den Lehrern mit besonderer Vorsicht bedacht.

Mehr als nur einmal musste ich in der Schule erscheinen, um mich einem Gespräch mit der Direktorin über Lauras Verhalten zu stellen. Der Psychologe, ein gutmütiger älterer Mann, beschäftigte sich eingehend mit ihr, ließ sie unterschiedliche Tests machen, zeichnen, malen, Figuren und Tiere auf Tafeln anordnen. Letztlich befand er jedoch, dass mit ihr alles in Ordnung sei.

»Die Kleine ist ein wenig schrullig. Ja, sie hat so ihre Marotten. Vielleicht liegt es daran, dass sie künstlerisch sehr begabt ist. Ihre Bilder sind großartig. Da ist sie den meisten Gleichaltrigen um Längen voraus.«

Damit gaben wir uns zufrieden, die Lehrer, die Direktorin und ich. Leider gelang es Laura später nicht, etwas aus ihrem Talent zu machen.

Irgendwann hörte sie auf zu malen.

Wir waren gerade erst wieder nach Triest zurückgezogen, und ich trat eine neue Arbeitsstelle an. Mit meinem Job im James-Joyce-Museum hatte ich großes Glück. Brauchte Laura mich, konnte ich jederzeit weg. Für jemanden, der sich im permanenten Notfallmodus befindet, war und ist das die reinste Offenbarung. Wie tolerant hatte Gloria, meine Chefin, vom ersten Moment an auf unsere spezielle Situation reagiert!

Sie ist inzwischen eine meiner wenigen Freundinnen.

Gloria verstand mich immer, sie erkennt auch jetzt, nach so langer Zusammenarbeit, noch die Lage an, in der ich mich befinde. Und sie ist die Letzte, die mir daraus einen Strick drehen würde.

Mein Arbeitsplatz ist in der Straße mit dem schönen Namen der Madonna angesiedelt, und ich bin umgeben von den Werken meines Lieblingsschriftstellers.

Ich seufze. Der heutige Abend hat auch mich sehr aufgewühlt.

Im Badezimmer hole ich ein Fläschchen mit Melissenextrakt aus dem Medizinschrank und tröpfle mir die Flüssigkeit direkt auf die Zunge. Mit chemischen Substanzen habe ich es nicht so. Ich sehe ja, was sie Laura antun. Nicht dass ich etwas gegen ihre notwendige medikamentöse Einstellung hätte, weit gefehlt. Dennoch weiß ich, wie mein Kind auf verschiedene Pharmazeutika reagiert.

Die einstmals schlanke junge Frau hat sich in eine antriebslose, dickliche Patientin verwandelt. Leider gibt es daran wenig zu ändern. Entweder nimmt meine Tochter regelmäßig ihre Pillen ein, oder der nächste Krankenhausaufenthalt steht zweifellos bevor.

Der Blick in den Badezimmerspiegel schüchtert mich ein. Die vielen Falten. Eben noch waren sie nicht da. Wann sind die alle entstanden?

Betroffen ziehe ich mit den Kuppen der Zeigefinger meine Gesichtshaut zum Haaransatz zurück. Doch statt des erwarteten Effekts einer vorübergehenden Glättung begegnet mir eine Grimasse.

Eine Straffung würde also nichts bringen. Davon abgesehen verabscheue ich solcherlei künstliches Eingreifen in die Natur.

Mit der üblichen Routine drücke ich einen Klecks Feuchtigkeitscreme mit Hyaluronsäure aus der Tube und verreibe ihn auf Stirn, Wangen und Hals.

Die spröden Lippen bestreiche ich mit Balsam.

Unter meine Augen tupfe ich sanft Olivenöl.

Einmal jährlich findet unten am Meer in der Nähe der Molo Audace, am Kai des alten Hafens, eine Messe statt, zu der Olivenölbauern aus ganz Italien anreisen. Dort habe ich mir eines der gepriesenen Erstpressöle aus dem Piemont gekauft. Es soll für die Haut besser sein als so manche teure Creme.

Ich seufze wieder auf.

Laura.

Meine Sorge um sie nimmt zu.

Sie war heute so getrieben, so rastlos und gleichzeitig voller Furcht. »Frei flottierende Ängste« nennen ihre Psychiater diese alarmierenden Zustände, die von diffusen Angstgefühlen geprägt sind, ohne dass dafür ein konkreter Grund vorläge.

Lauras Verstrickung in verwirrende Phantasiegebilde beunruhigt mich immer wieder aufs Neue.

Ich schlüpfe in mein Nachthemd und ziehe es glatt. Die Seide schmiegt sich an meine Beine.

Gleich werde ich mir den restlichen Chardonnay aus der Flasche im Kühlschrank genehmigen und in James Joyces »Liebesbriefe an Nora« schmökern.

Aber zuerst wähle ich die Nummer des Arztes meiner Tochter.

DIENSTAG

TAG ZWEI

LAURA

»Signorina«, beginnt mein Psychiater und stockt. »Signora«, verbessert er sich verlegen.

Es ist die Macht der Gewohnheit. Die *Signorina* sei ihm verziehen, schließlich kennt er mich schon lange.

»Ja?«

Ich mag diesen Mann, trotz seiner Selbstverliebtheit und Schwierigkeit, mich zu verstehen. Dieses Unvermögen scheint seiner Berufsgattung eingepflanzt zu sein. Ich weiß, ich bin überheblich, aber allzu gute Erfahrungen habe ich mit Nervenärzten bisher nicht gemacht.

Wahrscheinlich kapiert Dottor Milo dennoch besser als jeder andere, was in meinem Kopf vor sich geht. Immerhin hört er sich meine Geschichten an und verschreibt mir die benötigten Medikamente.

Meine Diagnose lautet paranoide Schizophrenie. Einer der jüngeren Ärzte in der psychiatrischen Abteilung des Krankenhauses hat einmal »schizoaffektive Störung« in mein Krankenblatt geschrieben. Damit meinte er, dass ich auch Elemente der bipolaren Erkrankung aufweise. Was die Sache natürlich einen Atemhauch schlimmer macht. Klar habe ich es gegoogelt. Beide Beschreibungen beinhalten üble Wahnvorstellungen und ein für meine Mitmenschen mitunter schwer nachvollziehbares Verhalten. Manchmal erscheine ich manisch, dann wieder zurückgezogen und verstört. Psychisch krank bin ich immer. Keine Definition meiner seelischen Verfassung ist besser als die andere.

Trotz der vielen Pillen, die ich schlucke, tauchen die Stimmen und Geschichten auf, beklemmende Bilderfolgen, die manchmal wie aus dem Nichts in mein Bewusstsein schießen.

»Entschuldigen Sie«, sagt der Arzt, »ich sehe eben immer noch das junge Mädchen in Ihnen.«

Auch er war anders, als wir uns kennenlernten. Jünger und

schlanker. Dick ist er nicht geworden, nur wohlstandsmäßig gut genährt. Der einst dunkle Haarkranz auf seinem Kopf ist in den letzten Monaten zunehmend verblasst – im Gegensatz zu der Röte, die seine Wangen aufglühen lässt.

Hoher Blutdruck?

Maße ich mir jetzt etwa an, meinen Doktor zu diagnostizieren?

»Laura. Ihre Mutter rief an. Sie wirkte sehr besorgt.«

Außenanamnese.

Schweigepflicht.

Er darf sich nicht mit Mama über mich unterhalten. Ich muss bei solchen Gesprächen anwesend sein. Es sei denn, ich gebe dazu meine ausdrückliche Erlaubnis.

Nicht ich bestimme das.

Es ist gesetzlich so festgelegt.

Ich vermute: Meine Mutter hat getratscht. Und mein Psychiater weiß nun mehr, als ihm zusteht.

Soll ich es ihm verübeln?

Weit käme ich damit nicht.

Eigentlich ist mir das ganz angenehm so. Zumindest erfährt er auf diese Weise einiges vom Plappermaul, was ich ihm nie im Leben erzählen würde.

Die Situation macht ihm sichtlich zu schaffen. »Ihre Mutter bat nachdrücklich um einen früheren Termin. Den musste ich extra einschieben.« Er blättert in seinem Kalender, als wollte er mir für die vorgezogene Stunde einen Strafeintrag ins Klassenbuch schreiben.

»Hier bin ich, Dottore. Was liegt an?«

Ich gebe es zu. Manchmal reizt es mich geradezu, alle vor den Kopf zu stoßen. Gelangweilt nehme ich eine Haarsträhne und beginne, daran zu kauen. Der Arzt kennt dieses Spiel und nennt es salopp ein vorhersehbares, leicht durchschaubares Ablenkungsmanöver. Ganz daneben liegt er damit nicht, aber bei aller Taktik behagt es mir, die gesplitteten Spitzen meiner Haare mit meinem Speichel zu umhüllen, um sie dadurch in meiner Vorstellung zu kurieren.

Vermutlich sollte ich mir einen Conditioner aus dem Drogeriemarkt besorgen.

Meine Mutter schwört auf die unverbrüchliche Kraft der Natur. Nichts ist besser für ihre feine Haut und ihr kraftvolles Haar als eine Cuvée der besten Oliven versetzt mit einer Prise Meersalz.

»Also. Signora Laura.« Jetzt versucht der Doktor, seine professionelle Seite hervorzukehren. Er lehnt sich zurück, und sein Drehstuhl knarrt. »Gestern Nachmittag kam es zu einer Krise.«

»Krise?« Ich dehne das Wort in die Länge. »Eine Krise war das nicht.«

»Eine Krise war das nicht?«

Diese Technik ist mir vertraut.

Er wiederholt meinen Satz und lässt ihn als Frage zwischen uns stehen. Mama beherrscht diese Technik ebenfalls. Ich übrigens auch.

Traurigkeit erfasst mich. »Auch wenn Sie es mir nicht glauben, Dottore.« Ich hole tief Luft, weil mein Brustkorb eng wird. »Da gab es etwas. Und was ich erlebt habe, war weit entfernt von einer Wahrnehmungsstörung. Meilenweit sogar.«

Er setzt zum Sprechen an, schweigt aber nach einer heftigen Handbewegung von mir.

»Ich habe ein Verbrechen mit angesehen.«

Dottor Milo wartet einige Sekunden lang geduldig. Als ich nicht weiterspreche, sagt er: »Wir haben schon so viele unterschiedliche Medikamente ausprobiert, um Ihr Leben erträglicher zu gestalten, Signora Laura. Was läuft diesmal schief? Nehmen Sie Ihre Medizin denn nicht regelmäßig ein? Sie müssten um einiges distanzierter sein. Viel gefasster. Aber Sie sind so aufgebracht, so … außer sich. Das –«

»Darum geht es nicht, Dottor Milo.« Ich schneide ihm radikal das Wort ab. Das habe ich gelernt, und es bereitet mir kein geringes Vergnügen, diesen Fixpunkt der Distanz zwischen uns beide zu setzen.

»Worum geht es dann?«

»Alles verläuft nach Plan. Ich halte mich streng an Ihre Vorgaben. In der Früh, zu Mittag und am Abend öffne ich meinen Mund für Ihre Pillen. Und ich schlucke das Zeug sogar hinunter.« Dem rebellischen Kind in mir versetze ich einen Tritt. Es soll seine Klappe halten.

Schnell krame ich die Tablettenbox aus meinem Rucksack und halte sie ihm hin. »Frisch aufgefüllt. Nur die von heute Morgen fehlen. Weil ich sie ja bereits genommen habe.«

Er nickt, sieht mich dabei aber skeptisch an.

»Als Ihre Mutter anrief, hatte ich den Eindruck, dass sie weinte.«

»Das tut mir leid. Die Arme. Aber Mama reagiert mitunter übertrieben. Kennen wir das nicht schon?« Ich formuliere Offensichtliches als Frage und möchte mir nicht auf die Schulter klopfen, aber auch darin bin ich inzwischen besser als er.

»Wir müssen die Dosis erhöhen oder auf ein anderes Präparat umsteigen.«

Präparieren.

In meinem Kopf überschlagen sich die Bilder von verstorbenen Katzen und Hamstern. Ich fasse mir an die Stirn. Bin ich für meinen Psychiater jetzt ein Haustier, das ausgestopft wird?

Eine Mumie aus Venzone?

»Dottore.« Ich kann mich kaum zurückhalten. »Ich lebe noch. Sie müssen nicht so tun, als wollten Sie mich für die Ewigkeit haltbar machen.«

»Hören Sie auf.« Der Doktor kratzt sich an der Stirn und schiebt seine Hornbrille hoch. »Ihre Mutter meinte, Sie würden sich in einer schwierigen Phase befinden. Und ich sehe das auch so. Dieser Gedankensprung gerade eben war ein klarer Hinweis darauf.«

»Nur weil ich bei ›Präparat‹ an ›präparieren‹ denken musste? Das ist …«, ich suche nach dem richtigen Begriff, »also, das kennen Sie doch bei mir. Ich habe es mit den Worten, drehe sie um und ergründe ihre Bedeutung.«

»Laura, das ist Kinderkram. Ihre Wortspiele sind eine simple

Taktik, um mich außen vor zu lassen. Damit sollten Sie aufhören. So kommen wir nicht weiter«, weist er mich schroff zurecht.

Ich spüre Blut in meine Wangen schießen und senke beschämt den Kopf. Hoffentlich bemerkt er nicht, wie sehr er mir zusetzt.

Doch es kommt noch schlimmer.

»Ihre Mutter ruft nur an, wenn es notwendig ist.«

»Das stimmt nicht. Sie ist hysterisch, und das wissen Sie!«, schreie ich ihn an.

»Überlassen Sie diese Beurteilung mir. Eine mögliche Überreaktion Ihrer Mutter ist nicht das Thema. *Ihre* psychische Gesundheit steht im Vordergrund. *Sie*, Laura, haben einen Schub, und den müssen wir abfangen.«

»Habe ich nicht. So ein Blödsinn. Meine Mutter versteht da etwas grundlegend falsch, sie schätzt mein Erlebnis nicht richtig ein.« Ich beiße mir auf die Lippe, um nicht wieder loszubrüllen. Das hätte bloß den Effekt, dass der Arzt mir einen weiteren Klinikaufenthalt verordnet.

Meine Fingernägel kerben sich in die nackte Haut meiner Knie unter dem Saum des Sommerkleids. »Dottor Milo, bitte glauben Sie mir. Da waren Menschen in dem Haus, und etwas Schreckliches ist geschehen. Als ich mit meiner Mutter gemeinsam dort war, hatte sich das Gebäude verändert. Es war älter und schäbiger. Irgendwie verlassen. Es roch anders, abgestanden und muffig. Und doch war es dasselbe Haus. Ich blicke nicht durch, ich kann es einfach nicht verstehen.«

»Nun.« Der Psychiater mustert mich nachdenklich. »Könnte es sein, dass Sie einer Chimäre aufgesessen sind?«

Jetzt kapiere ich gar nichts mehr. Will der Mann mich etwa in die Irre führen. »Chimäre? Das sind doch Mischwesen. Meinen Sie das mythologisch? Oder eher ein Trugbild? Vielleicht so etwas wie eine Fata Morgana?«

Er geht auf meine Korrektur nicht ein, sondern gibt die Frage an mich zurück. »Was glauben Sie, Laura?«

»Ich bin auf alle Fälle keinem Mischwesen begegnet. So viel steht fest. Sie haben sich mit Ihrer Chimäre vertan, Herr Doktor.

Es waren eindeutig Menschen aus Fleisch und Blut. Viel Blut. Sie glauben, dass ich halluziniert habe. Stimmt doch? Habe ich aber nicht. Es ist wirklich passiert.«

»Fühlten Sie sich verfolgt?«

»Gehsteige ohne Straßen, gibt es die?«, kontere ich zornig. Ich bin auf hundertachtzig.

»Das, Laura, ist wieder eine dieser Fragen, die Sie immer dann stellen, wenn Sie sich in Ihren Hirngespinsten verstricken. Ich bitte Sie um Konzentration. Sie müssen mitarbeiten. Sonst wird das heute nichts.«

Er treibt mich in die Enge, und ich spüre, wie mir heiß wird. »Sackgassen bereiten mir Unbehagen. Die haben es in sich. Sie enden an einem Punkt und verweigern jeglichen Ausgang. So wie unser Gespräch. Ja, verdammt noch mal, ich wurde verfolgt. Da war einer hinter mir her, Dottor Milo. Das habe ich mir nicht bloß eingebildet.«

»Damit sind wir am entscheidenden Punkt angelangt. Sie reden wirres Zeug, bleiben nicht beim Thema und wirken aggressiv. Wir sollten Sie da schleunigst rausholen, bevor der Weg aus Ihrer selbst geschaffenen Sackgasse tatsächlich versperrt ist. Denn dann folgt unweigerlich Ihr nächster Aufenthalt in der psychiatrischen Abteilung der Klinik. Aber das wissen Sie. Ich will Ihnen helfen. Dafür bin ich da.«

»Das stelle ich nicht in Frage. Doch Sie würden mir helfen, indem Sie mir einfach glauben. Ich habe mir das alles nicht ausgedacht. Es gab keine unwirklichen Stimmen, keine biochemischen Prozesse, die mich halluzinieren ließen. Es waren echte menschliche Hilferufe. Bitte.«

Auf einmal liegt mir viel daran, dass Dottor Milo nicht an meinem Verstand zweifelt. Aber der Arzt tippt, von meiner Bitte unbeeindruckt, stumm irgendetwas in seinen Computer. Beharrlich vermeidet er jeden Blickkontakt mit mir.

Dann knattert der Drucker.

Milo reicht mir das Rezept. Ohne es anzusehen, stecke ich es in die Außentasche meines Rucksacks.

Die hellgelb gestrichenen Wände seines Behandlungszimmers rücken näher.

Die Bücherregale bilden Mauern.

Das Licht aus der Deckenlampe strahlt zu hell.

Ich fühle mich gefangen.

Eingeschlossen.

Weggesperrt in mir selbst.

Es war ein Fehler, hierherzukommen.

ANGELA

»Du siehst müde aus.«

Glorias Stimme reißt mich aus meinem Trübsinn. Sie runzelt die Stirn und setzt sich mir gegenüber. Mit einer raschen Handbewegung dreht sie den Bildschirm meines Notebooks zur Seite, sodass ich sie direkt ansehen muss.

Meine Chefin ist einen halben Kopf größer als ich, und mit ihrer langen, leicht gekrümmten Nase und der hellen Haut wirkt sie wie eine griechische Statue. Ihr Gesicht ist ebenmäßig, als wäre es in Stein gemeißelt. Heute glänzen ihre Augen silbern. Sie weiß nicht, wie schön sie ist.

»Ja. Ich bin erschöpft. Habe mich in der Nacht von einer Seite auf die andere gewälzt. Kurz vor dem Aufwachen hatte ich dann stürmische Träume.«

»Stürmisch? Im Sinn von sexy?« Sie hebt aufmunternd ihr Kinn, als erwarte sie eine Beschreibung.

»Nein. Keineswegs«, entgegne ich verlegen und schäme mich meiner Lüge nicht. Was ich mir zusammenphantasiere, geht niemanden etwas an. Vor allem sie nicht.

»Ich habe auch nicht besonders gut geschlafen. Die Hitze macht mich noch krank – oder vielmehr diese unerträglich hohe Luftfeuchtigkeit, die vom Meer her kommt. Was war bei dir los? Ging es wieder um Laura?«

Ich nicke und dränge den Kloß, der mich am Sprechen hindern will, tapfer die Kehle hinunter. »Es ist mal wieder so weit. Ich konnte Dottor Milo überzeugen, das Kind gleich heute früh dranzunehmen. Hoffentlich kann er ihr helfen.«

»Ein Kind ist Laura wohl schon lange nicht mehr.« Gloria streicht mit dem Finger über ihren nackten Unterarm. Er ist von Sommersprossen übersät. »Ach, Angela, mach dir keine Sorgen. Es wird schon wieder. Das kommt bei Lauras Krankheit eben hin und wieder vor. Und sie hat ihre Phasen doch immer überstanden.« Sie greift über den Tisch und legt ihre braun gesprenkelte Hand auf meine. Es ist eine liebevolle Geste, doch sie verschafft mir keinen Trost. Alles andere als das. Sie bringt meine Haut zum Prickeln.

Wüsste meine einzige und beste Freundin alles von mir, würde sie nicht so reden. Sie kennt nur einen Bruchteil von Lauras wahnhaften Episoden und von meiner Vergangenheit.

»Was ist denn passiert? Hat sie vergessen, ihre Medikamente einzunehmen?«

»Vergessen? Nein, das ist nicht ihre Art. Sie ist sehr genau und vergisst selten etwas. Ich habe sie jahrelang darin geschult. Es ist eher so, dass sie sich manchmal, ohne Anlass, dazu entschließt, die Medikamente abzusetzen. Dann spült sie den Inhalt der Tablettendose im Klo hinunter. Sie glaubt wohl, dass ich es nicht bemerke.«

Gloria zieht ein Kleenex aus der Box und reicht es mir. Ich betupfe höflich und dankbar lächelnd, wie von ihr erwartet, meine Stirn.

»Aber du bist Miss Marple und bemerkst es eben doch.« Sie zieht ihre Augenbrauen anerkennend in die Höhe.

»Natürlich. Mir entgeht so schnell nichts. Ich überprüfe ständig, was mein Mädchen macht. Nur so verschaffe ich unserer kleinen Familie Sicherheit.«

»Kannst du die Pillen nicht zermahlen und unter ihr Essen mischen?«

Widerwillig ziehe ich ein weiteres Kleenex aus dem Behälter und wische die Feuchtigkeit unter meinen Augen weg. Sind das die ersten Boten eines herannahenden Klimakteriums? Es würde mich nicht stören, wenn sich meine Hormonlage verändert.

»Eine heimliche Medikamentengabe wäre natürlich die beste Methode, doch das will ich meiner Tochter nicht antun. Es wäre außerdem ein Verstoß gegen die Menschenrechte. Genau genommen wäre es sogar eine Straftat. Aber das ist nicht der Grund, warum ich es nicht in Betracht ziehe. Ich halte es für durch und durch unethisch.«

Gloria nickt. Sie glaubt mir. Wenn sie wüsste, was ich schon so alles in meinem Leben getan habe, wären der Job hier im Museum und ihre damit verbundene Freundschaft Schnee von gestern.

»Wahrscheinlich widerspricht es ohnehin jeglichem Rechtsempfinden, so etwas zu machen«, schlussfolgert sie, indem sie den Sinn meiner Worte wiederholt. »Hat eine Stimme aus dem Fernsehapparat oder dem Radio eine Botschaft an sie gerichtet?«, will sie wissen.

»Nein.« Ich seufze, weil meine Freundin eines der typischen Klischees der paranoiden Schizophrenie bemüht. Es ist ihr nicht zu verdenken. Ich bemühe mich ansonsten sehr, Gloria nicht mit den Details von Lauras Krankheit zu belasten. »Das hatten wir noch nicht. Aber Laura leidet mitunter unter Wahnideen. Das ist ihr Problem. Und wenn der Arzt sie nicht aufhält, steigert sie sich immer weiter in diese Trugbilder hinein. Sie grübelt dann den Tag über, verlässt ihr Zimmer nicht mehr, kapselt sich völlig ab, versinkt in ihren Hirngespinsten. Und sie wird von grauenhaften Ängsten geplagt.«

»War Laura schon als kleines Kind so?« Gloria nimmt einen Bleistift aus dem Behälter auf ihrem Schreibtisch und kaut an dessen Ende.

»Sie hatte immer so ihre Auffälligkeiten. Früher waren sie allerdings noch von harmloser Natur. Damit konnte ich besser umgehen.«

»Was meinst du?«

Ich schildere ihr eine dieser Situationen. »Einmal, im sogenannten Aufklärungsunterricht, bekamen die Schüler Besuch von zwei Polizistinnen. Die Kinder waren so um die zehn Jahre alt. Laura erzählte mir, dass die beiden jungen Frauen ihnen erklärt hätten, sie dürften sich nicht entführen lassen. Und unter keinen Umständen mit einem Fremden mitgehen. ›Aber was, wenn der Kidnapper stärker ist als ich?‹, fragte ihr neunmalkluger Banknachbar, und die Polizistinnen antworteten ihm sehr ernst: ›Dann musst du dich mit allen Kräften zur Wehr setzen, toben, kreischen, kratzen, statt fromm wie ein Osterlamm alles über dich ergehen zu lassen. Sonst bist du dran. Es liegt nicht nur am Entführer, ob eine Entführung gelingt, es kommt dabei auch auf dich an. Auf das, was du tust, wie du handelst.‹ Die Kinder waren ziemlich eingeschüchtert.«

»Das ist ja auch eine harte Ansage«, sagt Gloria betroffen. »Macht das so einem Knirps denn keine Schuldgefühle? Das bedeutet doch, dass er selbst eine Portion Mitschuld an seiner Entführung trägt.«

»Ich glaube, die Polizei wollte den Schülern beibringen, dass sie sich nicht einfach ihrem Schicksal ergeben, sondern all ihre Kraft und Energie mobilisieren sollen. Trotzdem sorgte es bei den Eltern im Nachhinein für ordentlich Aufruhr. Es gab sogar eine Konferenz deswegen. Die Polizistinnen hatten zwar recht, doch ihre Art, es den Kindern zu vermitteln, war einfach zu grob und nicht altersgemäß.«

»Das scheint mir auch so.«

»Meine Laura hat das Erlebnis jedenfalls arg mitgenommen, sie klammerte sich nach diesem Aufklärungsunterricht stundenlang verzweifelt an mich. Wollte mich nicht mehr loslassen. Malte sich aus, wie es ihr ginge, hätte ein böser Mensch sie mir weggenommen. ›Vielleicht konnte ich nicht gegen ihn kämpfen, weil er zu stark für mich war. Dann säße ich jetzt für den Rest meines Lebens in einem dunklen Keller, gefesselt, ohne meine Mama. Stell dir vor, wir würden einander nie mehr wiedersehen.‹ Mit diesen Worten rührte sie mich zu Tränen. Und ihre Schilderung war so plastisch, dass auch mir ganz bange wurde. Einem Kind die Eltern zu nehmen und Eltern ihr Kind zu entreißen gehört zu den abscheulichsten Verbrechen.«

Gloria nickt zustimmend, legt den abgekauten Bleistift beiseite und angelt sich den nächsten aus dem Köcher. »Was Laura damals zu dir gesagt hat, zeigt auch ihre tiefe Verbundenheit zu dir.«

»Ja. Wir stehen uns sehr nahe.«

»Das muss ein jämmerlicher Zustand sein für deine Tochter. Aber auch für dich, Angela. Ich bin froh, dass du dich mir anvertraut hast. Wir reden viel zu selten über diese privaten Dinge. Du solltest besser auf dich achten, dir öfter etwas Gutes gönnen. Und damit fangen wir jetzt gleich mal an.« Sie steht auf und öffnet die beiden oberen Knöpfe ihrer Seidenbluse. Schweiß glänzt in der Falte ihrer wohlgeformten Brüste. »Ich habe einen Termin in der Bibliothek, möchtest du mich begleiten? Dann kämst du kurz an die Luft.«

Nichts lieber als das, denke ich und stelle mir vor, wie sie zu mir kommt, ihre Hand unter meinen Rock gleiten lässt und fordernd jede Falte meines Körpers erkundet. Ein Schauer rieselt über meinen Rücken, meine Lenden beginnen zu kribbeln. Hastig verbanne ich meine erotische Phantasie aus meinen Gedanken.

»Wenn ein Cappuccino drin ist, warum nicht?« Erwartungsvoll speichere ich das Dokument, an dem ich gearbeitet habe, ab und klappe das Notebook zu.

Als wir das Museum verlassen, schlägt uns die Hitze entgegen wie eine Wand. Mir machen diese Temperaturen weniger aus als Gloria, doch nach einer Nacht wie der letzten tritt auch mir der Schweiß aus den Poren. Ein ruhiger Schlaf zählt für mich zur Basis meiner geistigen und körperlichen Gesundheit.

Wir sind beide etwas kurzatmig und verzichten daher auf eine Unterhaltung.

Der späte Vormittag ist laut, die Stadt übervoll, und ich atme erleichtert auf, als wir in die Fußgängerzone einbiegen.

»Wenigstens stinkt es hier nicht so nach Benzin«, sagt Gloria und spricht damit aus, was ich denke. »Schau mal.« Sie zupft an meinem Oberarm, und wieder prickelt meine Haut. »Da vorne. Ist das nicht deine Tochter?«

Wirklich, nicht weit entfernt schlendert mein Mädchen an den Schaufenstern entlang. Sie trägt ein knielanges graues Kleid, das eher zum Herbst als zum Sommer passt. Es erinnert an einen Jutesack und verhüllt ihren Körper beinahe komplett. Das Haar hat sie schlampig am Hinterkopf zusammengebunden. Ein paar rosa Strähnen haben sich gelöst. Sie könnte so schön sein, wenn sie sich nur ein bisschen bemühen würde.

Ich will sie rufen, doch dann lasse ich es bleiben.

Sie ist wahrscheinlich auf dem Weg zu ihrer Gruppentherapie, so steht es zumindest auf unserem gemeinsamen Kalender. Da die Straße, in der ihr Psychiater seine Praxis hat, und das Gebäude, in dem sich die Therapieräume befinden, ganz in der Nähe sind, macht sich Wohlbehagen in mir breit.

Sie hat getan, worum ich sie gebeten hatte.

Zu Hause werde ich überprüfen, ob sie neue Medikamente bekommen oder ob der Arzt bloß die Dosis erhöht hat.

Schon ist Laura in der Menge verschwunden.

»Seit wann hat sie denn einen Freund?«, fragt Gloria, und ihre Stimme hallt unangenehm in mir nach.

»Wovon sprichst du?«, frage ich irritiert.

»Da war doch so ein Typ knapp hinter ihr. Und es kam mir vor, als wären die beiden zusammen unterwegs.«

»Freund? Schon seit einer Ewigkeit hat sie niemanden mehr mitgebracht. Da gab es nur Stefano, ihren Freund aus der Schulzeit, aber der lebt schon längere Zeit nicht mehr in Triest.« Meine Zufriedenheit von eben hat sich ins Gegenteil verkehrt. »Du musst dich irren. Ich habe niemanden gesehen«, erkläre ich angespannt. »Wie sah er denn aus?«

»Das kann ich dir wirklich nicht sagen. Es war nur ein flüchtiger Moment. Ich glaube, er trug eine dunkle Jacke oder ein dunkles Shirt mit langen Ärmeln.«

»Hm«, mache ich unbestimmt und nehme mir vor, Laura heute Abend vorsichtig darauf anzusprechen.

»Ist ja nichts dabei, wenn sie sich Gesellschaft sucht. Deine Tochter hat durch ihre Krankheit genug Schlimmes erleiden müssen. Da wünsche ich ihr von Herzen einen liebevollen Partner. Du etwa nicht?« Gloria bleibt stehen und sieht mich forschend an.

»Natürlich«, sage ich und wundere mich, wie leicht mir auch diese Lüge von den Lippen geht.

LAURA

»Bist du wieder psychoaktiv?«

Genau auf diese Begrüßung habe ich gewartet. »Schnauze«, knurre ich.

Der Gruppentherapeut, er heißt Dottor Guido Goldoni, wirft seiner Assistentin einen bedeutungsvollen Blick zu und hebt dabei auffordernd das bärtige Kinn.

Die Luft im Raum ist stickig.

Es riecht nach Schweiß. Dagegen helfen auch die Duftstäbchen in der Flasche mit dem Lavendelöl nicht.

»Provokationen und Schimpfwörter haben in unserem Setting nichts verloren«, belehrt uns die junge Frau folgsam. Entweder ist sie mitten in ihrer Ausbildung zur Psychotherapeutin, also eine Volontärin, oder sie studiert noch.

Wenn du wüsstest, Schätzchen, denke ich hämisch. Genau das ist hier an der Tagesordnung und macht einen nicht unbeträchtlichen Teil der Dynamik zwischen uns Psychos aus.

Ich wende mich der Person zu, die mich mit ihrer Frage reizen wollte. Es ist die Magersüchtige.

Nicht wirklich überraschend, finde ich. Sie verachtet jeden hier im Raum, der ein paar Kilos zu viel auf den Rippen hat.

Aber wie kommt sie darauf, dass irgendetwas mit mir nicht stimmt? Hat meine Mutter womöglich auch den Therapeuten über den Zwischenfall von gestern informiert?

Wie zur Bestätigung nickt der Gruppenleiter und fixiert mich. »Laura, wie geht es Ihnen auf einer Skala von eins bis zehn?«

»Zwölf«, poltere ich.

Mama hat eindeutig hier angerufen, und die blöde essgestörte Ziege hat etwas von dem Gespräch mitgekriegt.

Der Therapeut zieht die Oberlippe zwischen seine Zähne, während er angestrengt überlegt, wie er reagieren soll. Ehe er etwas erwidern kann, ergreife ich das Wort.

»Fede«, stichle ich zuckersüß, »hast du seit der letzten Sitzung zugenommen?«

Die Dünne wird blass und verdreht die Augen. Impulshaft gleiten ihre Finger über die Ecken, Spitzen und Kanten ihres Körpers. »Ich heiße Federica. Nicht Fede. Eine Abkürzung meines Namens ist nicht erlaubt. Das weißt du genau. Und es ist streng verboten, mich auf mein Gewicht anzusprechen.«

Die Co-Therapeutin nickt zustimmend und mustert mich geradezu anmaßend. »Laura, Regeln sind nun mal da, um eingehalten zu werden. So funktioniert das hier bei uns.« Sie sieht beifallheischend zu ihrem Vorgesetzten. Der beachtet sie nicht weiter, sondern stellt mir die nächste Frage.

So viel Aufmerksamkeit wird mir selten zuteil.

»Sie nehmen Ihre Tabletten wie vorgeschrieben ein?«

»Nein, tue ich nicht.«

»Sie sind doch sonst so genau, Laura. Das passt nicht zu Ihnen. Ich glaube, Sie wollen uns heute nur provozieren. Ist es nicht so?«

Das mit dem Provozieren mag sein. Aber es ist die Wahrheit. Ich halte mich äußerst unregelmäßig an die medizinischen Vorgaben. Nicht, weil ich etwa vergesse, meine Pillen zu schlucken, nein. Ich bin peinlich genau, wenn ich vollkommen hinter etwas stehe.

Es ist viel einfacher.

An manchen Tagen entscheide ich mich bewusst gegen die Einnahme der Psychopharmaka. Weil ich überzeugt bin, dass sie mir mehr schaden als helfen.

Wenn er mir das nicht glauben will, ist das seine Sache. Außerdem ist es für mich besser, wenn er nicht allzu viel über mich weiß.

Ich schenke ihm ein falsches freundliches Lächeln.

»So ist es schon besser.«

Gar nichts ist besser. Er ist leicht hinters Licht zu führen. Ich verknote meine Finger.

Wie mich das nervt.

Die Gruppe ist nicht groß.

Außer den beiden Leitern und der rothaarigen Magersüchtigen namens Federica gibt es neben mir vier weitere Patienten.

Drei Männer und eine Frau.

Mit der Frau, sie ist ein paar Jahre älter als ich, gehe ich hin und wieder auf ein Getränk. Sie heißt Luisa und leidet unter Panikattacken. Manchmal beobachte ich, wie sie sich heimlich eine Xanax in den Mund schiebt. Vermutlich fürchtet sie sich vor den Therapeuten und den anderen Gruppenmitgliedern. Wahrscheinlich gar nicht mal zu Unrecht.

Hier werden Sachen angesprochen, die man besser auf sich beruhen lassen sollte.

Massimo ist ein spielsüchtiger Bankangestellter, der gerade seinen Job verloren hat. Ich glaube, es ist ein Gerichtsverfahren gegen ihn anhängig, weil er in die Kasse gegriffen hat. Er ist sehr groß und sehr schlank. Immer trägt er ein schwarzes Hemd, das bis zum letzten Knopf geschlossen ist, zu grauen Jeans und wirkt dadurch sehr geschäftsmäßig. Leger angezogen, wie einer von uns, sah ich ihn noch nie.

Wegen welcher Krankheit oder Störung Emilio hier ist, entzieht sich meiner Kenntnis. Er spricht kaum. Meinem Blick weicht er stets beharrlich aus. Trotzdem habe ich den Eindruck, dass er mich beobachtet. Heute war mir, als hätte ich ihn gesehen, als ich das Haus von Dottor Milo verließ. Unterwegs hatte ich das Gefühl, als ob einer hinter mir her wäre. Kurz dachte ich an das Monster von gestern Nachmittag. An den Mörder, dem ich knapp entkommen war. Doch wann immer ich ruckartig stehen blieb, um mich umzudrehen, waren da nur mir unbekannte Passanten.

So geht es mir oft.

Nie ertappe ich meinen Verfolger.

Denn einen Verfolger gibt es, so viel ist sicher. Er existiert entweder in meiner Wahnvorstellung oder in der Wirklichkeit. Da ich es nicht sicher weiß, nenne ich ihn Schattenwesen.

Emilio schaut ziemlich gut aus, versteckt sich aber hinter der

Maske des Unheimlichen, die ich nicht recht einordnen kann. Seine gebleichten Haare verbirgt er unter der Kapuze eines dunklen Hoodies.

Antonio sieht Peter Lorre, dem Hauptdarsteller aus dem Film »M. Eine Stadt sucht einen Mörder«, zum Verwechseln ähnlich. Daher argwöhne ich, dass es sich bei ihm um einen Pädophilen handelt. Vielleicht auch um einen Killer. Zuzutrauen wäre es ihm. Es heißt, Antonio wäre bipolar. Derzeit wirkt er eher geknickt und ergreift selten das Wort. Also hat er wohl gerade einen depressiven Einbruch. Was er in seinen manischen Phasen aufführt, will ich mir lieber nicht vorstellen. Auf seinem verwaschenen T-Shirt sind helle Muster von getrockneten Schweißflecken zu sehen.

Alle Männer, auch der Therapeut, sind dunkel gekleidet.

Die beiden anderen Frauen hüllen sich in gedeckte Farben, und auch ich helle den Farbdurchschnitt in der Gruppe mit meinem hellgrauen Kleid und den anthrazitfarbenen Chucks kaum auf. Nur die Assistentin sticht mit ihrer weißen Bluse und der gelben Leinenhose eindeutig hervor.

Nicht zum ersten Mal überlege ich, warum ich eigentlich hier bin. Als wäre es eine Frage der Freiwilligkeit.

Ist es aber nicht.

Die Teilnahme an der zweimal wöchentlich durchgeführten Therapiegruppe gehörte wie die regelmäßigen Konsultationen meines Psychiaters und eine geordnete Einnahme meiner Medikamente zu den Auflagen der Entlassung bei meinem letzten stationären Aufenthalt.

»Hallo? Erde an Laura!«

Ich habe vom Gespräch wohl eine Weile nichts mitbekommen, denn Luisa gibt mir einen Klaps auf meinen Unterarm.

»Ja, du bist gemeint.«

»Was? Womit?«

»Die Essgestörte hat dich gefragt, ob du aufhören könntest, sie anzugaffen, als wäre sie ein Mondkalb«, flüstert Luisa.

»Habe ich doch gar nicht.«

»Dann hast du nicht zugehört«, sagt sie laut. »Wir sollten uns mit Tieren vergleichen. Und Federica hat sich eine Gazelle ausgesucht.«

Ich beginne bei diesem Vergleich zu kichern, dann platzt ungehemmtes Lachen aus mir heraus. Massimo stimmt in mein Gelächter ein.

»Und was bist du?«, knurrt die Dünne.

»Eine Seekuh?«, japse ich und wische mir die Tränen aus den Augen.

Sofort weist der Therapeut mich zurecht. »Sie sind unsachlich, Laura, und beleidigen Ihre Kollegin.«

»Verstehe ich nicht. Ich habe mich nur mit einem Tier verglichen. Mich. Das war doch die Aufgabe.«

Luisa und Massimo glucksen unterdrückt.

Der Therapeut wechselt einen Blick mit seiner Assistentin. »Laura, kommen Sie bitte nach der Sitzung zu einem Einzelgespräch in mein Büro.«

Nach der Stunde, die sich heute, wie mir scheint, in die Länge zieht, winke ich Luisa bedauernd zu. Ein eiskalter Kaffee mit geschäumter Milch und ein kleiner Plausch wären mir bedeutend lieber als das, was mir jetzt blüht.

Mein Gruppenleiter Dottor Goldoni ist zugleich der Direktor des ambulanten psychiatrischen Zentrums. Hier werden unterschiedliche Gruppentherapien, Entspannungsübungen und Einzelgespräche angeboten. Eine Sozialarbeiterin und ein Ergotherapeut sind ebenfalls mit an Bord.

Das Sprechzimmer meines Therapeuten ist kleiner als die Büros seiner Kollegen. Wahrscheinlich will er mit dieser Wahl Bescheidenheit vortäuschen.

Und ja, ich mag ihn nicht.

Vom ersten Moment des Kennenlernens an war ich voreingenommen. Vielleicht lag es daran, dass er beim Aufnahmegespräch mit meiner Mutter in Koalition ging.

Ich wollte Mama nicht dabeihaben. Er aber bestand darauf

und ließ sie nicht nur neben mir sitzen, sondern auch hin und wieder das Wort ergreifen.

Davor war ich Patientin in einem anderen Ambulatorium.

Dorthin ging ich gern. Die Therapeuten dort waren locker, einfühlsam und sympathisch. Leider wurde die Einrichtung wegen finanzieller Engpässe geschlossen. Die Psychotherapeuten wechselten in die freie Praxis und waren ab dem Zeitpunkt folglich privat zu bezahlen.

Mama und ich können uns das nicht leisten. Sie arbeitet zwar, wird aber nicht gut entlohnt, und meine krankheitsbedingte Frühpension wirft nur wenig ab. Es blieb mir nichts anderes übrig, als die Therapiegruppe zu wechseln.

Und hier sitze ich und starre auf Guido Goldonis grau melierten Bart.

»Laura, ich habe gerade mit Dottor Milo telefoniert und –«

Ich unterbreche ihn aufgebracht: »Aber das dürfen Sie nicht.«

»Intervision«, entgegnet er knapp. »Ich darf.«

»Diese Vernetzung ist nur in dringenden Fällen gestattet, zum Wohl des Patienten«, kontere ich. Auch wenn das so nicht stimmt.

»Genau deshalb rief ich den Kollegen an. Wir alle drei, Ihre Mutter, Dottor Milo und ich, sorgen uns um Ihr psychisches Wohlbefinden. Dottor Milo hat Ihnen ein zusätzliches Medikament aufgeschrieben.« Er schaut mich durchdringend an. »Waren Sie schon in der Apotheke?«

»Nein. War ich nicht.«

»Wo ist Ihr Rezept?«

Vermutet er etwa, ich hätte es weggeworfen?

Ich krame umständlich in meinem Rucksack, tue so, als würde ich es nicht finden, und seufze theatralisch. »Verflixt. Eben war es noch da.«

Kaum öffnet er den Mund, um mich zu maßregeln, ziehe ich den Zettel lächelnd aus einem Seitenfach und lege ihn zwischen uns auf den Schreibtisch.

Dottor Goldoni schüttelt sorgenvoll den Kopf. Er nimmt seine Lesebrille aus einem Etui und setzt sie auf.

Angestrengt liest er und nickt dann.

»Das sollten Sie besorgen, bevor Sie nach Hause gehen, und heute Abend einnehmen. Danach wird es Ihnen besser gehen.«

»Mir geht es nicht schlecht.«

Tief in mir wohnt der Geist, der stets verneint.

Darauf, was das bedeutet, würde ich gern mal kommen.

Während er salbungsvoll wie ein Pfarrer auf mich einredet, denke ich an gestern. Spiele die Situation ein weiteres Mal gründlich durch, versuche, mich an jedes Detail zu erinnern.

Es schien alles wahr und unwahr zugleich zu sein.

Wenn drei Menschen, die mich so gut kennen, wie es ihnen eben möglich ist, an dem, was ich erlebt habe, ernsthaft zweifeln, dann frage ich mich, was das zu bedeuten hat.

Glaube ich mir selbst?

Natürlich werde ich das Rezept einlösen, ich bin ja nicht blöde, man kann das schließlich überprüfen. Aber ob ich die Medizin auch schlucke?

Manchmal hauen mich die Nebenwirkungen der Medikamente regelrecht um. Doch die Angst, die mich gestern in dem Haus erfasst hat, war schlimm, und schon um einen weiteren Panikanfall zu vermeiden, sollte ich es mit den zusätzlichen Medikamenten wenigstens versuchen.

»Ja, man selbst erkennt einen Schub wohl als Letzter«, pflichte ich dem Therapeuten kleinlaut bei.

Die restliche halbe Stunde vergeht schnell. Ich bemühe mich zuzuhören und verkneife mir flapsige Antworten.

Endlich zufrieden mit mir, verabschiedet sich Goldoni und klopft statt auf meine Schulter, denn das könnte ich als übergriffig empfinden, auf die Platte seines Schreibtisches.

Draußen trifft mich ein Schwall feuchtheißer Luft und nimmt mir den Atem. Die frische Brise, die sonst vom Meer heraufweht, bleibt heute aus. Die Sonne glüht vom Himmel, und nicht mal die Häuser werfen ihre Schatten.

Vom klimatisierten Innenraum der Apotheke verspreche ich mir Abkühlung und steuere direkt darauf zu. Ein paar Touristen laufen zum Schutz vor der Sonne mit aufgespannten Schirmen an mir vorbei. Gerade als ich überlege, mir bei einem der Straßenhändler auch so ein Ding zu beschaffen, spüre ich einen Hauch im Nacken.

Jemand atmet mich an.

Rasch drehe ich mich um, aber da ist niemand.

Aus dem Nichts kehrt die Angst zurück. Mein Puls beschleunigt sich. Ich gehe immer schneller, während mein Herz hart gegen die Rippen pocht.

Das grün leuchtende Kreuz der Apotheke kann ich bereits sehen. Ich eile darauf zu und stoße die Tür auf.

Es ist angenehm kühl hier drin, und ich löse zögernd mein Rezept ein. Nach einem Blick auf die Packung weiß ich, dass mir diese Tabletten noch nie verschrieben wurden. Nervös bitte ich die Apothekerin um ein pflanzliches Beruhigungsmittel.

Wieder zurück auf dem Platz, drücke ich hastig zwei Tabletten aus der Folie und schlucke sie trocken hinunter. Auf halber Strecke bleiben sie in meinem Hals stecken, und ich beginne zu würgen. Krampfhaft zwinge ich mich, damit aufzuhören, lockerzulassen, und endlich rutschen die Pillen tiefer.

Atemlos schnappe ich nach Luft.

Meine Hände stütze ich an den Hüften ab, den Kopf leicht in den Nacken gelegt.

In dieser Position verharre ich einige Minuten.

Um mich herum summt der Lärm eines gewöhnlichen Arbeitstages.

Nur für mich ist heute nichts normal.

Endlich habe ich verstanden, was ich tun muss.

Es gibt nur eine Lösung.

Da ich selbst an meinen Wahrnehmungen zweifle, muss ein anderer sie bestätigen. Dass die Therapeuten und der Arzt das nicht tun werden, habe ich inzwischen begriffen.

Entschlossen biege ich in eine schmale Gasse ein, die mich von der Hektik auf dem großen Platz wegführt.

ANGELA

Zu Mittag, meistens um dreizehn Uhr, treffen Laura und ich uns zu Hause. Fast immer bereite ich eine kleine Mahlzeit vor. Es ist so etwas wie eine stille Übereinkunft zwischen meiner Tochter und mir.

Heute gibt es bloß die Reste einer Gemüselasagne aus dem Tiefkühler, rasch in der Mikrowelle aufgetaut, dazu grünen Salat. Wegen des Spaziergangs zur Bibliothek kann ich nur eine kurze Pause einlegen, ich möchte Glorias Großzügigkeit nicht überstrapazieren.

Als ich den Flur betrete, schlägt mir der Geruch von Lauras Sportschuhen entgegen. Ich rümpfe die Nase. Die werde ich wohl waschen müssen, vorerst reicht jedoch eine Ladung Talkumpuder.

Eine Wohnung, in der niemand anwesend ist, vermittelt eine beklemmende Leere. So merke ich schon, bevor ich nach ihr rufe, dass meine Tochter nicht zu Hause ist.

Gut, sie hatte einen ausgefüllten Vormittag: Psychiater, Apotheke, Gruppensitzung und danach das Einzelgespräch mit Dottor Goldoni, ihrem Therapeuten. Mir ist bewusst, dass ich das gar nicht wissen dürfte. Aber Dottor Milo und ich haben eine Abmachung. Wir verstehen uns und sind beide gleichermaßen um Lauras Wohl besorgt. Er hält mich auf dem Laufenden, wenn Laura sich bei ihm oder in der Gruppensitzung auffällig verhält, damit ich ein Auge auf meine Tochter habe.

Dass der Therapeut und Dottor Milo sich über Laura austauschen, entspricht durchaus der Norm. Sie nennen diese Vernetzung Intervision. Meine Beteiligung als zusätzliches Glied am Ende der Informationskette ist hingegen nicht vorgesehen. Sie wurde von uns zum Schutz meiner Tochter vereinbart. Goldoni, der Gruppentherapeut, kennt unser kleines Geheimnis nicht. Das ist wegen der Verschwiegenheitsklausel auch besser so.

Diesmal ging die Initiative freilich von mir aus, ich bat um den frühen Termin, und Dottor Milo regte das Einzelgespräch an. Auch in dieser Richtung funktioniert der Kommunikationsfluss.

Nach dem Einzelgespräch wird Laura sich wohl noch auf eine Cola mit dieser anhänglichen Angst-Patientin getroffen haben, Lisa oder Lora, ich merke mir ihren Namen nicht. Das machen die beiden ab und an, auch wenn mir der Einfluss, den diese Frau auf meine Tochter ausübt, nicht geheuer ist. Laura hat selbst genug Probleme, da muss sie nicht auch noch die der anderen lösen. Andererseits stellen die Cafébesuche mit ihrer Psychofreundin neben ihren täglichen Laufereien durch die Straßen der Stadt und den Arztterminen Lauras einzige Außenaktivität dar. Die meiste Zeit hockt sie in ihrem Zimmer und brütet dumpf vor sich hin.

Im Unterschied zu meinem Kind fand ich es nie schwierig, mich zu beschäftigen. Lesen, stricken, kochen, sogar putzen, all das lenkt mich von dunklen Gedanken und allzu viel Grübeleien über Unveränderbares ab.

Nachdem ich den Tisch gedeckt und den Geschirrspüler ausgeräumt habe, sehe ich auf die Uhr. Die Zeit scheint an mir vorbeigelaufen zu sein. Erstaunt stelle ich fest, dass ich schon wieder losmuss.

Laura ist noch immer nicht da.

In meinen aufkeimenden Ärger mischt sich ein Hauch von Besorgnis.

Es wird ihr doch nichts passiert sein?

Wie jede andere Mutter hänge ich mitunter Katastrophenszenarien nach. Allerdings haben meine Horrorbilder ein durchaus erhöhtes Potenzial, zur Realität zu werden. Besonders jetzt, nachdem Laura gestern einen neuerlichen Schub hatte und mir sehr aufgekratzt vorkam.

Wer weiß, was bei der Sitzung mit ihrem Psychiater herausgekommen ist?

Oder später in der Gruppen- und der darauffolgenden Einzelsitzung?

Vielleicht hat Dottor Goldoni sie nach der Therapiestunde ins Krankenhaus gebracht?

Nein. Wäre es so gewesen, hätte er Dottor Milo verständigt und dieser dann mich.

Beunruhigt greife ich zum Handy und rufe die Favoritenliste auf.

Laura ist überall meine Nummer eins.

Nach dem sechsten Läuten hebt sie endlich ab.

Ihr »Ja?« kommt atemlos, als wäre sie gerannt.

»Alles in Ordnung, oder gibt es ein Problem?«, frage ich und kann mir nicht verkneifen, ein wenig frostig nachzusetzen: »Warum bist du so unpünktlich? Ich komme doch nur deinetwegen mittags nach Hause. Das weißt du. Unser gemeinsames Essen fällt diesmal also aus.«

»Ich habe jetzt keine Zeit für Erklärungen. Ich muss mich beeilen, damit ich noch drankomme«, fährt sie mich ungeduldig an.

Drankomme?

Befindet sie sich in einer Arztpraxis, oder ist sie bereits im Krankenhaus?

Noch stärkere Unruhe erfasst mich, und ich spüre, wie sich mein Nacken verkrampft. »Wer soll dich drannehmen? Wohin läufst du überhaupt?«, bringe ich hervor.

»Zur Polizei«, schnauzt sie mich an. »Wohin sonst?«

Ja, wohin sonst?

Wie vernagelt bin ich denn?

Mir hätte von Anfang an klar sein müssen, dass sie ihren Plan auf keinen Fall aufgeben wird.

»Laura. Bitte unterlasse das.«

»Mama!«

»Mach dich nicht zum Narren.«

»Narren?« Sie lacht schrill auf. »Eine Närrin bin ich doch schon längst.«

Ohne etwas darauf zu erwidern, unterbreche ich die Verbindung.

Die Zeit wird knapp, ich muss unmittelbar handeln, um Schlimmes zu verhindern.

Nachdem ich Gloria von dem Notfall verständigt habe, ziehe ich eine frische Bluse an. Die nass geschwitzte werfe ich in den Wäschekorb im Badezimmer. Rasch tupfe ich rosa Balsam auf meine Lippen und tusche die Wimpern. Meine Augen blicken mir schreckensgeweitet im Spiegel entgegen. Die zarten Fältchen wirken auf mich wie tiefe Kerben. Unbeholfen klopfe ich auf meine Wangen, um ein wenig Farbe in mein blasses Gesicht zu bringen. Mir fällt auf, dass die Haut an meinem Hals hängt. Ich spanne Kinn und Muskelstränge an. Ein sinnloses Unterfangen, sage ich mir und resigniere.

Hunderterlei geht mir durch den Kopf. Es ist nicht das erste Mal, dass ich meinem Kind beistehe. Es ist meine Aufgabe und Pflicht, sie zu unterstützen. Aber heute hat Laura definitiv eine Grenze überschritten. Die Polizei hat sie bisher nicht in ihre Wahnvorstellungen involviert. Was nicht heißt, dass die Ordnungshüter noch niemals vor Ort waren, wenn meine Kleine beschloss, Unruhe zu stiften.

Jetzt aber gilt es, den totalen Eklat zu verhindern.

LAURA

Kaum betrete ich die Questura, bildet sich Gänsehaut auf meinen Armen und Beinen. Ein angenehmer Schauer rieselt über meinen Rücken. Die Kühle tut gut.

Nach dem grellen Licht der Mittagssonne müssen meine Augen sich erst an die Dunkelheit des Eingangsbereichs gewöhnen. Ein Pförtner, der in einem Glaskasten hockt, winkt mich zu sich und fragt höflich nach dem Grund meines Besuchs. Auf meine kurz gehaltene Antwort hin weist er mir den Weg zu einer Abteilung und hebt den Telefonhörer, um mich dort anzukündigen.

Im Gehen sehe ich über meine Schulter zu ihm zurück.

Sein Blick folgt mir.

Ich eile die Treppe in den dritten Stock so schnell hinauf, dass mir die Puste wegbleibt. Das vom Portier genannte Büro ist leicht zu finden. Dort angekommen, halte ich kurz inne und versuche, meinen Atem unter Kontrolle zu bringen.

Dann klopfe ich zaghaft.

Kein »Herein!« ertönt, und ich frage mich, ob es die richtige Entscheidung war, hierherzukommen.

Ich will schon umkehren, als sich die Tür öffnet.

Ein großer Mann baut sich vor mir auf, breit wie ein Schrank. »Guten Tag«, sagt er freundlich. »Sie wollen zu mir?«

Schon wieder einer, der mich fragt, was doch auf der Hand liegt. Ich beiße die Zähne zusammen, um keine Antwort zu geben, die ich später bereuen könnte. Mein erster Eindruck soll ein guter sein.

Ich räuspere mich und sage: »Ich weiß nicht, ob ich hier richtig bin.«

»Kommen Sie erst mal herein.«

Der Raum ist klein, aber hell. An den Wänden hängen Gemälde mit toskanischen Landschaften und lassen mich an kross geröstete Crostini mit Olivenöl, Rosmarin und saftigen Tomaten denken. Mein Magen beginnt zu knurren, ich spüre, wie hungrig ich bin.

Höflich rückt er einen Stuhl zurecht. Wir sitzen einander gegenüber und mustern uns.

Er trägt keine Uniform, sondern Jeans und ein kurzärmeliges Hemd. Die rötlichen Haare auf seinen Armen liegen so eng an, als hätte sie jemand auf die Haut gebügelt. Auf seinem Kopf sitzt eine Brille, eine zweite auf seiner Nase. Das Haar ist ebenfalls rot.

Er beugt sich über den Schreibtisch und stellt sich vor. »Commissario Schiavone.«

»So wie Rocco?«

Er lacht und ist mir augenblicklich sympathisch.

»Nicht jeder kann ein Rocco Schiavone sein«, entgegnet er. »Sosehr sich einige von uns das auch wünschen würden.«

Nein, dieser Mann sieht meinem Helden aus der Krimiserie aus dem Aostatal nicht im Geringsten ähnlich.

»Und mit wem habe ich das Vergnügen?«

Ich nenne meinen Namen. »Ob mein Besuch bei Ihnen allerdings ein Vergnügen wird, weiß ich nicht. Die Sache ist etwas kompliziert.« Ich stocke und schaue in schilfgrüne Augen.

»Dann fangen Sie am besten einfach an und überlassen es mir, die Angelegenheit zu beurteilen. Ich führe ein Protokoll über das Gespräch. Sie lesen es anschließend durch und sagen mir, ob alles korrekt notiert ist.«

»Abgemacht«, platze ich heraus, und sofort komme ich mir blödsinnig vor. Ich benehme mich wie meine Mutter. Unruhig rutsche ich auf dem Stuhl nach vorne. »Also«, beginne ich und versuche, meine Verlegenheit zu überspielen, »ich möchte etwas zur Anzeige bringen. Auch auf die Gefahr hin, dass ich mich lächerlich mache. Es geht um Mord.«

Der Kommissar hebt den Blick und sieht mich an. Ich kann seinen Gesichtsausdruck nicht deuten.

»Erzählen Sie weiter«, fordert er mich gelassen auf.

»Ich … ich habe gestern Schreie, also … ich meine … Hilferufe gehört. Sie kamen aus einem Haus, und ich … obwohl ich große Angst hatte, ging ich ins Gebäude hinein und dann … die Treppe hinauf bis zur Etage, aus der diese Schreie kamen. Die Tür war nur angelehnt, also schlich ich in die Wohnung … und versteckte mich zwischen den Mänteln in der Diele.« Ich hole tief Luft, bevor ich weiterrede. »Im Zimmer … dort wurde der Person, die ich schreien hörte … Gewalt angetan. Dann lag da ein Toter oder eine Tote auf dem Boden. Ich kann es nicht sagen, aber alles war voll Blut, und … ein kleines Mädchen weinte. Ich hatte schreckliche Angst. Der Mörder entdeckte mich …« Wieder spüre ich das Panikgefühl von gestern in mir aufsteigen und verknote meine schweißnassen Finger ineinander, damit sie zu beben aufhören. »Aber ich konnte fliehen.«

Der Kommissar schaut unbeeindruckt von seinem Computer hoch. Dann stutzt er und sieht mich genauer an. »Sie sind ja ganz blass. Ist Ihnen nicht gut? Soll ich Ihnen ein Glas Wasser bringen?«

»Danke, nein. Oder doch, ja.« Ich komme mir dumm wie selten vor.

Commissario Schiavone verlässt sein Büro. Ein Hauch Aftershave weht hinter ihm her. Es riecht gut. Der Duft erinnert mich an Sommerwiesen und moosgrüne Wälder.

Neben meinem Stuhl befindet sich ein Fenster. Es zeigt auf die gegenüberliegende Häuserfront.

Die Tür wird geöffnet, ich springe auf, um das Wasser entgegenzunehmen, doch statt des Kommissars steht mir eine ältere Frau gegenüber. Ihr graues Haar ist am Hinterkopf ordentlich zu einem Dutt zusammengedreht, und ihre Gesichtszüge sind fein. Sie ist leicht geschminkt, was ihre außergewöhnliche Schönheit unterstreicht. Ihr Rock, die Bluse und ihre legeren Sandalen sind elegant. »Hoppla«, sagt sie und lächelt. »Ich dachte –«

»Rocco Schiavone ist nicht da. Er holt mir ein Glas Wasser. Wahrscheinlich muss er es aus dem Canal Grande schöpfen, weil es so lange dauert.«

Der Mund der Frau verzieht sich, und sie beginnt zu lachen.

Mein Zittern hört auf.

»Ein schlagfertiges Persönchen sind Sie, daran besteht kein Zweifel. Viel können Sie außerdem nicht auf dem Kerbholz haben, sonst würde unser gewissenhafter Commissario, er heißt übrigens Vittorio, Sie nicht allein hier drinnen lassen.«

In diesem Moment betritt Schiavone sein Büro. »Emma.« Er wirkt überrascht. »Was tust du hier?«

Das Wasser schwappt aus dem Glas. Er stellt es vorsichtig vor mir ab, und ich sinke zurück auf den Stuhl.

»Mir war nach einem Kurzbesuch bei dir, Vittorio. Aber ich sehe, du bist beschäftigt. Ich will dich nicht bei deiner Arbeit stören.«

Obwohl sie es leicht dahinsagt, liegt hinter ihren Worten etwas spürbar Eindringliches.

Auch dem Kommissar entgeht das nicht.

»Treffen wir uns doch am Nachmittag auf der Piazza«, schlägt er vor.

Schiavone blättert in seinem Kalender, sie einigen sich auf ein Café und die Uhrzeit.

Bevor sie das Büro verlässt, nickt die Frau mir freundlich zu.

»Ihre Mutter?« Sofort bereue ich meine Indiskretion.

»Nein. Das war Commissaria Emma Simonetti. Meine Vorgängerin und frühere Vorgesetzte«, erklärt Schiavone bereitwillig. »Ich habe ihr viel zu verdanken. Sie ist so etwas wie ein Mythos hier in Triest. Sie konnte in ihrer beruflichen Laufbahn beinahe jeden noch so kniffligen Fall lösen. Neben ihrer herausragenden Intelligenz verfügt Dottoressa Simonetti über ein fotografisches Gedächtnis.«

»Aha«, erwidere ich eingeschüchtert. Da dieser helle Kopf hier nicht mehr arbeitet, helfen mir ihre gigantischen Fähigkeiten auch nicht weiter.

»So. Sie trinken ein paar Schlucke und fahren dann bitte mit Ihrem Bericht fort.« Der Kommissar wendet sich wieder seinem Computer zu.

»Er war hinter mir her. Der Mörder. Er verfolgte mich. So

schnell bin ich noch nie gelaufen. Ich wäre fast die Treppe hinuntergestürzt. Ich lief und lief und kam schließlich in einen Park. Dort versteckte ich mich auf einer Bank hinter dichten Sträuchern. Erst viel später wagte ich mich wieder hervor, aber da war zum Glück keiner mehr, der gefährlich aussah. Von da an fühlte ich mich wieder einigermaßen sicher.«

»Können Sie die Personen, die in der Wohnung waren, genauer beschreiben?«

»Nein. Ich … Also das kleine Mädchen hatte Zöpfe. Blonde. Und da waren Porzellanfiguren. Und ein rosa Plüschhase. Aber es ging alles so verdammt schnell.«

»Nun«, sagt er, »das ist nicht viel. Versuchen Sie sich zu konzentrieren.«

Es nützt nichts. Ich konnte die Gesichter nicht erkennen, weiß nur, wie das Kind aussah. Aber der Boden mit dem altmodischen Mosaikparkett ist mir im Gedächtnis geblieben.

»Beide, der Tote und sein Mörder, waren groß. Und die Kleine wirkte verzweifelt. Das ist nicht verwunderlich bei dem, was das Kind miterleben musste.«

Der Kommissar steht auf und öffnet das Fenster. »Warum haben Sie uns nicht sofort alarmiert?«

»Ich war ohne mein Handy unterwegs«, antworte ich beschämt. »Als ich zu Hause war, wollte ich sofort die Polizei verständigen. Aber meine Mutter hielt mich davon ab. Mit Mühe konnte ich sie davon überzeugen, mich wenigstens zu diesem Haus zu begleiten.« Ich mache eine Pause und weiß nicht so genau, wie ich weiterreden soll.

»Ja?« Der Kommissar hat zwei unterschiedlich geformte Augenbrauen und zieht beide fragend in die Höhe. »Warum wollte Ihre Mutter verhindern, dass Sie einen Mord melden?«

Ich zögere. »Sie meint es gut mit mir. Ich sollte mich nicht lächerlich machen. Davor wollte sie mich beschützen.«

Schiavone sieht mich nachdenklich an. »Geschieht das manchmal, dass Sie sich blamieren?«

»Ist vorgekommen«, entgegne ich knapp und senke den Kopf.

»Erzählen Sie bitte weiter.«

»Als … als ich, ich meine wir, das Haus nach einigem Suchen wiedergefunden hatten, war es verändert. Es schien leer und verlassen. Ich weiß, das klingt eigentümlich, ich versteh es ja selber nicht. Die Mauern waren bröckelig, und im Treppenhaus roch es muffig, ein wenig nach Schimmel. Meine Mutter versuchte, die Türe oben auf der zweiten Etage zu öffnen, hatte aber keinen Erfolg.«

»Mhm«, macht Schiavone und schaut dabei nicht hoch. Er tippt das, was ich sage, konzentriert in seinen Computer und fährt immer mal wieder mit dem Finger auf dem Touchpad auf und ab. Wahrscheinlich scrollt er sich durch diverse Seiten, die mich betreffen.

Als hätte er meine Gedanken gehört, hebt er den Kopf und bittet mich, draußen zu warten.

Ich stehe auf, und er greift zum Telefon.

Das, verdammt noch mal, kenne ich schon.

Es ist mir verhasst.

Ich stelle mir vor, wie Schiavone in seinem Büro meine erbärmlichen Daten durchforstet. Auf meine Krankengeschichte stößt. Über meine Rangelei mit seinen Kollegen liest. Bald schon wird er mich wieder zu sich hereinrufen und mir vorwerfen, ihm seine kostbare Zeit zu stehlen. Dann wird er mich nach Hause schicken und die ganze Sache vergessen.

Im Flur lasse ich mich zerstört auf einem der Plastikstühle nieder.

Ich hätte nicht herkommen sollen. Möglicherweise war das die blödeste Idee seit Langem.

Mama hatte recht.

ANGELA

Leicht macht Laura es mir nicht.

Wir kommen finanziell gerade mal so über die Runden.

Das verdanke ich nicht zuletzt meiner großzügigen Chefin und Freundin. Sie drückt beide Augen zu, bietet mir ihre Hilfe an und versucht, mich aufzubauen, wann immer etwas schiefgelaufen ist. Statt Urlaub konnte ich mir auch schon Krankenstand nehmen, wenn meine Pflegezeit für Laura aufgebraucht war.

Ohne diesen Job stünde es schlecht um uns.

Das weiß Laura.

Trotzdem handelt sie, als könne sie tun und lassen, was ihr gerade in den Sinn kommt. Sie denkt nicht voraus oder daran, was für Konsequenzen ihr Handeln für uns haben könnte. Dass ich möglicherweise meine Arbeit verliere, gekündigt werden könnte, ist kein Thema, womit sie sich beschäftigt.

Hätte sie auch nur eine Minute überlegt, wäre sie nicht zur Polizei gelaufen.

Wie sehe ich überhaupt aus?

Der Weg zur Polizeistation hat mir meinen letzten Funken Fassung geraubt. Meine Haare kleben an der Haut im Nacken, Schweiß rinnt mir über den Rücken, sammelt sich in allen Falten meines Körpers. Die eben noch frische Bluse riecht wie aus der Schmutzwäschekiste gefischt.

Die Sonne brennt in mein Gesicht.

Ärgerlich puste ich die Ponyfransen zurück.

Im Gegensatz zu Laura bin ich blond.

Das war sie als kleines Mädchen auch, doch unter unserer Färbung sind wir beide mit den Jahren brünett geworden.

Mir gefielen ihre Haare, in der Sonne schimmerten sie mahagonibraun. Nach dem vorletzten Krankenhausaufenthalt begann ihre Verwandlung. Zuerst schockierte sie mich mit einem hellblauen Kopf, dann wurde er lila und schließlich rosa.

All die Chemie bei ihrem feinen Haar!

Mit jeder Behandlung strapaziert sie ihre Haare ein Stück mehr, die Spitzen sind bereits gesplittert, sie aber will davon nichts hören. Bewegt sie sich heftig, fliegen ihre gespaltenen Haare von einer Seite zur anderen und erinnern mich an das Züngeln einer Giftschlange.

Die Färberei ist ihre Sache.

Dass sie zur Polizei läuft, ist wesentlich gravierender. Denn es betrifft sie nicht allein.

Wenn ich noch einen Gang zulege, schaffe ich es vielleicht rechtzeitig. Womöglich muss Laura warten, und es gelingt mir, sie davon abzuhalten, sich neuerlich zum Clown zu machen.

Die Hitze ist kaum zu ertragen. Stoisch renne ich gegen eine Wand aus Feuchtigkeit an. Die Luft steht. Aber ich muss zu Laura.

Ich will mir nicht ausmalen, was passieren könnte, falls die Polizei mit ihr zu diesem Haus geht. Keine Sekunde lang darf ich daran denken.

Mit einem wütenden Schnauben verdränge ich die in mir aufkeimenden Bilder. Das muffig riechende Treppenhaus, die vielen Stufen bis zur Wohnungstür, das kleine Mädchen mit den hellen Zöpfen. Porzellanfiguren, Plüschhasen, angstvolle Schreie und eine Leiche. Lauras optische und akustische Halluzinationen stehen mir so plastisch vor Augen, dass es mir auf einmal vorkommt, als hätte ich das alles erlebt.

Ich laufe bereits Gefahr, mich von ihren Trugbildern einnehmen zu lassen.

Endlich habe ich das Gebäude erreicht, in dem die Polizei untergebracht ist. Als ich eintrete, empfängt mich ein Gewirr von Stimmen. Menschen bevölkern die Flure.

Doch meine Tochter ist nirgends auszumachen.

Einen Moment lang stehe ich orientierungslos da.

Dann erst entdecke ich die Glasscheibe, hinter der ein Polizist sitzt. Er hat mich ebenfalls bemerkt und winkt mich zu sich.

Das hat mir gerade noch gefehlt. Ich wollte Laura abfangen, damit sie die Geschichte nicht erzählt, und jetzt muss ich erklären, wieso ich hier bin.

Himmel, was soll ich darauf antworten?

Zögernd gehe ich auf den Glaskasten zu.

Der Polizist lächelt mich durch die Scheibe an und bittet um meinen Ausweis.

Ich krame die Papiere aus meiner Umhängtasche hervor und reiche sie ihm durch das geöffnete Fenster. Er wirft einen schnellen Blick darauf und sieht mich dann fragend an.

»Der Grund Ihres Kommens?«

»Ich suche meine Tochter«, erwidere ich, ohne lange nachzudenken. »Da bin ich bei Ihnen ja an der richtigen Stelle?«

»Wenn Ihre Tochter abgängig ist, brauchen wir als Erstes ein Foto. Wie alt ist sie? Und wie lange ist sie schon fort?« Er zieht einen Block Papier zu sich heran und schreibt etwas auf.

»Nein, nein«, entgegne ich hastig und mache eine abwehrende Geste, »das haben Sie falsch verstanden. Ich wollte keine Vermisstenanzeige aufgeben, sondern wissen, ob sie hier aufgetaucht ist.«

»Beschreiben Sie Ihre Tochter doch mal.«

»Laura ist Ende zwanzig, vollschlank, hat rosa gefärbtes, schulterlanges Haar und trägt ein graues, knielanges Kleid. Sie wirkt ein wenig fahrig.«

»Warten Sie bitte.« Er greift zum Telefon, und ich höre, wie er einer Frau mit dem Namen Antonella mein Kind beschreibt. Mein Magen zieht sich zusammen.

Als er den Hörer nach einer Weile wieder auflegt, schüttelt er bedauernd den Kopf. »Nein, eine Person dieses Aussehens war heute nicht hier«, sagt er. »Warum suchen Sie überhaupt nach ihr?«

»Wissen Sie«, ich stutze und suche nach den passenden Worten, »meine Tochter ist auf mich angewiesen. Wenn sie allein unterwegs ist, fallen ihr manchmal seltsame Geschichten ein, die sie leider für wahr hält.«

»Das heißt, die junge Frau ist psychisch krank, und Sie sind ihr Vormund?«

»Nein, nein. Ich kümmere mich um sie, aber Laura braucht keinen Betreuer. Sie kommt zurecht.«

»Dann verstehe ich nicht, was Sie bei uns wollen. Falls Sie befürchten, dass ein Verbrechen vorliegt, müssen Sie mit einem Kriminalbeamten sprechen, dann werden wir dem natürlich nachgehen.«

»Darum geht es doch nicht. Ich wollte nur wissen, ob sie heute hier war. Wenn nicht, könnte sie stattdessen in einem anderen Kommissariat aufgetaucht sein. Bitte fragen Sie für mich nach, damit ich Bescheid weiß.«

Der Polizist hebt sein Kinn. »Unabhängig davon, dass es hier in Triest nicht nur weitere Carabinieri-Stationen, sondern auch noch die Questura der Polizia di Stato und die Polizia Municipale gibt, ist es nicht meine Aufgabe, einer erwachsenen Frau, die, wie Sie mir eben erklärten, weder etwas verbrochen hat noch Opfer eines Verbrechens geworden ist, nachzuspüren.« Der Tonfall seiner Stimme hat sich merklich geändert. Jegliche Freundlichkeit ist daraus gewichen.

Er hält sichtlich *mich* für durchgeknallt. Warum will es mir auch nie gelingen, die richtigen Worte zu finden, um das auszudrücken, was ich denke und fühle?

»Sie verstehen mich falsch. Ich sorge mich um meine Tochter und habe Sie um Hilfe gebeten.«

Der abwertende Blick meines Gegenübers trifft mich wie ein Rammbock. Ich muss mich beherrschen, nicht grob zu werden.

»Lassen Sie mir Ihre Telefonnummer hier, dann verständige ich Sie, falls Ihre Tochter auftaucht. Mehr kann ich für Sie leider nicht tun.«

Dieses falsche »leider« hätte er sich sparen können.

»Nichts für ungut«, fauche ich und verlasse das Gebäude.

Vor der Tür hole ich tief Luft. Dann google ich die übrigen Polizeistationen der Stadt und mache mich erneut auf den Weg.

LAURA

»Kommen Sie.« Eine sonore Stimme reißt mich aus meinen Gedanken.

Ich fahre hoch.

Bin ich eingenickt? Diese verdammten Tabletten machen mich so müde. Und an die wohltuend klimatisierten Temperaturen hier im Gebäude habe ich mich allzu schnell gewöhnt.

Schiavone steht vor mir, sieht auf mich herunter. »Wir fahren zu diesem Haus. Gut, dass Sie sich die Adresse nach Ihrem zweiten Besuch gemerkt haben. Das erspart uns einiges an Recherche.«

Er glaubt mir?

Seine nächsten Worte lassen mich erneut daran zweifeln.

»Ich gehe prinzipiell Dingen nach, auch wenn sie noch so unwahrscheinlich klingen.« Er hält mir zuvorkommend die Tür zum Treppenhaus auf und erkundigt sich im Plauderton: »Stimmt es, Signora Manzoni, dass Sie schon einmal Kontakt mit der Polizei hatten?«

Diese Frage war vorprogrammiert. Ich sah sie kommen. Was rege ich mich also darüber auf? Das bringt nichts außer einem weiteren Panikanfall. Und auf den kann ich getrost verzichten.

»Es gab mal einen Vorfall, bei dem ich etwas zu laut wurde, weil mich jemand wegen meiner Haarfarbe provoziert hatte. Da kamen ein paar Ihrer Kollegen. Sie brachten mich ins Krankenhaus.« Mehr muss er nicht wissen, zumal die Frage sicherlich rhetorisch war und er bereits sehr gut im Bilde ist.

Er nickt, und wir gehen schweigend nebeneinander die Treppe hinab.

Der Portier im Erdgeschoss grüßt Schiavone ehrfürchtig und öffnet mit einem Knopfdruck das Eingangstor. Beißende Mittagshitze wallt mir entgegen, legt sich schwer auf meine Brust. Ich ächze und wische mit dem Handrücken über meine bereits feuchte Stirn. Dem Kommissar scheint die drückende Schwüle nichts auszumachen.

»Diese beiden Beamten begleiten uns.« Unbeeindruckt von meiner Reaktion zeigt er auf zwei Polizisten, die vor dem Eingangstor warten. Sie schauen an mir vorbei, als wäre ich nicht vorhanden.

»Brauchen wir die Feuerwehr, Chef?«, fragt einer der beiden Uniformierten.

Schiavone schüttelt den Kopf und lacht. »Sofern Sie das Brecheisen oder einen Dietrich dabeihaben, sollten wir allein klarkommen.«

Seine Kollegen wechseln einen Blick.

Ganz schlau werde ich aus Commissario Schiavone nicht. Glaubt er mir, oder nimmt er sich nur die Zeit zu beweisen, dass ich Trugbildern folge?

Andererseits sind drei Polizisten mit mir unterwegs, und die werden wohl noch anderes zu tun haben, als Phantomen hinterherzujagen.

So ein Einsatz kostet neben Zeit auch Geld.

Nach dieser Einsicht lege ich im Dienstwagen merklich gelockerter meine Hände auf die Knie und ignoriere beharrlich das schrille Klingeln meines Telefons. Auf ein Gespräch mit Mama habe ich jetzt keine Lust.

»Wenn Sie schon nicht abheben, schalten Sie Ihr Handy doch bitte aus Höflichkeit uns gegenüber auf lautlos«, weist mich der Polizist neben mir zurecht.

Mir steigt Röte ins Gesicht, und ich rücke ein Stück von ihm weg zum Fenster.

Unauffällig drehe ich mein Telefon ab.

Seine Rüge enthüllt deutlich meine Unfähigkeit, im Umgang mit Menschen angemessen zu handeln. Jeder andere hätte automatisch sein Telefon stumm geschaltet. Mir gehen viele dieser bedeutungsvollen Kleinigkeiten durch, wenn sich die Gedanken in meinem Kopf zu Spiralen drehen oder meine Medizin mich schlapp und kraftlos macht. Trotzdem ist das keine Entschuldigung, ich muss besser auf mein Benehmen achten, um nicht ständig aufzufallen und anzuecken.

Der Verkehr rauscht an mir vorbei. Motorenlärm dringt gedämpft durch die geschlossenen Scheiben.

Im Wageninneren riecht es nach Pfefferminzkaugummi und Tabak. Die Klimaanlage verschafft mir kühlend ein wenig Erleichterung und trocknet meinen Schweiß im Nacken, zwischen den Brüsten und auf der Stirn. Das Auto ruckelt über die Straße, und ich fühle mich wie in einer Glaskugel, die kräftig durchgeschüttelt wird.

Nach einer gefühlten Ewigkeit bleibt das Einsatzfahrzeug endlich stehen, und ich entdecke das Haus auf der anderen Straßenseite.

»Da.« Ich zeige hinüber. »Das dort ist es.«

»Ich weiß. Unsere Navigation versagt selten«, erklärt Commissario Schiavone trocken und steigt aus.

Die Hitze hat ihren Höhepunkt erreicht. Die Sonne steht im Zenit und glüht vom Himmel.

Die Chucks kleben wie Gummischlappen an meinen Füßen.

Ich streife ein Band aus schwarzer Wolle von meinem Handgelenk und binde die Haare damit lose zusammen.

Das Gebäude sieht genauso aus wie gestern Abend, als ich mit Mama hier war. Alt, aber intakt, nur der Putz blättert an einigen Stellen ab.

»Los«, gibt der Commissario sein Kommando. »Lasst uns hineingehen.«

Im Inneren des Hauses verzieht der Polizist, der mich wegen des Handylärms gerügt hatte, sein Gesicht. »Stickig ist es hier, und es riecht nach Moder.«

Stimmt, denke ich, bestätige es aber nicht.

Wir steigen in den zweiten Stock hinauf, und ich nicke, als Schiavone auf eine der beiden Türen weist. Instinktiv hat er die richtige gewählt.

Es ist das gleiche Bild wie bei meinem Besuch mit Mama. Die Türe ist verschlossen, niemand öffnet auf Schiavones Klopfen, und die Klinke liegt auf dem Boden, weil Mama sie gestern abgerissen und dort liegen gelassen hat. Es hilft kein Sich-dagegen-Stemmen.

Schiavone sieht mich an. »Sind Sie sich ganz sicher, genau hier gewesen zu sein? Und die Tür stand offen? Sie gingen hinein? In diese Wohnung?«

Seine Fragen umkreisen mich wie angriffslustige Wespen.

»Ja … ja doch … ja …«, antworte ich und klinge unsicher und schwach.

»Geben Sie mir den Dietrich«, fordert der Kommissar den Polizisten mit dem Werkzeugkasten auf.

Die Tür öffnet sich nach dem zweiten Versuch. Erschrocken vor dem, was uns erwartet, presse ich die Hand auf Mund und Nase. Dort drinnen muss die Leiche liegen. Nach einem Tag in der Hitze wird sie bereits verwest sein und einen schrecklichen Gestank verströmen.

Ich versuche nicht zu atmen und verberge mich hinter dem breiten Rücken des Kommissars. Der schüttelt den Kopf. Ich nehme die Hand von meinem Gesicht. Kein fauliger Geruch, aber es ist so staubig, dass einer der Polizisten und ich gleichzeitig zu husten beginnen.

Durch die Lamellen einer schief herabgezogenen Jalousie dringt Tageslicht in die Wohnung.

Das Fenster ist mir vorher nicht aufgefallen.

Unter meinen Füßen ist Holz, augenblicklich erkenne ich das altmodische Mosaikparkett wieder.

»Dottor Schiavone.« Ich stupse ihn an, und der Kommissar dreht sich zu mir um. »Schauen Sie, von dem Boden habe ich Ihnen erzählt, und hier –« Ich stocke, weil ich selbst kaum glauben kann, was ich sehe. Eine zerbrochene Puppe aus Porzellan liegt vor uns auf dem Boden. »Die Puppe. Es gab mehrere solche Figuren, sie standen in einer Glasvitrine.«

»Dies ist also tatsächlich die Wohnung, in der Sie einen Mord beobachtet haben wollen?« Der Kommissar sieht mich neugierig an. Den beiden Polizisten steht die Skepsis ins Gesicht geschrieben.

»Ja. Aber alles war eingeräumt. Möbliert. Das Wohnzimmer sowieso, und hier in der Garderobe war eine Kleiderstange, da habe ich mich hinter den Mänteln versteckt. Die Wohnungstür stand einen Spaltbreit offen, sonst hätte ich ja gar nicht hineingekonnt. Erst später, als ich mit meiner Mutter hierher zurückkam, war die Wohnungstür verschlossen. Und das Gebäude heruntergekommen, muffig.«

»Wie erklären Sie sich das?« Schiavone wirkt jetzt nicht mehr interessiert. Der Ausdruck von Zweifel auf seinem Gesicht macht mir zu schaffen.

»Ich weiß es doch selbst nicht«, bringe ich hervor und kann die Hysterie in meiner Stimme nicht unterdrücken. »Es war so, wie ich es Ihnen berichtet habe. Der Parkettboden und die Porzellanfigur beweisen das doch. Oder nicht? Wie hätte ich das denn wissen können, wäre ich nicht schon da gewesen?«

Die Polizisten, gefolgt vom Kommissar, durchsuchen jedes Zimmer gründlich.

»Eindeutig ist jedenfalls, dass diese Wohnung leer steht – und eine Leiche befindet sich hier auch nicht.«

»Aber die –«

Schiavone bringt mich mit einer Handbewegung zum Schweigen. »Puppen und Parkettböden geben als Beweis für ein Verbrechen nicht viel her. Könnte es sein, dass Sie sich im Haus geirrt haben? Oder …«

Das Oder führt er nicht aus, aber ich verstehe es trotzdem.

Wieder einmal habe ich mich bis auf die Knochen blamiert.

Ich bin eben Laura, eine der Mumien aus Venzone, die ihre Einbildungen nicht von der Realität unterscheiden kann.

Und Schiavone ist kein Rocco. Er ist bloß ein ganz gewöhnlicher Ermittler. Einer, in den ich zu große Hoffnung gesetzt hatte.

Dumm gelaufen, Laura.

Während der Polizeiwagen mich nach Hause bringt, schweigen wir.

Erst als der Kommissar mich aus dem Auto lässt, sagt er wie

nebenbei: »Halten Sie sich in nächster Zeit zu unserer Verfügung. Verlassen Sie die Stadt nicht.«

Mit düsteren Gedanken gehe ich an unserer Wohnung vorbei und biege in die nächste Gasse ein.

Bin ich jetzt verdächtig?

EMMA SIMONETTI

Die Hitze liegt bleischwer über Triest, aber das ist nicht der einzige Grund, warum Emma Simonetti sich nicht wohlfühlt. Der Kopf macht ihr wieder zu schaffen. Die Schmerzen breiten sich vom Rücken über den Nacken bis zu den Schläfen und der Stirn aus.

Statt sich einen der Tische auf der Piazza zu suchen, hat sie im klimatisierten Innenraum des Cafés Platz genommen. Das gedimmte Licht verträgt sie besser als den schräg einfallenden Schein der Abendsonne.

Es ist später geworden als gedacht.

Vittorio Schiavone hatte sie kurz vor dem vereinbarten Treffen angerufen und um Geduld gebeten. Er müsse einer dringenden Angelegenheit nachgehen. Sie versteht das. Besser wahrscheinlich als viele andere. Jahrzehntelang gehörte derlei Unaufschiebbares zu ihrem eigenen Arbeitsalltag. Der Beruf zog dicke Spuren durch ihr Privatleben, verhinderte dauerhafte Bindungen.

Zu Beginn ihrer Laufbahn als Kommissarin hegte sie noch den Wunsch, wenn schon nicht dem Mann ihres Lebens, so doch einem soliden Partner zu begegnen. Mit der Zeit und nach einigen gescheiterten Beziehungen erkannte sie, wie unwahrscheinlich es war, jemals dieses Glück zu finden. Jetzt kann sie über ihre romantische Vorstellung nur noch lächeln. Häufige, jedoch in ihrer Dauer begrenzte Affären boten einen schwachen Ersatz.

Aleksander, ihre letzte längere Liebschaft, wie sie diese Verbindungen nannte, hatte sie damals vor die Wahl gestellt. Die Arbeit oder er. Sie hatte sich für einen weiteren Karrieresprung entschieden.

Nein, an Aleksander will sie nicht denken.

Es tut immer noch weh.

Mehr noch als der Schmerz, der in ihrem Kopf wütet.

Hoffentlich lässt Vittorio nicht zu lange auf sich warten, denkt sie und zerteilt eine Papierserviette in zwei ordentliche Hälften. Eine Viertelstunde gibt sie ihm noch, dann geht sie.

Sie hätten ihr Treffen auf einen anderen Tag verschieben sollen, aber er bestand nachdrücklich auf heute. Wäre sie bloß nicht unangemeldet in seinem Büro aufgetaucht.

Lieber würde sie jetzt zu Hause sein, eine Tablette nehmen und mit einer duftenden Tasse Tee vor ihrem Fernseher sitzen, um sich eine langweilige skandinavische Serie anzusehen. Die Kriminalgeschichten aus dem Norden Europas gehören seit Längerem zu ihrem bevorzugten Genre, und das hat rein gar nichts damit zu tun, dass Aleksander Schwede ist.

»Gin Tonic? Den nehme ich auch.«

Vittorio steht vor ihr und lächelt sie entschuldigend an. Sie hat ihn nicht kommen gehört.

Er legt die Hand sanft auf ihre Schulter. »Bleib bitte sitzen.« Schwungvoll lässt er sich ihr gegenüber in einen bequemen Fauteuil fallen und beugt sich vor. »Emma. Ich habe ein ernsthaftes Problem, und du verfügst über ein Superhirn.«

Sie kann ein Schmunzeln nicht unterdrücken. Es ist fast schon zur Gewohnheit zwischen ihnen geworden, dass er sie so begrüßt.

»Ich meine es ernst«, bekräftigt Schiavone. »Ich mag ja ein verbaler Wiederholungstäter sein, aber diesmal brauche ich dich und deinen scharfen Verstand wirklich. Die junge Frau, die heute bei mir war, du bist ihr in meinem Büro begegnet.« Er zögert und nimmt sich nach einem fragenden Blick ein paar gesalzene Erdnüsse aus der Schale auf dem Tisch und stopft sie in seinen Mund. »Tut mir übrigens leid, dass es dann doch so lange gedauert hat«, entschuldigt er sich kauend.

»Mach dir keine Gedanken. Erzähl lieber weiter. Was ist mit ihr? Ich fand die Kleine sympathisch. Sie wirkte ziemlich unsicher auf mich, vielleicht sogar ein wenig verängstigt. Aber wer kann das auf die Schnelle schon sicher beurteilen?« Das

Bild der jungen Frau steht Emma noch lebhaft vor Augen. Das graue Kleid hing wie ein Jutesack an ihr, die Sneakers waren schlampig geschnürt. Ihre Gesichtszüge klassisch. Ebenmäßige Linien. Die Haut wie helle Seide, der Mund voll und verführerisch geschwungen. Jene Art von Schönheit, derer die Personen sich oft nicht bewusst sind. Gut, das Haar gehört gewaschen, auf ihren natürlichen Ton zurückgefärbt und geschnitten. Und eine Maniküre könnte auch nicht schaden. Aber unter allem Veränderbaren ist sie ausgesprochen hübsch.

»Um es kurz zu machen: Sie ist eine psychiatrische Patientin. Paranoide Schizophrenie.«

»Sie schien mir wach und orientiert. Vielleicht ein wenig fahrig. Und ich fand sie schlagfertig.« Emma streicht einen Fussel von ihrer Bluse. »Das arme Ding. Ihre Diagnose bedeutet, sie sieht und hört, was uns anderen verborgen bleibt.«

»Eine sehr poetische Beschreibung dieser Erkrankung. Aber ja, Laura Manzoni leidet unter optischen und akustischen Halluzinationen. Sie ist bei uns in diesem Zusammenhang bereits erfasst worden, wie sich beim automatischen Datenabgleich herausstellte. Abgesehen davon war sie unlogisch und zerstreut in ihrem Bericht. Das sogenannte Mörderhaus, in dem sie eine Leiche gefunden haben will, soll sich zwischen ihrem ersten und zweiten Besuch innerhalb eines Tages gravierend verändert haben.«

»Wie, denkt sie, ist es dazu gekommen?«

Während Vittorio detailliert die Aussage von Laura Manzoni wiedergibt, massiert Emma mit stetigem Druck die Stelle an ihrem Kopf, an der die Schmerzen ihren Höhepunkt gefunden haben. Sie wird noch verrückt, wenn dieses Pochen nicht aufhört.

»Ich mochte sie. Sie wirkte, wie schon erwähnt, etwas eingeschüchtert. Vielleicht bist du zu schroff mit ihr verfahren? Aber sie hatte auch etwas durchaus Wehrhaftes. Sie machte einen Witz, über den ich lachen musste.«

»Wahrscheinlich über mich.«

»Worüber sonst, du ewiger Narziss.« Emma blinzelt ihm zu. »Rede weiter. Das war doch sicher nicht alles?«

»Du kennst mich, Emma.« Er nickt zufrieden. »Ich wollte mir selbst ein Bild machen. Deshalb fuhr ich mit Laura Manzoni und zwei Kollegen zu jenem Haus. Ich gebe zu, ihre Story hat mich neugierig gemacht. Aber auch bei diesem dritten Besuch war alles wieder so wie bei ihrer gestrigen zweiten Begehung des Hauses mit ihrer Mutter. Sie reagierte verstört und wollte es nicht glauben. Die Tatsache, dass auf dem Mosaikparkettboden, den sie mir tatsächlich genau so beschrieben hatte, eine zerbrochene Porzellanfigur lag, sah sie als einen Beweis für ihre Beobachtung an und ließ sich nur widerwillig davon abbringen. Eine alles in allem äußerst unbefriedigende Angelegenheit. Wir brachten sie mit dem Dienstwagen nach Hause, wo sie aber nicht das Haus betrat, sondern daran vorbeilief und um die nächste Ecke bog. Was soll's, dachte ich, ist nicht mehr meine Sache.«

»Sie wurde es aber wieder, nehme ich an, da wir uns jetzt so angeregt darüber unterhalten«, mutmaßt Emma.

»Schon wieder hast du recht.« Schiavone schmunzelt anerkennend. »Zurück im Büro, geschahen zwei unterschiedliche Dinge. Laura Manzonis Mutter erschien. Sie war sehr besorgt und ließ mich wissen, dass Laura unter einem neuerlichen Schub ihrer psychischen Erkrankung leidet, zum Glück jedoch bereits wieder in Behandlung ist. Die Story mit dem Mordhaus gehört demnach zu ihren ungezügelten Phantasien. Zur Polizei hatten ihre Wahnvorstellungen sie bisher allerdings noch nicht geführt. Die Mutter beschrieb Laura als eher schüchtern, verschlossen und zurückgezogen. Sie habe kaum Kontakte. Als sie von mir erfuhr, dass wir mit Laura gemeinsam in dieser Wohnung waren, reagierte sie betroffen. Sie bat mich eindringlich, ihre Tochter in ihren wirren Ideen nicht auch noch zu bestärken. Ich war erleichtert, als sie ging. Sie ließ mich mit dem unguten Gefühl zurück, etwas falsch gemacht zu haben. Vielleicht habe ich der Geschichte dieser kranken jungen Frau wirklich zu viel

Beachtung geschenkt und für sie dadurch alles nur noch verschlimmert.« Mit dem Zeigefinger stupst er die Zitronenscheibe tiefer ins Glas und nimmt einen großen Schluck von seinem Gin Tonic.

»Mach dir keinen Kopf. Jeder fähige Ermittler hätte so gehandelt. Sie hat schließlich einen Mord gemeldet, du musstest der Sache nachgehen.«

Dennoch. Irgendetwas an der Angelegenheit bereitet auch Emma Unbehagen. Ihr ist nur nicht klar, woran sie sich stößt. Die Mutter? Nein. Es ist normal, sich um sein Kind zu sorgen. Aber elterliche Fürsorge kann manchmal auch übertrieben ausfallen.

»Vittorio«, sagt sie sanft, »was, wenn an der angeblichen Tat doch etwas dran ist? Etwas, das du zu diesem Zeitpunkt noch nicht einordnen kannst.«

Entschieden schüttelt er den Kopf. »Die Mutter wollte ihre Tochter schützen. Das leuchtet mir ein. Das passiert nicht zum ersten Mal. Erinnere dich, Emma, auch dir sind im Lauf der Jahre diese überprotektiven Eltern mehrmals untergekommen.«

»Ja, stimmt schon. Aber hauptsächlich dann, wenn es um ein Kind oder um einen jüngeren Teenager ging. Du wirst doch wohl nicht behaupten, dass Laura Manzoni unter zwanzig ist? Und warum lief die Mutter geradewegs zu dir, anstatt zu Hause auf ihre Tochter zu warten? Das finde ich seltsam. Im Übrigen ist die Frau doch keine Psychiaterin. Wie kann sie sich da so sicher sein, dass ihre Tochter einen schweren Schub hat?«

»Da gebe ich dir recht, aber ich denke, sie wollte, dass ich keinen Schaden anrichte und die Sache daher auf sich beruhen lasse. Inzwischen gibt es einen Namen für dieses Verhalten: Helikoptermütter.«

Emma spürt, wie der Kopfschmerz zunimmt. Er ballt sich zu einer Bombe zusammen, die kurz vor dem Explodieren steht. Ein zweiter Gin Tonic ist dagegen keine Medizin, trotzdem bestellt sie einen für sich und einen für Vittorio.

»Emma, als du mich heute unangemeldet besuchen kamst,

was sonst nicht deine Art ist, hatte ich das Gefühl, es liegt dir etwas auf dem Herzen.«

Dem ist tatsächlich so, doch so gern sie sich ihm anvertrauen möchte, so wenig eignet sich diese Situation dafür.

»Mir ging es bloß um einen starken Espresso, gespickt mit ein paar Anekdoten aus deinem Polizeialltag.« Wie leicht ihr diese Lüge über die Lippen geht. »Du meintest vorhin, es gäbe noch eine zweite Angelegenheit, die dich beschäftigt?«

Vittorio schaufelt eine weitere Handvoll Erdnüsse in seinen Mund. »Schräg. Das ist das passende Wort für das, was danach geschah.«

»Die Geschichte geht noch weiter?« Jetzt hat er ihre volle Aufmerksamkeit.

»Gestern kam eine Meldung rein. Nichts Außergewöhnliches. Tagesgeschäft. Ein Raubmord an einer älteren Frau. Ein Kollege, Fabrizio, bearbeitet den Fall. Ich las mir die Akte durch, du weißt, wie ich ticke.«

Emma nickt. Sie weiß das nur zu gut, nach all den Jahren ihrer Zusammenarbeit. Das war damals mit ein Grund, warum sie ihn als ihren Nachfolger vorschlug. Vittorio entgeht so schnell nichts. Was andere als unbedeutend abtun, dem schenkt er seine ungeteilte Aufmerksamkeit. Eine Methode, die sich, gepaart mit einer ordentlichen Ladung Intuition, auch für Emma stets bewährt hat.

»Und?«

»Mir fielen ein paar eigentümliche Übereinstimmungen mit der Geschichte von Laura Manzoni auf. Der Überfall mit Todesfolge ereignete sich zwar in einem ganz anderen Viertel der Stadt, aber – und es ist ein großes Aber – die Wohnung befindet sich ebenfalls im zweiten Stock eines älteren Hauses. Und stell dir vor, Emma, ein kleines Mädchen mit blondem Haar sah den Täter davonlaufen.«

»Wie kam es denn dazu?«

»Die Kleine, eine Erstklässlerin, hatte Fieber und konnte nicht zum Unterricht. Ihre Mutter hatte mit der Nachbarin die

Vereinbarung getroffen, dass das Kind im Krankheitsfall, wenn ihr danach ist, zu ihr hochgehen und dort warten könne, bis die Mutter von der Arbeit zurückkehrt. Die Kleine nahm also wie selbstverständlich ihre Puppe und wollte zum Babysitter auf die zweite Etage. Im Treppenhaus kam ihr eine Gestalt mit dunklem Hoodie und einer Sporttasche entgegengelaufen. Die Tür zur Wohnung der Nachbarin stand offen, und das Mädchen fand die sterbende Frau auf dem Fußboden liegend vor.«

»Entsetzlich.« Emma läuft ein Schauer über den Rücken. »Mosaikparkett? Porzellanfiguren?«, will sie kurz angebunden wissen.

»Das kann ich derzeit noch nicht beantworten. Es steht nichts davon im Bericht. Aber ich werde mich der Sache annehmen. Ich glaube zwar nicht recht daran, denn welches Kind mag heutzutage noch Puppen aus Porzellan? Hartgummi ist da wohl eher angesagt. Barbies und so ein Zeug. Trotzdem haben mich diese Ähnlichkeiten stutzig gemacht. Zum Glück hat Fabrizio nichts dagegen, mit mir zusammenzuarbeiten. Morgen spreche ich mit der Kleinen und schaue mich in der Wohnung um. Eine auf posttraumatische Belastungsreaktionen spezialisierte Polizeipsychologin wird ebenfalls anwesend sein.«

»Hat das Mädchen den Notruf gewählt?«

»Nein. Das arme Kind saß wohl wie erstarrt neben der Toten und hielt deren Hand, bis die Mutter nach Hause kam. Sie erledigte alles Weitere. Die Kleine ist kaum ansprechbar.«

»Vittorio, meinst du, Laura Manzoni könnte in diesem Haus gewesen sein und hat sich später möglicherweise im Stadtviertel geirrt?«

»Das erscheint mir unwahrscheinlich. Sie war sich so sicher. Selbst noch, als das Appartement, zu dem sie uns führte, leer war, verlassen. Da wohnt schon länger niemand mehr.«

»Ein schräges Zusammentreffen ist es allemal. Hältst du mich auf dem Laufenden?«

»Gern. Ich bitte Laura Manzoni morgen noch mal in die Questura und spreche mit ihr.«

Emma nickt und spürt Vittorios Blick auf sich ruhen.

»Es geht dir doch gut?«, fragt er und faltet seine Serviette ordentlich.

Emma weiß, sie denken bei der Frage an dasselbe. An damals, als sie ohne offizielle Begründung und viel zu früh den Polizeidienst verließ. Es hieß, sie habe gegen eine Erkrankung zu kämpfen, aber gemunkelt wurde auch, dass ein massives Alkoholproblem zu ihrem vorzeitigen Abschied geführt habe. Daran hatte Vittorio immer gezweifelt, da ist Emma sich sicher. Und dafür mag sie ihn umso mehr. Den wahren Grund konnte sie jedoch selbst ihm nicht verraten.

Niemand außer ihr weiß, worum es sich handelte.

Vittorio übernimmt die Rechnung und verspricht, sich bald bei ihr zu melden.

»Wir müssen noch über den eigentlichen Anlass deines heutigen Besuchs in meinem Büro reden. Ganz so einfach wirst du mich nicht los. Aufgeben ist nicht meine Stärke.«

Ihr liegt schon auf den Lippen, ein nächstes Treffen zu vereinbaren, doch dann lässt sie es lieber.

Ein Stück weit gehen sie schweigend nebeneinanderher. Neben der Eisdiele hinter der Piazza Unità d'Italia trennen sich ihre Wege.

Sie bleiben stehen.

Vittorio küsst Emma sacht auf die Stirn und streicht unbeholfen über ihren Arm. Sie tritt einen Schritt zurück, zwinkert ihm zu und winkt. »Jetzt hau schon ab, sonst verpasst du noch deinen Bus.«

Er verzieht sein Gesicht zu einem Grinsen. »Und wenn schon, in die Via Ghirlandaio spaziere ich von hier aus gemütlich in weniger als einer halben Stunde.«

Lächelnd geht Emma weiter, in Richtung des jüdischen Viertels, in dem sie wohnt. Vittorio steuert die Piazza Repubblica an, von wo sein Autobus losfährt.

Obwohl Emma spürt, dass ihr ehemaliger Kollege und guter Freund ihr nachsieht, dreht sie sich nicht um. Erfolglos kämpft sie gegen die Tränen an, die unweigerlich ihre Wangen hinablaufen.

Das arme kleine Kind, denkt sie und weiß doch, dass ihr Weinen nicht ihm gilt.

LAURA

Es war so eine Unruhe in mir. Sie ließ mich laufen und laufen, bis ich außer Atem war.

Wie so oft hetzte ich die Straßen der Stadt entlang, als würde ich vor einem Ungeheuer flüchten. Und das tue ich, auch wenn ich weiß, dass ich meiner Krankheit nicht entfliehen kann. Sie holt mich immer und überall ein. Trotzdem versuche ich jedes Mal, einen Haken zu schlagen, um ihr zu entkommen.

Irgendwann blieb ich bei einer Eisdiele stehen und gönnte mir einen Caramel-Frappuccino. Danach fühlte ich mich frischer, und der vom Zucker hervorgerufene Energieschub verlieh mir neue Kraft.

Inzwischen ist die quälende Hitze des Nachmittags vorüber, und ich kann wieder freier atmen.

Ich steuere das Viertel an, in dem Mama und ich wohnen. Als ich mich dem Park nähere, fällt mir auf, dass die Schatten länger geworden sind.

Mein Atem wird ruhiger, der Schlag meines Herzens verlangsamt sich, als ich in einen kleinen Weg einbiege, der mich etwas abseits führt. Schweißüberströmt sinke ich auf die gelb gestrichene Bank vor einer immergrünen Hecke. Die Brise, die vom Meer zu mir heraufweht, legt sich sacht auf meine nackten Arme und Beine. Vorsichtig koste ich mit der Zungenspitze das Salz. Dann lecke ich über meinen Handrücken. Mein Kleid ist feucht von Schweiß und klebt an der Rückenlehne. Den Stoffgummi muss ich zwischendurch verloren haben, denn meine Haare hängen wirr um mein Gesicht. Genervt streiche ich sie hinter die Ohren.

Mechanisch lasse ich die vergangenen Stunden Revue passieren.

Es war der Ausdruck von Mitleid in seinen schilfgrünen Augen, der mich am meisten geärgert hat.

Commissario Dottor Vittorio Schiavone.

Ein verhinderter Rocco.

Überhaupt nicht mein Typ.

Zu alt, zu selbstgefällig.

Außerdem mag ich seine auf die Haut gebügelten Unterarmhaare nicht. Viel zu glatt.

Seine Oberflächlichkeit und dieser deutliche Hang zur Vorverurteilung sind überaus unsympathisch. Dieser Typ hat viel zu fest verankerte Bilder in seinem Hirn.

Nicht mein Typ.

Habe ich eigentlich einen Typ?

Und spielt das überhaupt eine Rolle?

Meine Gedanken wiederholen sich in einer Dauerschleife. Aber daran bin ich gewöhnt.

Dennoch peinigt mich so oft, was ich sehe und höre.

Kann ich meinen eigenen Wahrnehmungen trauen, oder sind sie klägliche Hirngespinste?

Und dann noch diese stete Benommenheit.

Mama spürt meine Mattigkeit, auch wenn sie unbeirrt an die Allmacht von Psychopharmaka glaubt.

Sie ist eine Schutzgöttin, die über die ihr erbrachten Opfergaben auf dem Altar des medizinischen Fortschritts wacht. Die größte von allen, die mich am meisten schmerzt, ist die Aufgabe ihres Glaubens an meine geistige Gesundheit.

Wann hat sie mich zuletzt ernst genommen? Als wahr anerkannt, was ich ihr erzählte?

Gestern sicher nicht.

Ich werfe ihr nicht vor, dass sie in Alarmbereitschaft gerät, sobald meine Symptome deutlich werden. Die Manifestationen meiner Krankheit nimmt meine Mutter bitterernst. Sie handelt sofort, verspricht mir Linderung, bringt mich ins Krankenhaus, achtet darauf, dass ich gut behandelt werde, vernetzt sich mit meinen Ärzten, Psychologen und Psychotherapeuten. Sie bespricht sogar mit den Ergotherapeuten meine Fortschritte beim Töpfern.

Sie kümmert sich liebevoll um mich.

Für Mama ist es schwierig, zu unterscheiden, ob ich wahnhaft bin oder etwas erlebt habe, das ich ihr anvertrauen möchte.

Zu verdenken ist ihr das nicht.

Selbst mir fällt es schwer, an mich zu glauben.

Ohne es verhindern zu können, breche ich in Tränen aus.

Was für ein weiterer beschissener und grauenvoll vermasselter Tag.

Niemand vertraut mir, und ich selbst vertraue mir am allerwenigsten.

Mit dem rauen Stoff meines Kleides wische ich mein Gesicht trocken. Ich will nicht, dass mich jemand so sieht.

So traurig, so zerbrechlich, tränenüberströmt.

Ich drücke meinen Hinterkopf kräftig gegen das gerippte Holz der Lehne. Das tut gut, es fühlt sich wirklich und real an. So viel besser als mein allumfassender Kummer.

Meine Augen schließen sich wie von selbst, und ich döse vor mich hin. Licht und Schatten flimmern vor meinen geschlossenen Lidern. Ich kann nicht sagen, wie viel Zeit vergangen ist, als ich irgendwann hochschrecke.

Was hat mich geweckt?

Ich ringe nach Luft.

Mein Herz rast.

Hinter mir raschelt es im Gebüsch. Schnell drehe ich mich um, aber die Dunkelheit hat bereits mit ihrem Versteckspiel begonnen.

Ich seh, ich seh, was du nicht siehst.

Das könnte der Leitspruch einer Person mit einer paranoiden Psychose mit optischen Halluzinationen sein. Diesen Gedanken werde ich in die nächste Therapiesitzung mitnehmen. Er wird mir Gelächter einbringen und die hochgezogenen Augenbrauen meiner beiden Betreuer.

Alles ist wieder still.

Dann abermals ein Rauschen, ein Tappen. Schauer rieseln über meinen Rücken, und ich stehe vorsichtig auf, um jegliche Geräusche zu vermeiden.

Beobachtet mich jemand?

Mit meinem Blick durchforste ich angestrengt den finsteren Park. Je länger ich starre, desto deutlicher heben sich die Umrisse einer Gestalt von der Dunkelheit ab.

Da lauert mir einer auf.

Scharf ziehe ich die Luft zwischen meinen Zähnen ein. Nach einer Schrecksekunde mache ich auf dem Absatz kehrt und hetze den Weg entlang.

Der Kies knirscht laut unter den Sohlen meiner Chucks.

Hinter mir höre ich das Trampeln von Laufschritten, begleitet von keuchendem Atmen.

Kein Zweifel, er ist hinter mir her.

Es ist, als würde sich die Szene von gestern wiederholen.

Kein Spaziergänger ist mehr im Park, und mir bleibt keine Zeit, mein Handy aus der Tasche zu holen, um einen Notruf abzugeben.

Schneller, schneller, treibe ich mich an und werde im nächsten Moment hart zurückgerissen.

»Bleib stehen!«

Er hat mich. Hält mich fest, und ich rieche scharfen Schweiß.

»Hör auf, vor mir davonzulaufen.«

Diese Stimme ist mir bekannt.

Ich wirble herum, und Emilio starrt mich an. Der schräge Typ aus der Gruppentherapie. Der Psycho, der mir nicht in die Augen sehen kann.

»Bist du verrückt?«, stoße ich hervor und mache mich heftig von ihm los.

Wir stehen einander gegenüber, ich funkle ihn böse an.

»Laut Diagnose der Fachleute sind wir das beide.« Sein gebleichtes Haar schimmert hell unter der Kapuze seiner Jacke hervor.

Erst jetzt merke ich, wie sehr ich zittere.

»Beruhige dich. Vor mir musst du dich nicht fürchten. Ich tu dir schon nichts.«

»Du warst das also vorhin im Dickicht?«

Er zuckt mit den Schultern. »Gebrannt hat es aber nicht im Dornenbusch«, erwidert er und grinst über das ganze Gesicht.

Eben noch vor Angst außer mir, erstaunen mich seine Worte. Zornig bin ich allerdings immer noch.

»Was redest du da?«, fahre ich ihn an.

»Vielleicht hat mir Gott, der Gefallen daran findet, Spielchen mit uns zu treiben, den Auftrag erteilt, die Mitglieder unserer lächerlichen Therapiegruppe als biblisches Gewächs aus dem Irrsinn heraus und hin zur Normalität zu führen.«

»Du leidest an Verfolgungswahn«, stelle ich trocken fest. Von dem, was er sagt, versteh ich kein Wort, ich weiß bloß, dass der echte Dornenbusch in der Bibel zu finden ist.

»Schizoaffektiv. Schizophren und bipolar. Alles in einem Störungsbild vereint. Besser geht's nicht. Das war jetzt übrigens kein Filmzitat.«

Seine Stimme hat einen schönen Klang, der mir unter die Haut geht. Er erinnert mich an das sanfte Plätschern der Wellen gegen die Steinküste. Nichtsdestoweniger könnte ich ihm eine scheuern.

»Was erlaubst du dir, mir nachzujagen? Idiot.«

»Wie es euch gefällt«, trällert er vor sich hin.

»Wirfst du jetzt immer weiter mit Zitaten nach mir? Shakespeare? Da war mir der heilige Spruch vorhin lieber.«

Seine Mundwinkel heben sich.

Mir ist nicht nach Späßen. Schon gar nicht nach solchen, die ich nicht durchschaue. Aber dass er mein Schattenwesen ist, das ich mir demnach nicht eingebildet habe, wird mir nun klar. »Seit wann bist du hinter mir her? Oder willst du das Spionieren abstreiten?«

»Den ganzen Tag schon. Ich bin dein ganz persönlicher Bodyguard.«

»Stalker, das trifft es wohl eher. Ich könnte dich deshalb bei der Polizei anzeigen. Eine einstweilige richterliche Verfügung erwirken. Ist dir das überhaupt klar?«

»Vielleicht will ich das ja? Sollen die Bullen mich doch vor mir selbst schützen.«

Unter seinem Zynismus liegt ein Hauch Betroffenheit, der mich unmittelbar erreicht und versöhnlich stimmt. »Was soll das Ganze? Du hast mich wirklich zu Tode erschreckt.«

»Wollte ich nicht. Reiner Zufall. Belanglos. Jeden Abend führe ich meinen Wuffi in diesem Park Gassi. Jetzt reg dich ab und lass uns zusammen etwas trinken gehen.«

Keine Leine, kein Hund. Kein Wuffi. Ist das ein weiterer seiner unverständlichen Witze, oder bildet er sich allen Ernstes ein Haustier ein?

»Wie heißt denn dein imaginärer Vierbeiner?«

Selbst im trüben Schein der Laterne sehe ich Röte in Emilios blasses Gesicht steigen. »Ich nenne ihn Löwe, weil er so gefährlich werden kann.«

Schlagfertig ist er wenigstens.

In der Gruppentherapie spricht Emilio kaum, während er hier bereits jetzt mehr gesagt hat als in allen bisherigen Sitzungen zusammen.

»Begleite mich aus dem Park hinaus. Aber hefte dich danach bloß nicht wieder an meine Fersen, hörst du? Untersteh dich! Lass mich einfach in Ruhe, verstanden?« Selbst in meinen Ohren klingen meine Worte eine Spur zu grob, aber Emilio hat mir vorhin einen ordentlichen Schrecken versetzt, und aus seinem kauzigen Gerede werde ich nicht schlau.

»Also kein abendlicher Shake aus Vanille, Erdbeeren oder Schokolade?«

Mir läuft das Wasser im Mund zusammen.

Er sieht mich freundlich, fast schon frech an.

Ich habe ständig Hunger. Dieser ungezügelte Appetit ist eine zusätzliche unangenehme Begleiterscheinung meiner Medikamente. Daher nehme ich, trotz der täglichen Lauferei, kontinuierlich zu.

»Verpiss dich!«, rufe ich, kaum dass wir den Park verlassen haben. Ich zeige Emilio den gestreckten Mittelfinger und sprinte davon.

ANGELA

Laura glaubt doch nicht allen Ernstes, dass ich ihr auf den Leim gehe?

Für so dumm kann sie mich nach all der Zeit nicht halten.

»Hier hereinzuschleichen funktioniert nicht. So leise kannst du gar nicht sein.« Ich rapple mich hoch und knipse das Licht der Stehlampe neben der Couch an.

Mitten in der Bewegung hält Laura inne. »Mama«, flüstert sie, »ich dachte, du schläfst schon, und wollte dich nicht wecken.« Wieder ist sie vollkommen verschwitzt, die rosa Strähnen kleben an ihren Wangen, und verronnene Wimperntusche malt schwarze Krähenfüße unter ihre Augen.

»Woher kommst du? Hast du überhaupt eine Ahnung, wie spät es ist? Ich war krank vor Sorge.«

»Ich musste mir die Füße vertreten. Den Kopf freibekommen. Du weißt schon.«

Nichts weiß ich.

»Wolltest du nicht zur Polizei?« Ich gebe mich ahnungslos.

»Mutter. Was soll die Frage, das weißt du seit deinem Anruf genau. Also wirklich!« Laura schüttelt den Kopf und verzieht gekränkt ihre Lippen nach unten. »Wie ich dich kenne, bist du wenig später ebenfalls dort aufgetaucht, um mich zur Aufgabe zu bewegen. Tu also nicht so scheinheilig.«

»Ertappt. Ja, ich war dort. Es war bloß zu deinem Besten.« Ich lächle sie entschuldigend an. »Möchtest du eine heiße Schokolade?«

»Verschone mich mit dem klebrigen Zeug. Sag mir lieber, was du dort zu suchen hattest.«

Meine Tochter sieht mich angriffslustig an.

»Na dich, mein Schatz. Wen sonst?«

Bevor sie etwas erwidern kann, stehe ich auf und gehe in die Küche. Ich öffne den Kühlschrank und schenke mir ein großes Glas Chardonnay ein. Als ich zurückkomme, sitzt Laura auf dem Fauteuil gegenüber der Couch. Ihr Blick wandert zum Weißwein und ist mehr als nur missbilligend.

»Meinst du nicht, dass du es mit deinem Alkoholkonsum etwas übertreibst? Die vielen leeren Flaschen sind kaum mehr zu übersehen. Sie stehen überall im Weg. Du solltest den Müll entsorgen, bevor jemand darüber stolpert und sich ernsthaft an den Glasscherben verletzt.«

Manchmal kann Laura ein richtiges Biest sein. Ihre Pfeile treffen zielsicher meine empfindlichsten Punkte.

Ein paar Gläser Wein besänftigen mein aufgewühltes Inneres, aber das versteht meine Tochter nicht. Ich werde mich daher hüten, ihr gegenüber eine Verteidigungsposition wegen meines Trinkverhaltens einzunehmen.

Ihre Unverschämtheit macht mich ganz kribbelig. Es wäre ein schwerer Fehler, ließe ich mir den Ärger über ihre Übergriffigkeit anmerken.

»Erzähl mal, Liebes, was der smarte Herr Kommissar von deiner Mörder-Story hält?«, frage ich, um sie vom Thema Alkohol abzulenken. Ein unbeholfener Versuch.

Die Röte, die in ihr Gesicht schießt, beißt sich mit den rosa gefärbten Strähnen. »Du warst allen Ernstes bei Dottor Schiavone? Was erlaubst du dir eigentlich? Mir hinterherzuspionieren. Das ist schäbig, Mutter.«

»Ich wollte nichts weiter, als dich vor einer riesengroßen Dummheit bewahren. Aber da kam ich ja leider zu spät.«

Laura verschränkt die Arme vor ihrer Brust und sieht mich herausfordernd an. »Er hat mir jedes Wort geglaubt.«

Wenn sie lügt, bin ich die Erste, die das bemerkt. In ihrer offensichtlichen Hilflosigkeit erscheint sie mir zutiefst bemitleidenswert. Doch ich muss ihr den nächsten Stoß versetzen. Anders gelingt es mir nicht, sie aus ihrer Traumwelt zurückzuholen.

»Und warum hat er sich dann sehr aufmerksam die Details deiner Krankengeschichte angehört und alles sorgsam notiert, was ich ihm erzählt habe?« Ich nehme einen großen Schluck von meinem Wein und dann noch einen. Angespornt von der wohltuenden Wärme, die der Wein in mir entfacht, setze ich nach: »Schiavone sieht nicht übel aus, auch wenn er für meinen Geschmack etwas zu sehr auf Dirty Harry macht. Aber bei dir scheint sein maskulines Gehabe Eindruck hinterlassen zu haben.«

»Was für eine geschmacklose Idee!« Laura springt auf und hebt ihre Hand. Sie wird mich doch nicht schlagen?

Tätlich ist sie bislang nie geworden.

»Was hast du ihm gesagt?«, presst sie hervor, während sie ihre Hand nach unten sinken lässt.

»Ach, Schatz. Liebes. Nichts, was nicht sowieso in deiner Akte steht. Mir ging es nur darum, zu retten, was noch zu retten ist. Du hast einen neuerlichen Schub. Davon konnte ich den Commissario überzeugen. Er fragte mich, wann deine Krankheit ausbrach, und ich erzählte ihm, dass du schon als Kind so deine Marotten hattest.«

Die Röte ist aus Lauras Gesicht verschwunden. Sie ist blass geworden und kneift ihre Lippen zusammen. »Das darf nicht wahr sein! Warum tust du das, und was hast du dem Commissario sonst noch für Schauermärchen über mich aufgetischt?«

»Jetzt gehst du entschieden zu weit, Laura. Ich erzähle keine Schauermärchen. Wer kümmert sich denn um dich, abgesehen von mir? Niemand. Und wer schmeißt hier den Laden? Ein wenig Dankbarkeit wäre angebracht. Ich wollte dich nur schützen, dich vor einer großen Dummheit bewahren.« Ich nicke bekräftigend zu meinen Worten. Mein Herz klopft bis zum Hals.

Meine Tochter sieht mich merkwürdig an.

Wenn ich es nicht besser wüsste, würde ich meinen, Hass in ihren Augen aufblitzen zu sehen.

»Ich bin dir dankbar, Mama, das vermittle ich dir sicher hundertmal in der Woche. Aber ich finde es entsetzlich, dass du dich vor dem Commissario so bloßgestellt hast. Diese lächerlichen Beschützerinstinkte sind doch peinlich, sie lassen dich in einem schlechten Licht erscheinen. Mische dich einfach nicht mehr in meine Angelegenheiten ein.«

Will sie mich nicht verstehen? Wenn ihr etwas nicht passt, dreht sie es einfach um. So wie eben. Nun habe ich also nicht sie, sondern mich selbst blamiert! Warum ist meine Tochter nur so herzlos zu mir?

»Dich trösten, wenn es dir schlecht geht, putzen, waschen, kochen und zahlen, das alles darf ich aber weiterhin?« Bei so viel Unverschämtheit bleibt mir die Luft weg. Und dennoch gehe ich, gegen besseres Wissen, vor Liebe zu ihr über. Was kann sie schließlich für ihre Krankheit?

Und wer bin ich, sie dafür zu verurteilen?

Laura verlässt das Wohnzimmer, ohne zu antworten. Sie knallt die Verbindungstür zur Küche so heftig zu, dass die Glasscheiben der Vitrine an der Wand daneben klirren. Ich höre, wie der Wasserhahn aufgedreht wird, und stelle mir vor, wie der kalte Strahl ihre Hände trifft.

Tiefe Zufriedenheit ergreift Besitz von mir.

Schließlich war ich es, die Laura, als sie noch ein kleines Kind war, beibrachte, wie sie ihre Tobsucht in den Griff bekommt. Funktioniert hat es zwar nicht immer, aber inzwischen hat meine Tochter ihre eigenen Praktiken entwickelt.

Diese Form ihrer Unabhängigkeit habe ich zu schätzen gelernt.

Auch mir geht es jetzt besser.

Ich stelle mich ans Fenster und trinke mein Glas aus.

LAURA

Lange liege ich wach und wälze mich im Bett von einer Seite auf die andere. Mein blödes Kissen hat nie die richtige Form, um meinem Kopf Entspannung zu verschaffen. Egal, wie oft ich es schüttle und wende. Vielleicht ist es auch bloß noch zu früh, um einzuschlafen. Es ist nicht mal elf Uhr.

Im Zimmer ist es stickig, und auch das geöffnete Fenster bringt keine Abkühlung. Stattdessen rieche ich die abgasgeschwängerte Luft.

Wieder einmal überlege ich, mir eine kleine Wohnung zu nehmen. Und wieder bleibt es eine reine Wunschphantasie. Ich scheitere bereits an den Voraussetzungen für dieses Projekt. Denn meine Möglichkeiten sind beschränkt. Von der geringen Rente, die der Staat mir aufgrund meiner von unterschiedlichen Gutachtern diagnostizierten psychischen Erkrankung zuerkennt, kann ich mir keine eigene Unterkunft leisten, höchstens ein Zimmer in einer dieser betreuten Wohngemeinschaften. Aber die Vorstellung, mit mindestens drei anderen, vermutlich ebenso gestörten Menschen wie meiner Mutter oder mir zusammenzuleben, lässt mich davor zurückschrecken. So selbstquälerisch bin ich nicht, auch wenn ich mir mitunter zu viel gefallen lasse.

Meine Behandler vermitteln mir stets den Eindruck, dass ich schamlos übertreibe, wenn ich mal eine dieser schrägen Szenen zwischen meiner Mutter und mir schildere.

Deshalb unterlasse ich es.

Doch hätte einer von ihnen unser Gespräch vorhin im Wohnzimmer mit angehört, wäre er Mama über den Mund gefahren.

Sie ist so etwas von untergriffig.

Oder nennt man das übergriffig?

Den Unterschied habe ich nie kapiert.

Jeden meiner Versuche, mit Mama über unsere angespannte Beziehung zu reden, wehrt sie kategorisch ab. »Was willst du klären? Zwischen uns ist alles paletti, und das wird auch so bleiben«, antwortet sie dann.

Ein schlechtes Gewissen ist ihr fremd, denn sie tut, was sie kann, und das einzig für mich.

Unmittelbar schäme ich mich für meine Gedanken. Mama ist nicht durch den Wind. Was bin ich ihr gegenüber wieder mal fies. Sie ist gestresst und arbeitet einfach zu viel, um uns über Wasser zu halten.

Auch wenn es oft wehtut und ihre harten Worte an mir nagen, kann ich sie verstehen. Wie hätte sie uns beide durchbringen sollen, ohne sich eine dicke Haut zuzulegen?

Deswegen bin ich ihr nie lange böse.

Meine Wut flacht schnell ab, und was übrig bleibt, ist Niedergeschlagenheit.

Selbstmitleid nennt meine Mutter das.

Vielleicht liegt sie damit gar nicht mal so falsch. Sie bringt auf den Punkt, was mir nicht behagt über mich zu hören.

Unterschiedliches wirbelt durch meinen Kopf.

Hoffentlich, so bete ich, glaubt Rocco, nein, Vittorio Schiavone, meiner Mutter nicht alles. Er soll sich ein eigenes Bild von mir machen.

Aber warum ist es denn so verdammt wichtig, was ein durchschnittlicher Commissario mit glatt gebügeltem Rothaar auf seinen Unterarmen von mir denkt?

Vor Mama habe ich so getan, als richte sich das, was sie über mich erzählt hat, gegen sie. Aber das war nur eine billige Show.

Sie hat *mich* vor dem Kommissar bloßgestellt. Allein die Vorstellung ist beschämend.

Aber vielleicht tue ich ihr erneut unrecht. Sie wollte mich nur vor mir selbst schützen und verhindern, dass ich zur Kolombine eines absurden Theaters werde.

Gute Mütter verhalten sich so.

Meine Glieder werden schwer, und das spitzbübische Funkeln in Schiavones schilfgrünen Augen begleitet mein träges Wegdämmern.

Als ich mit einem riesigen Wolfshund an meiner Seite über irische Weiden schlendere, drängt sich Emilios Gesicht mit den gebleichten Haaren, die unter seiner schwarzen Kapuze hervorstechen, in meine idyllische Traumwelt. Augenblicklich verzieht sich meine Entspannung, und die Angst kehrt zurück. Der erhoffte und eben noch so greifbar nahe Schlaf spielt nun sein eigenes Lied.

Eines, das nicht schön klingt.

EMMA SIMONETTI

Emma liegt mit geschlossenen Augen auf ihrem schmalen Sofa direkt unter dem Fenster. Längere Zeit bewegt sie sich nicht, nur in ihrem Kopf kreisen die Gedanken.

Ihr ist schwindlig, ein Gefühl, das ihr seit Monaten vertraut ist. Dagegen kann sie nichts unternehmen, es nur so gut wie möglich ignorieren.

Trotz der Medikamente, die ihr die Ärztin verschrieben hat, beschließt sie, sich ein Glas Wein einzuschenken. Vorsichtig steht sie auf und schaut nach draußen auf die schmale Straße.

Der schöne Blick auf die Gassen einer düsteren Vergangenheit überwältigt sie immer wieder. Der Schein der Laternen hüllt alles in sanftes Licht. Sie liebt diesen Teil der Stadt mit seinen verwinkelten Gässchen und den alten, teilweise schiefen Häusern im jüdischen Viertel, dessen Anfänge bis ins 13. Jahrhundert zurückreichen. Doch niemals vergisst Emma die tragischen Ereignisse der immer noch gegenwärtigen Vergangenheit. Hier, hinter diesen Mauern, lebten vor dem Zweiten Weltkrieg über sechstausend Juden. Im Italien der dreißiger Jahre entwickelte das faschistische Regime unter Mussolini die Rassengesetze, mit bitteren Konsequenzen für die Juden. Berufe durften nicht mehr ausgeübt werden, es kam zu Verwüstungen von Geschäften, Beschimpfungen und Denunziationen der Gemeindemitglieder. Die prächtige Synagoge, einst Symbol der großen jüdischen Gemeinschaft, wurde Opfer eines verheerenden Brandanschlags. Mit der deutschen Besatzung bekam der staatlich verordnete Antisemitismus dann eine neue Dimension: Es begann die Verschleppung der Juden in nationalsozialistische Vernichtungslager und in die ganz in der Nähe befindliche Risiera di San Sabba. Die ehemalige Reismühle war für Partisanen, Zivilisten und Juden sowohl eine Zwischenstation auf dem Weg in die deutschen Konzentrationslager als auch Ort unzähliger Exekutionen.

Innerhalb von zwei Jahren wurden Mitte der vierziger Jahre zwanzigtausend Menschen durch dieses Lager geschleust und bis zu fünftausend davon hingerichtet. Ihre Leichen verbrannte man im Krematorium, dem alles dominierenden Schlot der Reismühle. Weniger als achthundert Juden aus Triest überlebten den Holocaust.

Im Lauf der Jahre hat Emma sehr viel Zeit damit verbracht, sich der traurigen Historie ihres Stadtteils zu widmen. Dennoch ist hier, inmitten der leidvollen Vergangenheit, ihr sicherer Ort. Hier fühlt sie sich geborgen.

Über den farbenfrohen Kelim geht sie jetzt barfuß in die Küche. Als der englische Landhausstil groß in Mode war, hatte sie sich für die rustikale Variante in blau-weißen Tönen entschieden. Ein breiter Tisch aus dunklem Holz steht in der Mitte des Raumes. Er bietet Platz für mindestens zehn Gäste, ist aber meistens mit alten Akten, Post, Büchern, Zeitschriften, einem Drucker und Stapeln von Kopierpapier bedeckt.

Weggeräumt oder zur Seite geschoben wird der Papierkram nur, wenn sie Besuch erwartet.

Und das geschieht selten in letzter Zeit.

Ohne großen Hunger zu verspüren, öffnet Emma den Kühlschrank. Nachdenklich nimmt sie eine saftige Birne aus dem Obstfach und schält sie. Das geschnittene und entkernte Fruchtfleisch ordnet sie auf einem Teller um ein weiches Stück Camembert an. Ihr Magen beginnt erwartungsvoll zu knurren.

Dann öffnet sie einen Rosé und trägt Flasche und Teller auf einem Tablett ins Wohnzimmer. Aus der Vitrine holt sie ein edel geschliffenes Glas und stellt sich wieder ans Fenster.

Ihre Hand zittert ein wenig, als sie den Wein eingießt. Die Flüssigkeit schwappt bis zu den Rändern hoch.

Emma nimmt den ersten Schluck, der sich samtig weich in ihrem Mund entfaltet, seufzt genussvoll und setzt dann das Glas neben der Flasche auf dem Tisch mit der Leselampe ab.

Die ganze Zeit über schon gleiten ihre Gedanken zu dem Gespräch, das sie heute mit Vittorio geführt hat. Was er ihr erzählte, beschäftigt sie. Fast hat es sie vergessen lassen, worüber sie eigentlich mit ihm reden wollte.

Gedankenverloren sticht sie mit der Gabel in den Käse und spießt ein Stück Birne auf. Sie liebt diese Komposition. Als sie die Gabel in den Mund schiebt und zu kauen beginnt, hält sie erschrocken inne.

Der erwartete würzige Geschmack des reifen Camemberts entfaltet sich nicht, und auch die reife Frucht verbreitet keine Süße.

Panik steigt in Emma hoch.

Die Ärztin hat sie zwar darauf hingewiesen, dass so etwas passieren könnte, aber doch nicht so schnell.

Emma probiert erneut und muss feststellen, dass auch der Wein nicht wie sonst schmeckt.

Sie gräbt die Zähne in die Wangeninnenfläche, und ihre Finger zittern noch eine Spur stärker als zuvor.

Die Lust auf das kleine Abendessen ist ihr gründlich vergangen.

In der Küche gießt sie den Inhalt der Flasche in die Spüle und schiebt die Reste vom Teller in den Müll.

Um sich abzulenken, wühlt sie sich unentschlossen durch alte Zeitschriften, ohne zu wissen, wonach sie sucht. Blättert die knisternden Seiten um, bis die Zeilen vor ihren Augen zu einem Meer aus schwarzen Worten verschwimmen.

Das Gespräch mit Vittorio geistert weiter durch ihr Hirn, kapert ihre Aufmerksamkeit und lässt sie nicht los.

Heute jedoch wird sie nichts finden. Etwas anderes, womöglich Wichtigeres, steht an.

Mit ihrer geräumigen Handtasche auf dem Schoß sitzt sie eine Weile grübelnd am Esstisch. Ihre Finger klopfen einen wilden Rhythmus auf den Schirm der zarten grünen Tiffanylampe.

Dann nimmt Emma all ihren Mut zusammen und zieht die Bilder, auf denen die Ergebnisse ihrer letzten MRT-Untersuchung zu sehen sind, aus dem Umschlag, der gut verborgen in ihrer Tasche steckt.

Sie ist keine Ärztin, sie kennt sich nicht aus.

Alles, was sie weiß, ist, dass dieser weiße Knödel nicht in ihren Kopf gehört.

Aus einem Impuls heraus greift Emma zum Telefon und wählt, ohne auch nur eine Sekunde darüber nachzudenken, Aleksanders Nummer.

Nach dem zehnten Klingeln wird abgehoben. Das »Hallo?« der melodisch klingenden Frauenstimme zieht sich in die Länge.

Emma hält die Luft an und unterbricht augenblicklich die Verbindung.

MITTWOCH

TAG DREI

LAURA

Draußen weicht der frühe graue Morgen langsam einem orangefarbenen Sonnenaufgang. Möwen keppeln in gewohnter Manier auf den Simsen der gegenüberliegenden Häuser. Wer ihre Sprache verstünde, denke ich mir, wüsste vielleicht besser Bescheid über den Lauf der Dinge.

So ein Blödsinn, rüge ich mich gleich darauf.

Durch das geöffnete Fenster weht eine kühle Meeresbrise in mein Zimmer. Ich sitze aufrecht im Bett und fühle mich wie gerädert.

Viereinhalb Stunden Schlaf versprechen nicht gerade den Himmel auf Erden.

Trotz der Pillen war mir keine Erholung vergönnt. Daran tragen nicht nur die widerspenstigen Kissen Schuld. Ein wirres Traumbild jagte das nächste, bis ich irgendwann endgültig hochschreckte. Nur Bruchstücke davon sind mir in Erinnerung geblieben. Wieder ging es um Verfolgung, um ein kleines Mädchen mit blonden Zöpfen und Porzellanfiguren, deren Gesichter wächsern erstarrt schienen. Auch ein Commissario mit schilfgrünen Augen kam vor.

Ich glaube, Emilio, mein Verfolger aus der Therapiegruppe, spielte ebenfalls eine Rolle, aber welche, daran erinnere ich mich nicht. Als ich die Augen aufschlug, pochte mein Herz wild, so wahnsinnig wild, dass ich dachte, jeden Moment zu sterben.

Alpträume sind mir vertraut und auch die Zeit, die es braucht, das diffuse Licht der Nacht und meine Angstgefühle zu verdrängen.

Seit ich zum ersten Mal in dem gruseligen Haus war, ist mir der Appetit vergangen. Das nagende Hungergefühl, das mich sonst über weite Strecken des Tages begleitet, ist einer dumpfen Leere in meinem Magen gewichen. Dabei glaube ich nicht mal an paranormale Phänomene oder Geister. Keinen einzigen der hochgepriesenen Vampirfilme habe ich mir je angesehen. Von Erfolgsreihen wie »Game of Thrones«, »Harry Potter« und »Herr der Ringe« ganz zu schweigen. Ich stehe mehr auf Chick-Lit. Ein grauenhafter Begriff für höchst amüsante Frauenliteratur. Weit entfernt von anspruchslos, wie chauvinistische Kritiker oft behaupten. Der Witz darin ist kaum zu toppen. In vielen der Texte erkenne ich mich wieder, fühle eine deutliche Verbundenheit mit der Protagonistin. Einige Szenen bringen mich beim Gedanken daran immer noch zum Lachen, dann halte ich mir den Bauch, dessen Muskeln schmerzen, und Mama sieht mich mit einem schiefen Blick an, der mir vermittelt, die falschen Bücher zu lesen.

Aber so, wie es nicht immer Kaviar sein muss, sollte es nicht ständig Goethe, Shakespeare oder wie im Fall meiner Mutter James Joyce sein.

Leise stehe ich auf und tappe auf nackten Füßen ins angrenzende Badezimmer. Unter der Dusche beginne ich mich wohlzufühlen, die Verkrampfung in meinem Körper lässt allmählich nach. Die schäumende Seife riecht nach Sommer und das Haarshampoo nach Lavendel.

Anschließend reibe ich eine pflegende Spülung in meine gebrochenen Haarspitzen. Das Zerren daran muss aufhören. »Kontrolliere dich, Laura«, empfehle ich mir selbst.

Eigentlich mag ich diese pappige Konsistenz von Conditionern nicht, weder auf dem Kopf noch auf meinem Körper. Trotzdem trage ich Bodylotion auf, damit sie meine Haut mit Feuchtigkeit versorgt. Sie fühlt sich seit einigen Tagen trocken wie Pergamentpapier an.

Zurück in meinem Zimmer lausche ich auf Geräusche, die darauf hinweisen, dass meine Mutter schon aufgestanden ist.

Fast immer ist sie früher in der Küche als ich und bereitet das Frühstück zu.

Beim Gedanken an den heißen Kakao mit Schlagsahne und die dick mit Nutella beschmierten Brote, das Powermüsli und den Multivitaminsaft sammelt sich klebrige Spucke in meinem Mund.

Standhaft unterdrücke ich ein Würgen.

Jedes dieser Dinge für sich allein wäre toll und geschmacklich sicherlich umwerfend.

Aber Tag für Tag steht alles zusammen auf dem Tisch bereit, und Mama wartet geduldig, bis kein Krümelchen mehr übrig ist, bis ich alles verputzt habe.

Was ich morgens wirklich brauche, ist ein starker Espresso ohne Zucker.

Früher war dieses kleine Ritual untrennbar mit meinem Tagesbeginn verbunden. Nur so kam ich in die Gänge.

Ich weiß nicht, wann Mama die Herrschaft über meine Nahrungszufuhr übernommen hat. Doch irgendwann begann ich, mich widerstandslos von ihr mästen zu lassen.

Damit muss jetzt Schluss sein.

Ich nenne es den ersten Schritt in eine neue Selbstständigkeit.

Meine Gewichtszunahme, die als lästige Nebenwirkung der Medikamente betrachtet wird, schreibe ich eher der Fürsorge meiner Mutter mit ihren üppigen Mahlzeiten und meiner darauf konditionierten Gier zu. Essen ist für mich geradezu ein Trigger. In erster Linie Kohlenhydrate, Fette und eine Reihe wohlschmeckender Substanzen. Zusatzstoffe, die mir den Himmel auf Erden versprechen. Erdbeeren, Vanille und Schokolade.

Mama hingegen isst wie ein Spatz, sie kostet die Speisen nur, kaut jeden Bissen zehnmal und sieht zart wie ein Vögelchen aus, das soeben sein Nest verlassen hat.

Leise, um sie nicht zu wecken, schlüpfe ich in Jeans und ein leichtes Kapuzenshirt. Die noch feuchten Haare binde ich mit einem Haargummi zu einem festen Zopf zusammen. Um die Bänder meiner Chucks ordentlich zu schnüren, muss ich mich im Flur auf den Boden setzen.

Als ich wieder aufstehe, schnaufe ich.

Dass ich trotz meiner Wanderungen über keine bessere Kondition verfüge, erstaunt mich jedes Mal aufs Neue. Vielleicht sollte ich mich in einem Fitnessstudio anmelden und es mit Kraftsport versuchen?

An manchen Tagen setzt mir mein Übergewicht zu. Dann sehne ich mich nach der Laura von früher, die weniger Pillen schlucken musste und um einiges leichter unterwegs war. An anderen Tagen wiederum ist mir meine Körperfülle so was von gleichgültig. Sobald mir das bewusst wird, erschrecke ich und beschließe halbherzig, zukünftig weniger Herrlichkeiten in mich hineinzustopfen.

Verzagt greife ich in die Tasche meiner Mutter, die auf der Ablage in der Garderobe steht, und hole ihren Lippenstift heraus.

Ein bisschen Farbe schadet nie.

Schwungvoll öffne ich schließlich die Haustür und pralle gegen eine breite Gestalt. Ich schnelle zurück und stolpere. Jemand fängt mich auf und hält mich fest.

Sehr fest.

»Wohin so eilig?«, fragt mich eine Stimme, die ich nicht sofort zuordnen kann. »Ich wollte Sie gerade abholen, Signora Manzoni.«

Augenblicklich weiß ich, wer da vor mir steht und mir die Sicht auf die Straße versperrt.

»Commissario Schiavone«, murmele ich.

Er löst sich von mir und tritt zur Seite. Mein Blick fällt auf ein Polizeiauto, das neben dem Gehweg parkt.

»Ich bin immer früh auf den Beinen. Meine Form des täglichen Sports ist der morgendliche Lauf zur Questura«, sagt er schmunzelnd. »Und ich erledige gern einige Arbeiten, bevor es hektisch wird.« Weil ihm nicht entgeht, dass ich immer noch seinen Wagen anstarre, setzt er nach: »Den habe ich genommen, um mir etwas anzusehen. Etwas, das ich Ihnen unbedingt zeigen möchte.«

Verdammt, denke ich, wenn meine Mutter sieht, wie ich in das Polizeiauto steige, wird sie sich als Erstes fragen, was die Nachbarn davon halten. Ob sie wohl glauben, dass ich etwas Schlimmes angestellt habe und nun endlich verhaftet werde? Der Verrückten, die in die geschlossene Abteilung der Psychiatrie gehört, trauen sie das jederzeit zu.

Früher, habe ich mir sagen lassen, war diese Stadt geprägt vom sozialen Umgang mit psychisch Kranken. Franco Basaglia war die Leitfigur unserer Erkrankung und hat unermüdlich dafür gekämpft, dass wir in der Gesellschaft einen angemessenen Platz erhalten. Nicht nur im Krankenhaus, sondern auch außerhalb dessen Mauern, innerhalb unserer Familien.

Der Mann ist leider seit fast einem halben Jahrhundert tot.

Die meisten seiner Ideen sind mit ihm gestorben, viel ist von seinem Engagement jedenfalls nicht geblieben.

Dumm gelaufen. Mit meiner Schizophrenie bin ich um ein halbes Jahrhundert zu spät dran. Aber für die Freud'schen Experimente zum Glück ebenfalls.

Commissario Schiavone hält mir an der Beifahrerseite des Wagens höflich die Türe auf. Heute ist er allein unterwegs.

»Verhaften Sie mich gerade?«

»Gibt es dafür denn einen Grund?« Seine blöden grünen Augen blitzen, und sein Mund verzieht sich zu einem mir verhassten Lächeln.

Mir ist nicht nach Scherzen zumute. »Was weiß ich, was in Ihrem Polizistenhirn vorgeht? Ich möchte wissen, warum Sie hier sind. Was das soll.«

»Sagte ich nicht eben, ich hätte gerne, dass Sie sich mit mir etwas ansehen? Also lautet die Frage doch wohl eher, warum Sie so verunsichert sind«, entgegnet er, steigt auf der anderen Seite ein und startet den Motor.

Im Auto riecht es penetrant nach Lufterfrischer.

Meine Augen beginnen sofort zu brennen.

Gleich wird meine Nase rinnen. Ungeschickt ziehe ich ein Papiertaschentuch aus der Tasche meiner Jeans.

»Allergisch?«

»Der Geruch hier. Ich vertrage Magnolien nicht. Davon kratzt mein Hals.«

»Dem kann abgeholfen werden.« Mit einem Ruck reißt der Kommissar den Duftbeutel vom Innenspiegel. »Da haben wir den Übeltäter.« Er grinst mich an und lenkt das Auto in eine der seltenen Parkbuchten. »Warten Sie kurz«, sagt er und springt aus dem Wagen. Die Tür lässt er offen. »Nicht dass Sie mir entwischen.«

Das hatte ich zwar nicht vor, aber jetzt, da er mich auf den Gedanken bringt, erwäge ich es.

»Versuchen Sie es erst gar nicht.«

Hat er das gesagt, oder habe ich mir das ausgedacht?

Durch die Scheibe verfolge ich, wie er einen Abfalleimer ansteuert und den Lufterfrischer darin versenkt. Dann kommt er pfeifend zurück und nimmt hinter dem Lenkrad Platz. Wieder fahren wir los.

Ich werfe Schiavone einen unauffälligen Seitenblick zu. Die Morgensonne lässt seinen Bart noch rötlicher scheinen als gestern. Sein Hemd mit den aufgerollten Ärmeln und die khakifarbenen Hosen sehen nicht aus wie die offizielle Uniform eines Polizisten, sie erinnern mich eher an die Freizeitbekleidung eines Touristen in einer Erholungsanlage.

Ist er etwa gar nicht im Dienst?

»Entschuldigen Sie bitte den frühen Überfall. Normalerweise hätte ich angerufen und einen Termin mit Ihnen ausgemacht, aber nach meinem kleinen Ausflug vorhin konnte ich nicht warten. Ich wollte sichergehen, dass Sie die Wohnung noch nicht verlassen haben, damit ich Sie auch wirklich erwische. Es war ja ziemlich knapp. Zwei Minuten später, und ich hätte Sie verpasst.«

»Nun«, beginne ich, werde aber von ihm daran gehindert, weiterzusprechen.

»Signora Manzoni, Sie wollten doch nicht etwa die Stadt verlassen?«

Irre ich mich, oder zwinkert er mir gerade unverschämt zu?

»Brauche ich einen Anwalt?«

Er lacht. »So weit sind wir noch nicht.«

»Dann würde ich darum bitten, dass Sie mir sagen, wohin die Reise geht. An der Questura sind wir nämlich soeben vorbeigefahren.«

»An Ihrem Beobachtungsvermögen ist jedenfalls nicht zu zweifeln.«

»Woran dann?«

»Es steckt nicht in allem, das ich sage, eine doppelte Bedeutung.«

Ich habe während meiner Erkrankung schon genug weise Sprüche vorgesetzt bekommen. Da muss mir nicht auch noch ein Polizist so pseudoklug daherkommen. »Dann denken Sie nach, Commissario, wie Sie etwas formulieren. Bei Ihnen klingt alles so, als wären hinter den Worten Botschaften versteckt.«

»Und Sie sind von der Sprachpolizei?«

Er zwinkert mir doch tatsächlich zu und grinst dabei auch noch dreist. Obwohl ich mich über ihn ärgere, spüre ich, wie ein Lachen in mir aufsteigt. Ich presse meine Lippen fest aufeinander, um ihm diese Genugtuung zu verwehren.

Wir fahren eine Weile, und unsere Konversation gerät ins Stocken. Immer noch habe ich keine Antwort auf meine Frage nach dem Ziel der Ausfahrt erhalten.

Wir durchqueren einige Außenbezirke, dann hält Schiavone an und parkt vor einem grauen Gebäude, das mir vage bekannt vorkommt. Ich blinzle und schaue genauer hin.

Kurz halte ich die Luft an.

»Das ist doch … nein. Das kann nicht sein. Wir sind hier in einem völlig anderen Viertel der Stadt«, bringe ich verwirrt hervor.

Schiavone fixiert mich. »Sind wir das?«

»Klar. Auch die angrenzenden Häuser schauen anders aus.«

»Dann kommen Sie mal mit«, sagt er salopp, steigt aus und geht um das Auto herum zu meiner Tür.

Ich stoße sie auf, bevor er sie öffnen kann.

Gemeinsam betreten wir das Gebäude. Die Luft im Inneren ist stickig. Unterschiedliche Gerüche vermengen sich. Putzmittel, Stangensellerie und Fischsuppe meine ich voneinander zu unterscheiden.

Still ist es nicht. Geräusche dringen aus den Wohnungen im

Erdgeschoss. Trotzdem, dieses Haus sieht *meinem* Haus verdammt ähnlich.

»Warum führen Sie mich hierher?«, flüstere ich.

»Das könnten *Sie* mir sagen.«

»Falls Sie annehmen, dass ich etwas verwechselt habe, täuschen Sie sich, Commissario. Dies ist nicht das Haus, in dem ich den Mord beobachtet habe. Punkt.« Ich weiß, dass ich patzig klinge, aber das ist mir egal. Mir platzt gleich der Kragen. Hält er mich wirklich für so bescheuert?

»Wir gehen trotzdem nach oben, und Sie strengen das Gehirn in Ihrem Köpfchen noch mal an. Das ist nicht zu viel verlangt, da stimmen Sie mir sicher zu. Schließlich geht es um ein Kapitalverbrechen. Nicht wahr?«

Er hat absolut recht damit. Führe ich mich zickig auf? Keine Ahnung.

Es begegnet uns keine Menschenseele, als wir die Stufen hinaufsteigen.

Im ersten Stockwerk bleibt der Kommissar abrupt stehen. Er weist auf eine Türe. »Könnte es hier stattgefunden haben? Bitte konzentrieren Sie sich.«

Das tue ich. Keine Frage.

Aber der Mord, dessen Zeugin ich war, geschah nicht in einer der Wohnungen auf der ersten Etage. Auch sieht die Eingangstür mit ihrer weißen Lackierung anders aus als jene, die ich in Erinnerung habe.

»Nein.« Mehr habe ich nicht beizusteuern, daher wiederhole ich mein Nein noch mal mit kräftigerer Stimme.

Schiavone wirft mir einen seiner Seitenblicke zu, schweigt aber.

Mit einem bangen Gefühl steige ich neben ihm die Stufen zur zweiten Etage hinauf. Meine Hand umklammert das Geländer.

Was will er von mir?

Warum muss ich ihn in dieses Haus begleiten?

Ich räuspere mich. »Hat hier ein Verbrechen stattgefunden?«

Endlich zeigt er eine Regung. »Nun.« Er bleibt stehen, und ich sehe, dass eine Ader unter seinem linken Auge zuckt. »Wenn wir hier fertig sind, werden wir alles Weitere in meinem Büro besprechen. Sie haben heute doch nichts anderes vor?«

Der Groll schnürt mir die Kehle zu, und so kommen meine nächsten Worte gebrochen. »Glauben Sie denn, nur weil ich eine Patientin bin, die von einer staatlichen Frühpension lebt, hätte ich den ganzen Tag über für Sie Zeit? Schon einmal etwas von wichtigen Terminen gehört?«

Noch während ich ihm die Worte giftig entgegenschleudere, werde ich traurig. Außer meinen Arztbesuchen und der Gruppentherapie gibt es ja wirklich nichts von Bedeutung in meinem Leben.

Er hat meinen wunden Punkt getroffen.

»Signora Manzoni, Laura.« Er hält kurz inne und schenkt mir ein versöhnliches Lächeln. »So war das nicht gemeint. Ich hatte bestimmt nicht die Absicht, über Ihre Zeit zu verfügen. Es tut mir leid, wenn das bei Ihnen so angekommen ist. Ich bin manchmal etwas zu direkt.«

Ich schweige, weil ich verzweifelt gegen den Kloß in meiner Kehle ankämpfe. Das blöde Ding bewegt sich einfach nicht von der Stelle.

»Signora Manzoni?«

So angesprochen zu werden bereitet mir Unbehagen. Es klingt, als wäre ich meine Mutter. Ich werde mich jedoch hüten, meinem spontanen Impuls nachzugeben und ihm zu erlauben, mich mit meinem Vornamen anzusprechen, auch wenn er das schon einige Male getan hat.

Ich richte mein Augenmerk auf die Türen auf dieser Etage. »Auch diese Wohnungstüren sind mir fremd. Ich bin noch nie zuvor in diesem Gebäude gewesen.«

»Gut. Wenn Sie sich sicher sind«, sagt er nach einer Weile und bedeutet mir mit einer Kopfbewegung, die Treppe wieder hinunterzugehen.

»Ich bin mir sicher«, murmle ich und überlege, was das alles soll.

Während der Fahrt zur Questura herrscht zwischen uns

dumpfes Schweigen. Wenigstens stinkt es nicht mehr nach dem Duftmännchen.

Erst als er sein Dienstauto in der Tiefgarage abgestellt hat, beginnt Schiavone zu reden. Er legt die Hände auf seine Oberschenkel und wendet mir sein Gesicht zu.

»Ich habe eine Bitte an Sie.«

Jetzt bin ich ganz Ohr. »Welche?«

»Erklären kann ich Ihnen nicht, worum es geht. Das wäre gegen die Dienstvorschrift. Sie müssen mir vertrauen.«

Er will etwas Ungesetzliches von mir, denke ich. Es macht mich neugierig, löst aber gleichzeitig ein beklemmendes Gefühl in mir aus. Ich spüre, wie mein Nacken unter dem Haaransatz nass wird. Unwillig wische ich mit der Hand darüber und streife dann das Stoffband vom Zopf. Die Haare sind noch feucht vom Duschen und fühlen sich im ersten Moment angenehm kühl an.

»Also, was soll ich tun?«

Schiavone lächelt. »So ist es schon besser. Keine Sorge, ich werde Sie zu nichts anstiften und Ihnen nicht schaden. Kommen Sie. Wir gehen in mein Büro.«

Der Aufzug gleitet geräuschlos mit uns hinauf in den dritten Stock. In der engen Kabine breitet sich Schiavones Aftershave unbeschränkt aus. Frischer Koriander, vermischt mit Leder, Zimt und Tabak. Etwas Sandelholz ist auch dabei.

»Égoïste«, bricht es aus mir heraus.

»War das jetzt eine Beleidigung oder ein Kompliment?« Wieder verziehen sich seine Mundwinkel amüsiert nach oben. Das Lächeln breitet sich bis zu den schilfgrünen Augen aus.

»Weder noch«, gifte ich ihn an. »Es ist der Name Ihres aufdringlichen Parfums.«

»Sie haben es aber mit Gerüchen. Zuerst der Lufterfrischer im Wagen und jetzt mein Aftershave. Sie können mich nicht riechen. Geben Sie es zu.«

Ich hefte meinen Blick auf den Laminatboden des Lifts und lasse meine Haare nach vorne über meine Schultern fallen. Ich will nicht, dass er meine rot gewordenen Wangen bemerkt.

»Es ist nichts Persönliches«, wiegele ich ab. »Vor einem Jahr, während meines letzten Klinikaufenthalts, besuchte meine Zimmernachbarin mit mir, wenn wir Ausgang bekamen, die Kosmetikabteilungen verschiedener Kaufhäuser. Wir machten uns einen Spaß aus sogenannten Blindverkostungen von Parfums. Diejenige, die die meisten Inhaltsstoffe erriet, bekam von der anderen ein Eis spendiert.«

»Und Sie gewannen nie das Eis?«

»Wieso?«

»Bei mir zumindest liegt Ihre Trefferquote bei null. Ich verwende ›Acqua di Giò‹, darauf schwöre ich, es erinnert mich an kühles, klares Meerwasser.«

Peinlich, denke ich und ärgere mich, nicht den Mund gehalten zu haben. In seiner Arroganz vermutet Schiavone jetzt sicher, dass ich auf ihn stehe. Das hätte mir in meinem ohnehin schon komplizierten Leben gerade noch gefehlt. Ein Mann hat darin entschieden keinen Platz.

»Lavendel«, stellt er unvermittelt fest. Und ich denke an mein Haarshampoo.

Was ich erst recht nicht brauche, ist eine Spürnase, die sich für den besten Ermittler im ganzen Land hält.

Und nein, ich bin nicht ungerecht ihm gegenüber.

Dennoch verbiete ich meinem vorlauten Mundwerk jeden weiteren Kommentar und trotte hinter ihm in sein Büro.

»Uff. Ganz schön heiß hier«, sagt er und drückt auf den Schalter für den Ventilator.

Dem kann ich nur zustimmen. Die Jeans und das Shirt kleben wie Plastiktüten an meiner Haut.

»Ist erträglich«, lüge ich, um ihn zu ärgern.

»Sie gefallen sich wohl darin, stets das Gegenteil zu behaupten?«

Er hat mich nicht durchschaut. Es ist nur eine meiner schlechten Angewohnheiten.

»Also«, setze ich borstig nach. »Was verlangen Sie von mir, Commissario?«

»Erst mal bekommen Sie ein Glas Wasser, damit sich Ihr hitziger Geist abkühlt. Dann sehen wir weiter.«

Nachdem ich getrunken habe, fühle ich mich wirklich ein wenig besser. »Und jetzt?«

»Hören Sie mir bitte genau zu. Und diesmal keine Wortverdrehungen, keine Spielchen. Ich möchte, dass Sie sich jemanden anschauen. Die Person kann Sie allerdings nicht sehen. Was durchaus kein Nachteil ist. So bleiben Sie objektiv und werden durch keinerlei Reaktion beeinflusst.«

»Ich sterbe gleich vor Neugier. Machen Sie es doch bitte nicht so spannend.«

»Aber, aber«, meint er begütigend. »Ganz so schlimm wird es hoffentlich nicht sein. Ich muss noch schnell jemanden informieren, aber dann starten wir.«

Der Kommissar geht um seinen Schreibtisch herum und telefoniert ein, zwei Minuten leise. Dann sagt er forsch: »Folgen Sie mir bitte.«

Wir gehen den Flur entlang und durch eine Glastür in einen anderen Trakt des Gebäudes.

»Unsere Verhörräume befinden sich hier.«

Verhörräume?

Von einem Verhör war bisher keine Rede.

Was bin ich naiv.

Reingefallen auf den Vorstadtcharme eines mittelmäßigen Kriminalisten.

Wahrscheinlich stellen sie mir gleich einen dieser unbedarften Pflichtanwälte an die Seite. Aber besser so einen als keinen. Denn ohne juristischen Rat verlässt kein einziges Wort mehr meine Lippen.

Ich stolpere über einen Schnürsenkel, der sich an meinem linken Schuh gelöst hat.

»Laura?«

Schon wieder spricht er mich mit meinem Vornamen an. Ich scheine diese vertraute Anrede geradezu herauszufordern.

»Vittorio?«

Der Commissario bleibt ruckartig stehen und sieht mich überrascht an. Damit hat der Angeber wohl nicht gerechnet. Doch er fängt sich schneller, als ich dachte, und zeigt auf eine längere Reihe von Fenstern. »Deswegen sind Sie hier, Signora Manzoni.«

Kühl fordert er mich auf, durch eine der Glasscheiben zu blicken.

Ich schaue konzentriert in einen hell erleuchteten Raum. An einem Metalltisch sitzen zwei Personen. Die erste, eine Frau, ist ungefähr im Alter meiner Mutter, aber rundlich. Sie trägt ein farbenfrohes Kleid und hat sich einen Schal mit glitzernden Pailletten um den Hals geschwungen. Ihr graues Haar ist etwas nachlässig zu einem Dutt gebunden. Einzelne Locken ringeln sich um ein freundliches Gesicht. Vor ihr liegt Spielzeug aus Holz und Plastik auf dem Tisch verstreut. Gerade nimmt sie ein Häuschen und einen Hund und hebt beides hoch. Die Frau scheint eine Betreuerin vom Jugendamt oder eine Psychologin zu sein, denn die zweite Person ist ein Kind.

Ein kleines Mädchen mit blonden Zöpfen sitzt der Frau gegenüber und hält eine Stoffpuppe in der Hand.

Neben mir höre ich den Kommissar laut atmen.

»Ist das die Kleine, die Sie gesehen haben?«

Meine Zeit steht still. Die Luft wird aus meinen Lungen gesaugt, und mein Herz hört zu schlagen auf.

Ich stammle zusammenhangloses Zeug.

»Das heißt, Sie kennen dieses Mädchen nicht?«

Ich schlucke trocken. »Doch. Ich kenne es.«

Mir wird flau, und meine Beine zittern. Der Boden des Flurs rückt näher.

»Woher kennen Sie das Kind?« Die Stimme des Kommissars kommt aus großer Ferne.

»Nicht woher. Warum. Weil ich dieses Mädchen dort bin«, flüstere ich und versinke in wohltuendem Schwarz.

ANGELA

Meine Tochter sieht aus wie eine Leiche.

Sie liegt auf einem Laken, das die weiße Farbe ihres Gesichtes unterstreicht. Die rosa Strähnen bilden den einzigen Kontrast.

Mein Herz zieht sich vor Kummer zusammen.

Da ist sie.

Da ist meine Laura.

Gleich nachdem ich den Anruf aus der Questura erhielt, bin ich losgelaufen. Von unserer Wohnung aus ist es ein weniger als fünfzehn Minuten dauernder Fußmarsch.

Der Kommissar rief mich nicht persönlich an. Für so etwas ist sich Schiavone zu fein. Ein nervös klingendes weibliches Stimmchen unterrichtete mich darüber, dass Laura einen Kreislaufkollaps erlitten hatte.

Mein erster Gedanke war: Trau keinem Polizisten. Vor allem, wenn er nicht den Mut aufbringt, dich persönlich von unangenehmen Ereignissen zu unterrichten. Mein zweiter: Was hat meine Tochter schon wieder auf einer Polizeistation verloren?

Auf meine diesbezügliche Frage hin erklärte die verunsicherte Sekretärin oder Assistentin freundlich: »Das, Signora Manzoni, bespricht unser Commissario sicherlich gern mit Ihnen, sobald Sie vor Ort sind. Ich bin nicht befugt, Ihnen darüber eine Auskunft zu erteilen.«

Ob ich einfach so meiner Arbeit fernbleiben kann, war nicht mal im Ansatz ein Thema für die Anruferin.

Aber was soll's? Laura steht und stand immer im Mittelpunkt meiner Welt. Daran wird sich auch so schnell nichts ändern.

Also bat ich Gloria erneut um Nachsicht, und wie sonst auch erntete ich Verständnis.

»Nimm dir alle Zeit, die du brauchst, Liebes. Mach dir keinen Kopf. Wir beide bilden ein Team, Angela. Du kannst dich auf mich verlassen. Ich schätze, es geht um Laura.«

Ich konnte nur schlucken, ein »Danke« murmeln und mich auf den Weg machen. Mit Wangen, in denen das Blut wie verrückt pulsierte.

Gloria und ich ein Team? Liebes? Und das aus ihrem Mund?

Ihre wundervollen Worte haben mir Tränen in die Augen getrieben. Doch meinem logischen Denken gelang es, mein aufgewühltes Gemüt zu besänftigen.

Darin habe ich Übung. Nicht zum ersten Mal befinde ich mich in einer vergleichbaren Situation.

Meine Tochter jetzt aber so daliegen zu sehen, so blutleer, so fremd, das versetzt mir einen gewaltigen Schock. Irgendwer hat ihr fürsorglich die Sportschuhe ausgezogen und sie auf dem Linoleumboden abgestellt. Lauras rechter Arm pendelt verloren über den Rand der Liege.

Was oder wer hat meine Kleine so erschreckt, dass ihr Bewusstsein sich zurückgezogen und Dunkelheit sie umfangen hat? Es muss etwas Plötzliches, etwas Unerwartetes gewesen sein, sonst hätte sie meine Nummer gewählt und einen Hilferuf abgesetzt.

Ich ahne Schlimmes.

»Signora Manzoni?« Das unsichere Stimmchen, das mich vorhin telefonisch verständigt hat, erklingt hinter mir. Ich drehe mich um, und eine junge Frau steht vor mir. Ihr blondes Haar ist zu einem ordentlichen Zopf geflochten, die Polizeiuniform scheint eine Spur zu groß.

»Ja. Die bin ich. Was, um Himmels willen, ist denn passiert?«

»Ihre Tochter ist in Ohnmacht gefallen. Bitte sorgen Sie sich nicht. Unser Polizeiarzt hat sich sofort um sie gekümmert. Commissario Schiavone hat mir aufgetragen, Sie anzurufen, um Ihnen zu sagen, dass sich Signora Manzoni bei uns befindet und abgeholt werden muss.«

»Informiert haben Sie mich wohl. Aber eine Erklärung über den Vorfall habe ich bisher nicht erhalten. Was ist hier los? Wie ist es dazu gekommen, dass Laura hier liegt? Und verkaufen Sie mich nicht für blöd. Irgendetwas hat meine Tochter so sehr aufgewühlt, dass sie der ärztlichen Behandlung bedurfte. Ich bin ihre Mutter und verlange schleunigst Aufklärung.«

Es ist sicher ungerecht, so mit dieser mir unbekannten Polizistin zu reden. Sie gibt vermutlich ihr Bestes. Aber meine aufgestaute Wut, meine ganze Anspannung entlädt sich ungezügelt über diesem unbedarften, freundlichen Wesen.

»Entschuldigen Sie bitte, Signora. Der Commissario wird gleich bei Ihnen sein und Ihnen persönlich schildern, was sich zugetragen hat.« Die junge Polizistin stockt und kratzt sich verlegen hinter dem Ohr. »Ich verstehe Sie ja, Signora. Der Anruf muss ein Schock für Sie gewesen sein. Warten Sie bitte kurz und bitte beruhigen Sie sich. Es sieht schlimmer aus, als es ist.«

Allein mit Laura, die immer noch regungslos mit geschlossenen Augen daliegt, gehen die Gefühle abermals mit mir durch. Ich will nur eines, meine Tochter hochheben, sie packen und auf meinen Armen hinaustragen. Nach Hause. Um sie dort in ihr Bett zu legen und sie mit heißer Schokolade, Schlagsahnehäubchen und Keksen zu versorgen.

Ihre Wimpern, die wie Fächer über den dunklen Schatten unter ihren Augen liegen, zittern leicht.

»Bist du der Erlkönig? Werde ich heute Nacht in deinen Armen sterben? Oder hast du mich in diesen öden hohen Rapunzel-Turm gesperrt? Mama? Niemand kann mich retten, kein Prinz schafft es, die Mauer hochzuklettern. Einen langen Zopf habe ich auch nicht. Mein Haar ist viel zu fein.«

Höre ich da wirklich Laura nuscheln, oder bilde ich mir ihre Stimme bloß ein? Tapfer unterdrücke ich ein raues Aufschluchzen. »Nein, mein Schatz. Nicht die Spur, ich will dich nur schnell von hier wegschaffen.«

Lauras Lider zucken, ebenso ihr Mund.

Hat sie mich verstanden?

Auf ihren Wangenknochen sehe ich rote Schatten. Wir sollten ihren Blutdruck demnächst beim Hausarzt überprüfen lassen. Bisher habe ich das vernachlässigt. Sie ist auch noch nicht in einem Alter, in dem solcherlei Schwankungen Unheil bedeuten. Ich merke mir die Untersuchung dennoch dringend vor.

»Signora Manzoni?« Ein Mann betritt das Zimmer. »Carlo Domenico Cuccato.« Er trägt eine braun gesprenkelte Hornbrille auf der Stirn und stellt sich mir als diensthabender Polizeiarzt vor.

Unter dem Kinn des Dottore wabbelt Haut. Über und unter seinen Lippen trägt er einen Ziegenbart. Ich glaube jedenfalls, dass man dieses eigenartige Gebilde so nennt.

Er streckt mir seine Hand entgegen. Zuerst will ich sie absichtlich übersehen, dann nehme ich sie doch. Seine Finger sind klamm.

»Was ist passiert? Ich bin außer mir vor Sorge. Was ist mit meinem Kind?«

»Signora Manzoni. Beruhigen Sie sich. Es ist nichts Ernstes geschehen. Ich bin Allgemeinmediziner, daher ist mir schon vieles untergekommen. Sie können mir also getrost vertrauen. Ihre Tochter hatte einen leichten Schwächeanfall. Nichts Besorgniserregendes. Das kann ich Ihnen versichern. Möglicherweise war an der Ohnmacht bloß die unerträgliche Hitze schuld.«

Der Arm meiner Tochter baumelt weiter über den Rand der Krankenliege. Ich hebe ihn hoch und bette ihn fürsorglich neben ihren mit einem Laken verhüllten Körper. Lauras Haut schimmert so hell.

Mein wunderbares kleines Mädchen mit ihrem zuckrigen Schmollmund.

Vor der Tür wird es laut.

Ich gehe verärgert am Arzt vorbei und öffne sie mit Schwung. Wer erdreistet sich da, so herumzuschreien, wenn es Laura sichtlich schlecht geht?

»Verpissen Sie sich. Und zwar sofort. Hier gibt es für Sie weder etwas zu sehen noch zu hören!«, brüllt mich eine tiefe Stimme an. Ich weiche zurück und gebe einen erschrockenen Laut von mir. Der Commissario und ein Mann stehen einander gegenüber und funkeln sich wütend an.

Da bemerkt Schiavone mich. »Signora Manzoni«, sagt er verlegen. »Verzeihen Sie. Ich habe nicht Sie gemeint.«

»Hätte mich aber nicht gewundert, bei Ihrer unfreundlichen Art«, murmle ich.

Neugierig mustere ich einen mir unbekannten, vierschrötigen und schlecht gekleideten Mann, der einige Schriftstücke unter seinen Arm geklemmt hat und um dessen Hals eine altmodische Kamera hängt.

Der Fremde wirft mir einen interessierten Blick zu und verabschiedet sich mit einem angedeuteten Nicken vom Commissario. Betont langsam schlendert er den Korridor entlang.

»Signora.« Schiavone sieht ihm nicht nach, sondern wendet sich mir zu. »Entschuldigen Sie nochmals. Gut, Sie hier zu haben. Das ging ja ausgesprochen schnell. Sie haben sicher schon mit –«

»Wer war dieser schmierige Typ?«, unterbreche ich ihn. »Der sah aus, als wäre er einem billigen Comic entsprungen.«

»Diese äußerst zutreffende Beschreibung werde ich ihm bei Gelegenheit mit größtem Vergnügen übermitteln. Er ist Polizei- und Gerichtsreporter und mischt sich gern in Angelegenheiten ein, die ihn nichts angehen. Ich wollte den Kerl vom Hals haben, doch er ist hartnäckig, daher sind manchmal leider deutliche Worte nötig. So, und nun gehen wir zu Ihrer Tochter hinein.«

Wir betreten gemeinsam den Raum, und in diesem Moment öffnet Laura ihre meerblauen Augen.

»Mama?« Sie klingt überrascht. »Bin ich wieder im Krankenhaus?«

»Nein, Liebes. Du bist in einem Nebenraum der Questura. Anscheinend bist du ohnmächtig geworden. Es war wahrscheinlich die drückende Schwüle, die dir so zugesetzt hat.«

»Mir ist ganz schummrig, ich sehe alles verschwommen und bekomme schwer Luft.«

»Signora, bitte setzen Sie sich auf.« Der Arzt tritt an das Krankenbett, um ihr zu helfen, und stellt sich Laura vor. Ich stopfe ein Kissen hinter Lauras Rücken, bevor der Dottore sich über sie beugt, sie abhört und ihren Puls fühlt. Dann stülpt er eine Manschette über ihren Oberarm und pumpt sie auf. Er bittet uns, kurz ruhig zu sein, während er ihren Blutdruck misst. Konzentriert zählt er die Schläge ihres Herzens mit. Dann wendet er sich an mich. »Es besteht eine leichte Tachykardie und Hypotonie. Das ist nach einem Kreislaufkollaps nicht ungewöhnlich oder besorgniserregend. Wenn Sie allerdings möchten, bringen wir sie zur weiteren Abklärung ins Krankenhaus.«

»Nein«, sagt Laura, noch bevor Schiavone die lateinischen Bezeichnungen für uns erläutert: »Niedriger Blutdruck und ein ausgleichendes beschleunigtes Herzklopfen.«

Statt der patzigen Antwort, die mir auf der Zunge liegt, nicke ich ihm zu. »Wir werden in den nächsten Tagen unseren Hausarzt aufsuchen. Er kennt meine Tochter schon seit langer Zeit und kann den Vorfall sicher ebenso gut beurteilen wie die Ärzte im Krankenhaus.«

Das erste Mal seit dem Anruf seiner Mitarbeiterin fühle ich mich erleichtert.

Während der Arzt Stethoskop und Blutdruckmanschette wegpackt, versucht Laura aufzustehen. Sie wirkt so taumelig, dass ich zu ihr gehe und sie stütze.

»Lass, Mama«, wehrt sie mich brüsk ab. »Es geht schon.«

»Bleiben Sie doch bitte noch eine Weile liegen und ruhen sich aus, Laura«, sagt Schiavone. »Meine Kollegin wartet gern bei Ihnen, bis ich Sie hole. Bevor ich Sie guten Gewissens nach Hause schicken kann, muss ich ein Gespräch mit Ihrer Mutter führen.«

Der Kommissar holt sein Handy heraus, um die Kollegin zu informieren, und Laura sucht ängstlich meinen Blick. Gefasst erwidere ich ihn. Es gibt nichts zu verbergen, ich werde nichts Falsches tun.

Natürlich habe ich zum Wohl meiner Tochter schon häufig heimliche Absprachen mit ihren behandelnden Ärzten getroffen und versucht, Laura mit meiner Energie und Ausdauer aus ihrer Depression zu reißen. Sie hat das stets durchschaut und schätzt mein Verhalten nicht. Nun befürchtet sie, dass ich es wieder mache. Sie nennt es Vertrauensbruch. Dabei will ich sie nur in einen schützenden Kokon wickeln.

Jetzt hör sofort auf, dich selbst zu bemitleiden, denke ich warnend. Da kam noch nie Gutes dabei heraus.

Zähne zusammenbeißen und durchhalten, war das nicht schon immer meine Devise?

»Wahrscheinlich muss ich bloß unterschreiben, dich auf eigene Verantwortung mitzunehmen«, sage ich leichthin.

Laura verzieht ihren Mund zu einem bitteren Lächeln. Doch es signalisiert, sie vertraut mir. Freilich wissen wir beide, dass man auf Polizeistationen keine Erklärungen für eine vorzeitige Entlassung auf eigene Gefahr unterschreiben muss und dass selbst in einer Klinik Laura diejenige wäre, die unterschreiben müsste. Sie ist schließlich weder ein Kind, noch befindet sie sich in meiner amtlichen Obhut.

Schiavone hat offensichtlich keinen Schimmer, was in uns vorgeht, denn er bittet mich gleichmütig, ihm zu folgen. Ich nicke Laura begütigend zu. Sie hat die leichte Decke bis zu ihrer Nase hochgezogen.

In Schiavones Büro flirrt die Hitze.

Er zeigt auf einen Stuhl, und ich setze mich. Ich bin erschöpft wie selten. In meiner Handtasche sollte sich noch eine Dose mit scharfem Tigerbalsam befinden. Früher nannte man diese Mischung wohl Riechsalz. Nicht zu Unrecht. Diese Essenzen zu schnuppern bewirkt Wohlbehagen. Unauffällig tasten meine Finger die unterschiedlichen Fächer im Innenfutter meiner Tasche ab.

»Haben Sie keine Klimaanlage, Commissario?«

»Die ist heute leider ausgefallen. Das passiert hin und wieder. Ich könnte Ihnen aber einen gut funktionierenden Tischventilator anbieten.«

»Danke, nein.« Es dauert mir viel zu lange, bis er zur Sache kommt. Noch länger lasse ich mich von diesem Wichtigtuer nicht hinhalten. Da hat er sich eindeutig die Falsche ausgesucht.

Endlich mache ich meinem Ärger Luft. »Ich verlange eine Erklärung. Und zwar augenblicklich. Was haben Sie meiner Tochter angetan? Ihre Kollegin war nicht bereit, mir eine Auskunft zu geben. Immer wieder verwies sie mich an Sie. Warum wurde Laura ohnmächtig? Was haben Sie mit ihr gemacht? Haben Sie sie so lange verhört, bis sie umgekippt ist? Meine Tochter ist eine zerbrechliche Person, Sie wissen um ihre Krankheit. Ich sollte Sie vermutlich anzeigen und mich bei Ihrem Vorgesetzten über Ihre Vorgangsweise beschweren.«

»Signora Manzoni, bitte. Lassen Sie uns doch vernünftig wie zwei Erwachsene miteinander reden.«

Wie mich der begütigende Tonfall in der Stimme des Kommissars nervt. »Stopp!«, schreie ich ihn daher an. »Es reicht.«

»Jetzt regen Sie sich ab. Niemand hat Ihrer Tochter auch nur ein Härchen gekrümmt.«

»Warum ist mein Kind dann bewusstlos geworden?«

»Das Gleiche möchte ich Sie fragen. Deswegen bat ich Sie zu diesem Gespräch.«

»Meine Erklärung wollen Sie doch ohnehin nicht hören«, empöre ich mich, »obwohl sie offensichtlich ist. Schiavone, Sie haben Unzumutbares von Laura verlangt.«

»So kommen wir der Sache schon näher, Signora. Vielleicht können Sie mir auf die Sprünge helfen, damit ich erkenne, was genau denn daran so unzumutbar war. Warum hat der Anblick eines Kindes Ihrer Tochter den Boden unter den Füßen weggezogen?«

»Was … wie?« Jetzt bräuchte ich den Tischventilator wirklich, denn ich verstehe überhaupt nichts mehr. »Ein Kind hat Laura so in Aufregung versetzt? Wie kam es dazu? Wer ist das Kind überhaupt?«

»Sie wissen sicher, dass ich mit Ihnen nicht über eine laufende Ermittlung sprechen darf. Außerdem spielt es keine Rolle, um wen es sich bei dem Kind handelt.«

»Dann verraten Sie mir wenigstens, was geschehen ist.« Ich atme durch und streife den Schweiß von meiner Stirn. »Übrigens, der Ventilator, den Sie vorhin erwähnten, steht Ihr Angebot noch?«

So gebe ich klein bei. Aber mir liegt nichts ferner, als vor Schiavones Augen ebenfalls zu kollabieren.

»Selbstverständlich«, erwidert er höflich, und ich kann nicht den kleinsten Funken Schadenfreude in seinem Blick erkennen.

Mein aufgewühlter Zustand bessert sich nach einigen Sekunden kühler Zugluft.

»So.« Ich setze mich wieder aufrecht hin.

Schiavone schiebt mir ein Glas über den Schreibtisch und gießt aus einem Krug Wasser hinein. »Dürfte etwas abgestanden schmecken, aber ein wenig Flüssigkeit wird Ihnen guttun, Signora.«

»Danke.«

»Ich habe Ihre Tochter heute Morgen zu einer Gegenüberstellung abgeholt. Sie hat sich jemanden angesehen, konnte dabei aber selbst nicht gesehen werden.«

»Wie in diesen Filmen?«

»Ja. So machen wir das auch in der Realität.«

»Aber ich verstehe trotzdem nicht.«

»Wie Sie ja wissen, war Ihre Tochter gestern bei mir, um ein Verbrechen zu melden –«

»Das komplett ihrer Phantasie entsprungen ist«, wende ich scharf ein.

Schiavone spricht weiter, als hätte er meinen Einwurf nicht gehört. »Es handelte sich dabei um einen Mord, dessen Zeugin sie geworden ist. Ein kleines Mädchen beobachtete die Geschehnisse angeblich ebenfalls. Ich enthülle Ihnen damit ja kein Geheimnis. Sie selbst waren mit Laura danach noch einmal in dem besagten Haus und kennen die ganze Geschichte.«

Glaubt er ihr diese optischen und akustischen Halluzinationen denn allen Ernstes?

»Aber Commissario Schiavone, ich wies Sie ausdrücklich auf Lauras Krankengeschichte hin.«

»Natürlich. Doch darum geht es nicht. In einem anderen Stadtviertel geschah vorgestern ein Raubmord. Das Opfer war eine ältere Frau, und ein kleines Mädchen spielte dabei ebenfalls eine Rolle. Daher die Gegenüberstellung. Ich wollte überprüfen, ob Ihre Tochter das Kind kennt.«

»Wieso sollte sie?« Leidet der Kommissar ebenfalls unter Verwirrungszuständen, oder werde ich langsam verrückt?

»Das frage ich Sie. Gab es in der Vergangenheit, in Lauras Kindheit womöglich, irgendein Ereignis, das sie aus der Bahn geworfen hat? Das kann vieles sein. Ein Autounfall, oder sie sah, wie sich jemand verletzte oder verletzt wurde, einen allergischen Schock erlitt oder auf der Straße umfiel.«

Ich denke angestrengt nach, versuche mich zu erinnern, ob da mal etwas gewesen war. Vielleicht beim Schwimmen im Meer? Oder auf dem Spielplatz? In der Schule? Mir fällt beim besten Willen nichts ein. »Wenn etwas Schreckliches vor Lauras Augen passiert wäre, hätte sie sich mir anvertraut«, sage ich schließlich. »Sie war außerdem nie allein, entweder wurde sie von mir beaufsichtigt oder von den Kindergärtnerinnen, später dann von ihren Lehrern.«

»Hmm, hmm«, brummt Schiavone. »Auch Helikoptermütter wissen nicht immer alles.«

Der Mann nervt mich gewaltig. Und er weiß das auch, setzt es wahrscheinlich bewusst gegen mich ein, weil ich ihm offensichtlich genauso unsympathisch bin wie er mir. Dabei versuche ich, kooperativ zu sein. Es geht immerhin um meine Tochter, die ich mehr als alles andere auf dieser Welt liebe.

»Da gebe ich Ihnen recht, Commissario. Nur kann ich mir nicht vorstellen, etwas derart Gravierendes nicht mitbekommen zu haben. Und ich bin zwar eine fürsorgliche, aber keine *Helikopter*mutter.«

Schiavone starrt mich auf diese unangenehme Weise an, die ihm eigen scheint. Erst jetzt bemerke ich, wie salopp er gekleidet ist, fast so, als befände er sich in seiner Freizeitkluft. Als ich gerade zu einer spitzen Bemerkung ansetzen will, hebt er abrupt beide Hände und streckt sie mir abwehrend entgegen, wie um mir das Wort zu verbieten.

»Hat Laura davor schon mal geglaubt, sich in jemandem wiederzuerkennen?«

»Wie bitte?«

»Als sie das Kind in dem anderen Raum sah, sagte sie, kurz bevor sie ohnmächtig wurde, etwas in der Richtung, dass sie selbst dieses kleine Mädchen dort sei. Kennen Sie solche Behauptungen von ihr?«

Das wird ja immer unheimlicher. Die Last der zunehmenden Sorge drückt schwer auf meine Schultern. Mein Herz rast, und wieder breche ich in Schweiß aus. Ich wende mein Gesicht dem Ventilator zu. Der Luftstrahl beruhigt mich, und mein Pony klebt nicht mehr so an der Stirn.

Für den ganzen Schlamassel, in dem wir uns befinden, gibt es nur eine logische Erklärung, stelle ich fest: Laura nimmt offenkundig ihre Medikamente nicht, wenn sie sich jetzt auch noch für eine andere Person hält.

»Nein«, entgegne ich fest. »Bisher bildete sie sich so einen Unsinn nie ein. Sie sieht und hört Dinge, die sie für die Wirklichkeit hält, die aber in Wahrheit ihrer Phantasie entspringen. Manchmal fühlt sie sich verfolgt und zieht sich völlig in ihr Schneckenhaus zurück. Dann hat niemand mehr Zugang zu ihr. Vielleicht stammt diese Einbildung aus so einer Phase. Sie war allerdings so oft in Behandlung im Krankenhaus, bei Psychiatern, Psychologen und Ärzten, da wäre etwas Gravierendes wie der Glaube, eine andere Person zu sein, doch wohl längst zum Thema geworden, meinen Sie nicht? Einer der Experten hätte eine multiple Persönlichkeitsspaltung diagnostiziert. Auch ein verstörendes Erlebnis aus der Kindheit hätte man erkannt.«

»Das klingt einleuchtend«, antwortet Schiavone nach einer Weile und massiert seine Schläfen. Die rötlichen Haare auf seinen blassen Unterarmen bilden einen abschreckenden Kontrast zur weißen Haut, der mir in die Augen sticht.

»Bin ich jetzt entlassen?«

»Ja, und ich gebe Ihnen einen gut gemeinten Rat, auch wenn mir das in meiner Funktion als Kriminalkommissar nicht zusteht. Als Mensch allerdings schon: Lassen Sie Ihre Tochter endlich erwachsen werden. Sie ist eine junge Frau, die, wie mir scheint, wesentlich unabhängiger sein könnte, wenn Sie es ihr nur erlauben würden.«

»Danke für den Hinweis, den ich sicher beachten werde.«

Schiavone schüttelt über meine spitze Antwort den Kopf. »Falls ich weitere Fragen habe, weiß ich ja, wo ich Sie finde. Und umgekehrt gilt das genauso.«

Der Kommissar steht auf, und ich tue es ihm gleich. Der Schweiß an meinem Gesäß und den Oberschenkeln hat sicher feuchte Flecken auf dem Stuhl hinterlassen.

Schiavone geht zum Fenster, verabschiedet mich mit einem höflichen Gruß, und ich ziehe die Bürotür mit einem heftigen Knall hinter mir ins Schloss.

»Unverschämter Kerl«, murmle ich, als ich den Flur entlang zu Laura haste.

LAURA

Anders, als es sonst ihre Art ist, hat Mama ein Taxi bestellt.

Sie ist der Meinung, dass ich nach meinem Kreislaufzusammenbruch nicht durch die krasse Nachmittagshitze laufen sollte. Darüber bin ich erleichtert. Wie immer scheint sie auch dieses Mal recht zu haben. Mama funktioniert eben besser als die meisten, die ich kenne.

Erschöpft lehne ich meinen Kopf zurück und atme das muffig riechende Leder ein. Alles besser, als auf der psychiatrischen Station eines Krankenhauses gelandet zu sein. Auch wenn mein dünnes Kapuzen-T-Shirt an der Rückbank festklebt.

Bewusst atme ich vier Sekunden lang durch die Nase ein, halte die Luft sieben Sekunden lang an und atme dann langsam acht Sekunden lang aus. 4 – 7 – 8. So nennt sich die Übung, die ich inzwischen in- und auswendig kenne.

Und sie hilft.

Allmählich beruhigt sich mein aufgewühltes Inneres, mein Körper schwankt nicht mehr von einer Seite zur anderen wie auf einem Dampfer zwischen Triest und Grado bei Seegang. Leider wird mir kotzübel, sobald ich ein Boot betrete, dabei gefiele es mir, an der Küste entlang über das blaue Meer zu tuckern.

Es ist still im Innenraum des Taxis. Mama schweigt, und der Fahrer hat erfreulicherweise darauf verzichtet, das Radio einzuschalten. Wahrscheinlich haben mein gequälter Blick und die Questura, von der er uns abholte, ihn daran gehindert, uns mit fröhlichen Melodien zu empfangen.

Vor unserem Haus bleibt der Wagen abrupt stehen.

Mama kramt Münzen aus ihrem Portemonnaie, und ich klettere aus dem Fahrzeug. Meine Finger umklammern die Autotür, weil sich alles um mich herum im Kreis dreht. Mir ist schummrig, und ich bin schweißgebadet. Jeder Schritt fühlt sich an, als würde ich im heißen, weichen Asphalt des Gehwegs versinken. Gleich werden die Sohlen meiner Chucks zu kokeln beginnen. Ich kann das angebrannte Gummi schon riechen. Mama wird hysterische Schreie ausstoßen und sich dabei sehr gelassen vorkommen.

Manchmal frage ich mich, ob sie tatsächlich über die nötige Selbsteinschätzung verfügt oder ob sie grundlos so absolut von sich überzeugt ist und sich über andere Menschen erhaben fühlt. Mama ist die Widersprüchlichkeit in Person. Sie ist das allerliebste und gleichzeitig anstrengendste Geschöpf.

Allein die Erinnerung daran, wie sie sich vorhin in der Polizeistation benommen hat, verstärkt meine Übelkeit. Ich will nichts anderes, als tief und ungestört zu schlafen.

Kaum sind wir in der Küche, setzt Mama einen Topf mit Vollmilch auf. »Ein warmer Kakao mit Schokostreuseln auf einem Tupfen Schlagsahne ist jetzt genau das Richtige für dich, mein Liebes.«

Bei ihren Worten schwankt mein Mageninhalt bedenklich. Ich presse die Hand auf meinen Mund und laufe ins Badezimmer. Gerade noch schaffe ich es zum Bidet und übergebe mich. Obwohl ich heute fast nichts zu mir genommen habe, kann ich nicht mehr aufhören zu brechen. Nach Minuten, die mir wie Stunden erscheinen, kommt nur noch ätzende Flüssigkeit hoch.

Völlig entkräftet lehne ich meinen Rücken an die geflieste Wand, gleite zu Boden und säubere meinen Mund mit ein paar Blättern Klopapier.

Mama klopft.

»Bleib draußen«, flüstere ich.

Aber sie lässt sich wie üblich von ihrem Vorhaben nicht abbringen, kommt trotzdem herein und setzt sich neben mich. »Kind. Du armes Mädchen.« Sie schlägt entsetzt die Hände vors Gesicht, als wolle sie mich so nicht sehen. »Wenn ich gewusst hätte, wie sehr du dich vor Kakao ekelst, hätte ich dir doch keinen gemacht.«

»Daran liegt es nicht. Ich hätte mich bei jedem anderen Geruch vermutlich ebenso heftig übergeben müssen. Vielleicht habe ich mir einen Darmvirus eingefangen.«

Mit einem feuchten Handtuch wischt Mama mir wie einem Baby Gesicht, Hals und Arme ab. Ermattet lasse ich diese Prozedur ohne Gegenwehr über mich ergehen.

»Darmvirus? Das bezweifle ich. Du wirst dich wohl aus dem gleichen Grund übergeben haben, aus dem du auch ohnmächtig geworden bist. Dafür mag die Hitze mitverantwortlich gewesen sein, aber ich tippe eher darauf, dass das Verhör durch den Commissario dich derart aus der Fassung gebracht hat.«

»Mutter. Schiavone hat mich doch nicht verhört. Was redest du da? Nichts von alldem ist wahr. Lass mich einfach in Ruhe. Ich bin hundemüde.«

Sie nickt beschwichtigend. »Schon gut, Schatz. Beruhige dich. Es war nicht so gemeint.«

Dann steht sie auf und zieht mich vom Boden hoch. Sie schlingt ihren Arm um mich, und an sie gelehnt schleppe ich mich in mein Zimmer. Dort sinke ich aufs Bett.

Meine Umgebung nehme ich wie durch einen Nebel wahr. Ich glaube zu spüren, wie Mama mich auszieht und mir ein frisches Nachthemd überstülpt.

»Du trinkst ein paar Schlucke Wasser und nimmst deine Tabletten. Okay? Und morgen beginnt ein neuer Tag.«

»Stell mir bitte einen Eimer neben das Bett, falls ich noch einmal kotzen muss. Du willst sicher nicht, dass ich den Teppich versaue«, nuschle ich.

»Natürlich. Das erledige ich gleich«, beteuert Mama. Sie ist im Verstehen meiner Worte geübt. »Und aufregen wollte ich dich vorhin wirklich nicht. Ich mache mir einfach Sorgen um dich, Laura, mein Schatz.«

»Musst du nicht.«

Ich höre sie hinausgehen und mit einem Plastikeimer zurückkommen. Er schabt über den Boden, als sie ihn neben das Bett stellt. Vorsichtig hebt sie meinen Kopf, nimmt das Kissen und schüttelt es durch.

Kämmt sie mein Haar?

Streicht sie mit einem Papiertuch über meine Stirn?

Verreibt sie eine pflegende Creme auf meinem Gesicht?

Küsst sie meine Wange?

Trägt sie mir ein Gedicht vor?

Blättert sie durch eines meiner alten Bilderbücher?

Weint sie leise?

Reißt sie das Fenster auf und schließt es nach einer Weile wieder?

Öffnet sie die Laden meines Schreibtisches?

Hebt sie Schmutzwäsche auf?

Räumt sie saubere Kleidung in meinen Schrank?

Ordnet sie die Tablettenboxen auf meinem Nachtkästchen neu an?

Trägt sie einen leeren Pizzakarton in die Küche?

Kommt sie zurück und beobachtet meinen Atem?

Zieht sie meine Decke zurecht?

Träume ich, oder tut sie all das wirklich?

Als sie endlich mein Zimmer verlässt, schlafe ich schon fast. Ich versinke in einer Welt aus grauen Farbtönen, sinke immer tiefer. Etwas Gelbes schwimmt an mir vorbei, und schlagartig bin ich hellwach.

Kerzengerade setze ich mich auf.

Was hat mich so hochschrecken lassen?

Und was ist heute wirklich mit mir geschehen?

Warum kann ich mich nicht erinnern?

Ich weiß nur, dass ich durch eine Glasscheibe geschaut habe und eine Psychologin in einem hellen Raum an einem Tisch voller Spielzeug sitzen sah.

Danach ist da nur noch Dunkelheit, die alles mit sich genommen hat.

Verzweifelt beiße ich in meine Wange, spüre den Schmerz. Ich kuschle mich ins Kissen und versuche zu schlafen.

Doch es will mir lange nicht gelingen.

Und als ich schließlich auf einem unruhigen Wellental wegdämmere, schrecke ich immer wieder hoch.

EMMA SIMONETTI

Emma Simonetti hätte verzweifelt sein müssen, aber sie spürt gar nichts. Eine große Leere hat sich in ihr ausgebreitet, eine, die alles andere aufsaugt.

Den Vormittag über hatte sie gefroren, trotz der schwülen Hitze, die das Thermometer nach oben schnellen ließ.

Erst nach dem Termin bei der Ärztin war die Kälte einer allumfassenden Mattigkeit gewichen. Die fehlende Wahrnehmung ihres Körpers schmerzte, und es gelang ihr kaum, ihre umherirrenden Gedanken in zusammenhängende Denkfolgen zu zwängen.

»Commissaria Simonetti«, hatte Dottoressa Vascotto zu ihr gesagt und sie aus eisgrauen Augen ernst angeblickt. »Ich habe Ihnen von Anfang an keine großen Hoffnungen gemacht. Und dafür sind Sie weit gekommen.«

»Weit«, wiederholte Emma monoton.

»Korrekt. Sie kämpfen seit Jahren tapfer gegen den Tumor, haben sich vor der Operation einer langen Reihe von Cortisongaben unterworfen, sich bestrahlen lassen und so weiter. Sie haben das ganze Programm durchlaufen.«

Emma starrte teilnahmslos an der Ärztin vorbei. Eine Möwe saß auf dem Fenstersims. Ihr Federkleid war von einem selten reinen Weiß, der gelbe, spitze Schnabel geschlossen. Ja, die Operation hatte außer einer kahl rasierten Kopfseite nicht viel gebracht. Die Geschwulst saß, hinterlistig, wie sie eben ist, an einer empfindlichen Stelle und ließ sich dadurch nicht so einfach entfernen, was weitere, alternative Behandlungen nötig machte.

»Es gelang uns mit Ihrer Hilfe und beeindruckenden Stärke, das Wachstum zu verzögern. Viele der diese Art Tumor begleitenden Symptome sind nicht eingetreten.«

»Kopfschmerzen, Schwindelanfälle …«

»Ich meinte die anderen.«

»Bis jetzt. Jetzt sind sie da, deswegen sitze ich hier.« Emma hörte ihre eigene Stimme wie durch einen Trichter.

»Der Verlust des Geruchs- und Geschmacksinns kann vorkommen. Das bedeutet aber nicht, dass sich die Geschwulst neuen Raum verschafft hat. Dass dem nicht so ist, beweisen auch die Aufnahmen der Magnetresonanztomografie.«

»Jetzt hören Sie doch bitte auf, so verdammt liebenswürdig und empathisch auf mich einzureden. Sie sind nicht meine Psychotherapeutin, mal abgesehen davon, dass ich gar keine Therapie in Anspruch nehme. Die ganzen Floskeln bringen das Ding in meinem Kopf auch nicht zum Verschwinden.«

»Natürlich lässt, um Ihre Formulierung zu wiederholen, keine Psychotherapie das *Ding* in Ihrem Kopf einfach verschwinden. Sie könnte Ihnen aber dabei helfen, Ihre Situation besser zu verkraften. Das wissen Sie so gut wie ich. Nun zu den Fakten: Ich sage nur, was ich auf den Bildern sehe und anhand Ihrer Blutwerte festgestellt habe. Und wenn ich sage ›ich‹, dann spreche ich auch für meine Kollegen, die Sie kennen und ebenfalls seit Jahren behandeln. Ich bilde mir mein Urteil nicht allein.«

»Das ist mir klar, und ich bin dankbar, von einem so großartigen Expertenteam versorgt zu werden. Wissen Sie, Dottoressa, mir geht es um meine Befindlichkeit, und die erzählt mir etwas anderes als Ihnen die Röntgenbilder und meine Blutwerte. Ich gehe davon aus, dass sich meine Lebenszeit um einiges verkürzt hat.«

»Commissaria, wenn Sie darauf bestehen, bin ich gern bereit, die Untersuchungen der letzten Wochen zu wiederholen. Dagegen spricht nichts, und wenn es Sie beruhigt, ziehen wir das Prozedere nochmals durch.« Dottoressa Vascotto rückt das Schild auf der Brusttasche ihres weißen Mantels gerade, streift einen Faden oder Fussel von ihrem Ärmel und greift nach dem Diensthandy. »Ich veranlasse jetzt gleich alles Notwendige.«

»Nein. Ich will das nicht. Mir ging es darum, mit Ihnen die neuen Symptome zu besprechen. Ihre Meinung dazu interessiert mich. Aus einem unserer früheren Gespräche schloss ich, dass der Verlust des Geruchs- und Geschmacksinns erst in einem späteren Stadium auftritt und auch für sich genommen kein gutes Zeichen ist. Das hat mich beunruhigt.«

Das Gespräch drehte sich im Kreis. Schließlich vereinbarte Dottoressa Vascotto mit Emma einen Kontrolltermin in einem Monat.

Nun sitzt Emma da, starrt abwechselnd auf das halb leere Glas Roséwein und die schwarz-weißen Aufnahmen von ihrem Gehirn. Sie fragt sich, wann der dicke Knödel damit beginnen wird, sie Farben nicht mehr sehen zu lassen und alles Bunte einem verhängnisvollen Weiß unterzuordnen.

Wie lange hat sie noch?

Als es an ihrer Wohnungstür klingelt und der schrille Ton nicht mehr verstummen will, schlüpft Emma in ihre Flip-Flops und zieht eine Wolljacke über ihren Seidenpyjama.

Es ist ihr völlig gleichgültig, wer da draußen steht und so hartnäckig Einlass begehrt. Fast erwartet sie, vor Aleksander zu stehen. Doch auch der Gedanke an ihn lässt sie kalt. Seit sie gestern, als sie ihn aus einem Impuls heraus anrief, die Stimme der fremden Frau vernommen hat, ist eine weitere schöne Erinnerung verblasst. So ist es mit sentimentalen Eingebungen nun mal, gemahnt sie sich. Und doch musste sie ihnen mitunter folgen. Warum nur, verdammt noch mal?

Seine Nummer aus dem Nichts heraus einzutippen. Was sollte das? Die Enttäuschung hat sie sich jetzt selbst zuzuschreiben.

Sein Flittchen wird ihm unmittelbar von dem eigenartigen Telefonat berichtet haben. Und er, nicht blöd, wird kombinieren, dass es sich dabei nur um seine verflossene Liebe handeln konnte.

Emma reißt die Tür auf. »Aleksander«, sagt sie. »Keine Chance.«

»Emma?« Vittorio Schiavone steht vor ihr. »Hast du jemand anderen erwartet? In diesem Pyjama mit dem schicken Paisleymuster würde es mich nicht wundern.«

Sie schaut kurz auf ihre Armbanduhr und dann ihren ehemaligen Kollegen fragend an. »Nein, du bist mein einziger, jedoch unerwarteter Gast. Bisschen spät für einen Höflichkeitsbesuch.«

»Ich weiß. Darf ich?« Ohne ihre Antwort abzuwarten, betritt er ihre Wohnung. Wie selbstverständlich lässt er sich auf das Sofa unter ihrem Fenster fallen und streckt die Beine weit von sich. Emma hatte Vittorio schon einige Male als Gast bei sich, aber unangekündigt war er bis jetzt noch niemals aufgetaucht.

»Es gibt Handys. Du hättest mich wenigstens vorher anrufen können.«

»Das tat ich. Aber du hast dein Telefon mal wieder lautlos gestellt, daher konnte ich dich nicht erreichen.«

Das hatte sie völlig vergessen.

»Möchtest du ein Glas Rosé? Er ist hervorragend. Erstklassige Traube. Schmeckt nach dem Rosengarten im Parco San Giovanni«, übertreibt sie ungeniert.

»Ich bin ja nicht im Dienst. Eigentlich hätte ich heute freigehabt. Das allerdings ist eine lange Geschichte. Also warum nicht.«

Emma füllt auch ihr Glas noch einmal auf und beschließt, ab sofort nur noch das zu tun, wonach ihr der Sinn steht.

»Und, wie findest du ihn?« Sie prostet Vittorio zu.

»Ausgezeichnet. Aber ich bin kein Sommelier, daher gebe ich mich auch mit weniger gutem Stoff zufrieden. Wegen mir hättest du diese kostbare Flasche nicht öffnen müssen.«

»Habe ich nicht. Beschreibe mir Geschmack und Geruch des Weins.«

Ist das meine masochistische Ader, die sich hier neuerdings Raum verschaffen will, fragt sie sich und ist knapp davor, sich ihrem Freund anzuvertrauen.

Schiavone sieht sie merkwürdig an. »Wie schon erwähnt, ich kenne mich nicht aus. Vielleicht nach dem Rosengarten im Parco San Giovanni?«

Emma lacht. »Bist du mein Papagei, oder machst du dich über mich lustig? Ersteres würde mir wesentlich besser gefallen.«

»Was zur Hölle ist los mit dir? Seit unserem Treffen gestern denke ich andauernd daran, warum du dich so eigenartig verhältst.«

»Ach. Verdanke ich deinen unerwarteten Besuch etwa der Sorge um mich?«

»Nicht ganz. Aber dein Befinden ist einer der Gründe, ein weiterer ist Laura Manzoni.«

»Die junge Frau, über die wir gestern im Café sprachen?«

»Genau.«

»Dann erzähle mir, was dich an der Sache so sehr beschäftigt, dass du eine alte Frau mitten in der Nacht in ihrer Wohnung überfällst.«

»Bevor wir anfangen zu reden, muss ich dir etwas gestehen. Ich komme vor Hunger um. Habe den ganzen Tag noch nichts in den Magen bekommen. Hättest du einen Käsetoast oder besser noch ein paar knackige Grissini für mich? Umwickelt mit fein geschnittenem Prosciutto?«

»Schauen wir mal, was der Kühlschrank hergibt. Im schlimmsten Fall brate ich dir ein paar Eier.«

Schiavone steht vom Sofa auf und reckt sich. »Das wäre der Hit«, sagt er und folgt ihr in die Küche.

Mechanisch zieht Emma ein Regal nach dem anderen auf, bis sie fündig wird. »Eine volle Schachtel mit krossen Sesamcrackern habe ich, und dazu richte ich dir eine Avocado-Thunfisch-Creme. Ist im Nu fertig. Eier wären auch noch da.« Sie holt die Packung aus dem Kühlschrank.

Eigentlich hat sie mit einem begeisterten Ruf gerechnet, ganz gewiss nicht mit der Stille, die eingetreten ist.

»Vittorio?« Sie dreht sich zu ihm um.

Er steht über ihren Küchentisch gebeugt.

»Emma.« Seine Stimme klingt angeschlagen. »Verdammt, was soll das?« Mit beiden Händen hält er ihr eine der drei MRT-Aufnahmen vom Inneren ihres Kopfes entgegen. Sein Gesicht ist schmerzvoll verzerrt. »Die Bilder gehören doch wohl hoffentlich zu einem deiner alten Fälle? Oder? Sag, dass es so ist.«

»Leider muss ich dich enttäuschen. Das wäre auch mir entschieden lieber. Aber es sind meine. Aufgenommen vor ein paar Wochen. Ich habe einen inoperablen Gehirntumor. Und mir bleibt nicht mehr viel Zeit.«

Das Päckchen mit den sechs Eiern entgleitet ihren Fingern und fällt zu Boden.

Emma kann hören, wie die Schalen brechen.

LAURA

Ich kann nicht schlafen.

Meine Gedanken drehen sich im Kreis und verknüpfen sich zu Schleifen.

Manchmal stelle ich mir vor, wie die Ganglien in meinem Nervensystem sich ineinander verknoten, bis daraus ein dicker geflochtener Zopf entsteht.

Warum ich mir das ausmale?

Weil ich Laura, eine der Mumien aus Venzone, bin. Ganzkörperkonserviert, haltbar gemacht für die Ewigkeit. Zu vergleichen mit Dörrpflaumen und Stockfisch. Was bedeutet, ich bin verschrumpeltes Gemüse.

Vielleicht schwirren die Ideen auch deshalb so haltlos durch mein Gehirn und verlaufen sich im Labyrinth der Windungen, weil ich heute Abend mindestens eine Tagesdosis Tabletten ausgekotzt habe.

Ich liege da, betrachte zuerst die Dschungeltiere auf dem farbenfrohen Zierstreifen meiner Kinderzimmertapete an der Wand neben meinem Bett und dann die Decke des Zimmers, an der fluoreszierende Sterne zu sehen sind. Mama hat darauf ein Firmament gezaubert. Ihre Chefin, Gloria, war ihr dabei eine große Hilfe.

Die beiden trugen damals gestreifte Latzhosen und weiße T-Shirts, lachten, sangen und standen abwechselnd auf der Leiter, reichten sich Pinsel und Farbe. Es hat nach Acryl gerochen und nach Freude. Eine der beiden bestellte Pizza, und Mama bat mich, den Tisch zu decken. Als ich sie zum Essen holte, standen sie Arm in Arm da und bestaunten ihr Meisterwerk.

Sie hatten mir silbern glitzernde Sterne und eine goldene Mondsichel auf einem dunkelblauen Nachthimmel geschenkt. Und ich war glücklich wie selten.

Wenn es mir schlecht geht, klammere ich mich an die Erinnerung an einen der schönsten Sonntage in meiner Kindheit und betrachte das wunderbare Sternenzelt über mir.

Gloria hilft Mama, meine Krankheit besser zu ertragen. Ohne diese Frau wäre meine Mutter ein Wrack, das selbst Therapie bräuchte. Eigentlich ist sie viel mehr als nur ihre Vorgesetzte im Museum. Sie ist Mamas einzige wahre Freundin.

Ich mochte Gloria vom ersten Moment des Kennenlernens an.

Vieles aus dieser Zeit ist verschwunden. Aber das Gehirn ist ein komplexes Gebilde, das Geheimnisse gut verwahrt. Es hat die Fähigkeit, bestimmte Erinnerungen zu speichern und andere aus dem Gedächtnis zu verbannen.

Manches blitzt hin und wieder auf, einer Sternschnuppe am Augusthimmel gleich.

Doch nicht alles, was funkelt, ist ein Geschenk. Oft kämpfen sich die traurigen, die dunklen Bilder an die Oberfläche. Aber sie sind verschwommen, mehr Gefühl als Gedanke, und danach geht es mir verdammt schlecht. Ich weiß nicht, warum das so ist.

Ich habe Angst, wieder in die Klapse eingeliefert zu werden. Es ist nicht so, dass ich völlig durch den Wind bin. Zum Beispiel weiß ich, dass meine biochemischen Botenstoffe derzeit verrücktspielen.

Dagegen muss ich etwas unternehmen.

Dringend.

Und eben ist mir klar geworden, was ich tun muss.

ANGELA

Mein rechtes Ohr ist an Lauras Zimmertür gepresst.

Mir kann sie nichts vormachen. Ich höre doch, wie sie sich unruhig von einer Seite auf die andere wälzt.

Als ich es nicht mehr aushalte, drücke ich die Klinke herunter und trete leise ein.

Das Nachtlicht flirrt bläulich und weist mir den Weg. Ich beuge mich über Laura.

Sie gibt ein Schnaufen von sich, und ich schaue direkt in ihre schreckgeweiteten Augen.

»Mama«, stöhnt sie. »Was tust du da?«

»Bitte entschuldige. Ich wollte dir keine Furcht einjagen. Du kannst nicht schlafen. Es war nicht zu überhören«, beruhige ich sie. Ich setze mich auf das Bett und nehme ihre Hand. Sie fühlt sich feucht an und zittrig. »Kein Wunder, Liebes, dass du von den Ereignissen der letzten Tage so aufgewühlt bist. Ich werde dir eine Tasse Melissentee mit Honig zubereiten. Das wird dich beruhigen.«

»Danke.« Laura klingt so gequält, dass ich meine Tränen nur mit großer Anstrengung zurückhalten kann.

Während der Kessel surrt, lehne ich meine Stirn ans Glas der Vitrine. Als das Wasser endlich kocht, stehe ich da und zweifle an mir selbst. Und dann mache ich, was ich Gloria gegenüber als unethisch beschrieben habe. Etwas, das Laura niemals von mir glauben würde.

Ich öffne zwei Kapseln ihres Schlafmittels und schütte das Pulver in den heißen Tee. Löffle eine größere Portion Honig dazu, um den bitteren Geschmack zu übertünchen.

Ich bin kein schlechter Mensch. Mir geht es einzig darum, meinem Kind Qualen zu ersparen, es zu beschützen.

Als ich wieder vor ihrem Bett stehe, ist Laura am Wegdämmern.

»Komm, Schatz.« Ich streiche über ihre Wangen, die so feucht sind wie ihre Hände. »Trink den Tee. Er wird dir helfen und dir die Angst nehmen.«

Laura schlägt die Augen auf. Sie nimmt den Becher und umschließt ihn mit beiden Händen.

»Mama, du bist lieb. Was täte ich nur ohne dich«, flüstert sie und trinkt Schluck für Schluck den Melissentee. »Das tut gut«, nuschelt sie nach einer Weile schläfrig.

EMMA SIMONETTI

Vittorio öffnet eine weitere Flasche. Das Ploppen des Korkens reißt Emma aus den düsteren Gedanken.

Unaufgefordert gießt er ihr Rosé nach. Es spielt keine Rolle mehr, ob ihr der Alkohol schadet.

Vittorio hat verstanden.

Und genau das schätzt Emma an ihm.

Sie sitzen einander gegenüber am Küchentisch. Zwischen ihnen türmen sich Berge von Zeitungen, Post und ungeöffneten Werbesendungen.

Die MRT-Aufnahmen liegen aufgefächert direkt vor Emmas ehemaligem Mitarbeiter. Sein Zeigefinger tippt ununterbrochen auf die matten Aufnahmen. Hoffentlich hat er sich seine Hände nach dem Verzehr der Sesamcracker gewaschen, denkt Emma. Fettige Flecken auf den Unebenheiten ihres Gehirns könnte sie nicht auch noch ertragen.

Es war ihr schwergefallen, sich ihm anzuvertrauen. Dass über Jahre unbemerkt ein Meningeom in ihrem Kopf herangewachsen ist, hat sie ihm erklärt, ein meist gutartiger Tumor, der an der Hirnhautschicht angesiedelt ist. In ihrem Fall leider an einem tief liegenden Teil der Schädelbasis, an den man operativ schwer bis gar nicht herankommt. Weshalb über kurz oder lang auch dieser nicht maligne Tumor ihr Todesurteil bedeuten wird.

»Ich verstehe immer noch nicht, warum du mich nicht ins Vertrauen gezogen hast. Was lässt du mich monatelang über die Arbeit jammern, wenn du todkrank bist und meine Unterstützung brauchst.«

»Ich meinte, es wäre besser für dich, wenn ich dich im Ungewissen und dadurch unbeschadet ließe.«

»Entschuldige mal!« Vittorios Stimme klingt viel zu laut. »Was redest du da, Emma? Diesen Blödsinn kannst du dir sparen. Sind wir nun Freunde, oder waren wir das nie? Habe ich mir das all die Jahre bloß eingebildet?« Er wirkt gekränkt. »Man nannte uns nicht von ungefähr das Dream-Team.«

Genau in dem Moment, als Vittorio dieses Wort ausspricht, verflüchtigt sich die Teilnahmslosigkeit, die seit dem Gespräch mit Dottoressa Vascotto Besitz von Emma ergriffen hatte. Eine tiefe Traurigkeit ist für sie aus ihren nächsten Worten herauszuhören. »Klar, Vittorio, wir beide waren immer mehr als nur die Vorgesetzte und ihr bester Mitarbeiter. Das weißt du ganz genau. Vielleicht habe ich ja aus diesem Grund gerade vor dir diese unüberwindbare Mauer hochgezogen. Ich kam und komme doch schon allein nicht klar mit dieser beschissenen Situation. Da wollte ich nicht auch noch meinen einzigen Freund damit konfrontieren.«

»Emma, also wirklich. Die gesamte Abteilung dachte damals, du wärest vorzeitig in den Ruhestand getreten, weil man es von dir verlangt hat.«

Emma weiß das und giert geradezu nach mehr Details. Schon wieder ist da diese masochistische Tendenz. Eine Art autoaggressiver Selbstquälungsdrang, der ihr früher fremd war. Sie will das Messer in ihrer Brust spüren. Es soll blutig darin herumwühlen und das Herz fein filetieren. Alles, was wehtut, ist immer noch weniger schlimm als der Kummer, der sie erfasst hat. Der Schmerz darüber, bald sterben zu müssen.

»Warum hätte unser Comandante mich denn in Frühpension schicken sollen? Bei all meinen Erfolgen? Den gelungenen Auftritten im Fernsehen? Das ist doch unlogisch.«

»Alle sprachen darüber, dass du Alkoholikerin seist und deshalb ›gegangen wurdest‹, wie man so schön sagt. Dass du dich danach tot gestellt hast und lange nicht zu erreichen warst, erhärtete bloß die Vermutung, du würdest dich auf unbestimmte Zeit in einer Entzugsklinik im Veneto aufhalten.«

»Mit der Trinkerei war die reizende Kollegenschaft schon auf der richtigen Spur. Sie ist eine meiner Schwächen. Dazu stehe ich. Aber im Unterschied zu dem, was andere von mir halten oder gar behaupten, bin und war ich nie alkoholabhängig. Ich benutze Alkohol, das stimmt, in der Vergangenheit und auch gegenwärtig, um mit meinen Problemen klarzukommen. Gelegentliche Episoden, die ich stets unter Kontrolle habe.«

Vittorio nickt. »Darum geht es jetzt nicht. Ich stehe hier doch nicht als Richter vor dir. Wofür hältst du mich?«

Emma fragt sich nicht zum ersten Mal, warum dieser Mann bis jetzt ein Singledasein führt. Natürlich hatte er ihr über die Jahre so einiges aus seinem Privatleben und über seine gescheiterten Beziehungen anvertraut. Diese Geschichten erklären jedoch seinen Status als ewiger Junggeselle nicht. Sie, die um zwanzig Jahre älter ist als er und sich nie eine Liaison mit einem so viel jüngeren Mann vorstellen konnte, ist vielleicht als Einzige in der Lage, den Freund mit einem objektiven Blick zu betrachten.

Vittorio schaut gut aus, verwegen gut sogar. Er erinnert sie an Liam Neeson in dem Film über diesen irischen Freiheitskämpfer, Michael Collins, stellt sie belustigt fest. Obwohl weder der Schauspieler noch der echte Michael Collins rote Haare hatte. Vittorio ist ein herzensguter, unbestechlicher Mensch mit beeindruckenden kriminalistischen Fähigkeiten. Landet ein Fall auf seinem Schreibtisch, dann wird er auch gelöst. *Ihr* Schiavone brilliert im Auseinanderklauben und erneuten Zusammenfügen der schwierigsten Zusammenhänge.

»Was ist los?« Vittorio fasst über den Tisch nach ihrer Hand. »Warum schenkst du mir dieses grimmige Simonetti-Superhirn-Stirnrunzeln? Was habe ich gesagt, das du nicht schon längst weißt?«

Endlich kommt ihre sadistische Ader zum Vorschein. Höhnisch grinst sie ihn an. »*Superhirn?* Dein Ernst? Eine sterbenskranke Patientin mit einem inoperablen Gehirntumor nennst du Superhirn?«

Sie sehen sich an, und dann lachen sie beide gleichzeitig los.

»Es ist nun mal so, du warst immer unser Superhirn und bleibst es auch, egal, was in deinem Kopf los ist«, beteuert Schiavone, nachdem sie sich wieder eingekriegt haben. Er betrachtet sie prüfend. »Emma, bist du betrunken? Möchtest du ein Glas Wasser, oder brauchst du ein Medikament?«

»Vittorio, vielleicht bin ich ein wenig beduselt. Aber trotz der Raumforderung des Tumors bin ich immer noch klar genug im Kopf, um dich zu durchschauen. Bitte erspar mir deine alberne Mutter-Teresa-Nummer.«

»Ist dieser Tumor …« Schiavone sucht nach dem richtigen Begriff.

»Mein Meningeom.«

»Ja. Ist er wirklich inoperabel?«

»Ist er. Jedenfalls das, was von ihm übrig ist. Die Ärzte und Ärztinnen, ein fürwahr professionelles Team, konnten damals eine Teilresektion vornehmen. Das heißt, es gelang ihnen, ein Quäntchen des Parasiten zu entfernen. Die machen das mit Laserbestrahlung, sie sind auf dem neuesten Stand. Ich musste dazu für längere Zeit ins Spital, also auch den Dienst quittieren. Unser Comandante war über alles informiert und hat mir daher einen vorzeitigen Ausstieg angeboten. Zu wirklich guten, mehr als nur passablen Bedingungen.«

»Warum haben die in der Klinik nicht alles Wuchernde aus dir rausgeschnitten?«

»Weil sonst wichtige Nervenbahnen und Gehirnteile unwiederbringlich zerstört worden wären. Besser kann ich es dir leider nicht erklären.« Emma atmet tief durch. »Dumm gelaufen, was?«

»Ja, das unterschreibe ich dir sofort. Übrigens, danke für dein Vertrauen. Aber wie geht es jetzt weiter?«

»Ich wurde bestrahlt, und es ging mir eine Zeit lang so richtig gut. Ich war zuversichtlich. Trotz der Kopfschmerzen und der Schwindelanfälle. Ich bekomme außerdem Medikamente, auch Cortison. Allerdings verschlechterte sich mit der Zeit mein Zustand. Die letzten Bilder zeigen es nicht, aber ich vermute, dass der Tumor wieder zu wachsen begonnen hat. Ich kann seit Neuestem nicht mehr riechen und schmecken. Das sind Symptome, von denen meine Ärztin hoffte, dass sie durch die Behandlung hinausgezögert werden würden.«

Vittorios Gesicht hat alle Farbe verloren, sein Blick ist verschleiert.

»Lassen wir das Thema jetzt bitte? Ich versuche, mir so viel Lebensqualität wie möglich zu gönnen. Mach es mir durch deine Reaktion nicht schwerer, als es ist. Ich kann nicht auch noch dich trösten. Und jetzt schenk uns schon nach und rück endlich mit deiner Story heraus.«

»Natürlich, Emma.« Vittorio kann den Kummer, der ihn erfasst hat, nicht vor ihr verbergen. »Die junge Frau, Laura«, sagt er nach einer Atempause. »Es ist etwas Furchtbares passiert. Ich habe einen großen Fehler begangen.«

»Was hast du getan?« Emma ist nicht wirklich in Stimmung, sich anzuhören, was er ihr gleich beichten wird. Sie hat ausgepackt und sich nackt vor Schiavone gestellt. Er kennt nun ihre Diagnose, ihre Symptome und auch die schlechte Prognose. Nicht einmal einem Liebhaber gegenüber hätte sie sich je so verletzlich gezeigt.

»Ich wollte sehen, was an den Parallelen in ihrer Aussage zu dem Raubmord dran ist, den mein Kollege Fabrizio bearbeitet. Also holte ich sie heute Morgen zu Hause ab und brachte sie zu der Wohnung, in der dieser Raubmord geschah. Sie bemerkte sofort das beinahe identische Aussehen des Gebäudes, erkannte aber weder das Haus noch die Wohnung wieder und beteuerte, noch nie zuvor dort gewesen zu sein. Anschließend fuhren wir zur Questura.«

»Wozu?«, fragt Emma automatisch. Ihr ist übel, und sie sieht ein wenig verschwommen. Der Stress des Geständnisses wird diese körperliche Befindlichkeit ausgelöst haben.

»Um Laura das kleine Mädchen gegenüberzustellen.«

»Spinnst du, Vittorio? Die beiden Fälle haben doch nichts miteinander zu tun.«

»Da bin ich mir nicht mehr so sicher. Denn Laura Manzoni sagte, sobald sie die Kleine sah, sie selbst sei dieses Kind, und klappte zusammen.«

»Du meine Güte. Was ist jetzt mit ihr?«

»Inzwischen ist sie wieder wohlauf und schläft vermutlich tief und fest. Ihre Mutter hat sie abgeholt, nicht ohne mir eine ordentliche Szene zu machen.«

»Womit diese Frau recht hatte.« Emma schüttelt den Kopf, und es fühlt sich an, als würde der Tumor mit spitzen Fingern tiefe Kerben in ihre Membran ritzen.

Was sind das für Gedanken?

Sie muss sich zusammenreißen.

»Laura Manzoni behauptete also, selbst dieses kleine Mädchen zu sein. Moment, Vittorio. Das erinnert mich an einen Artikel in einer Psychologie-Zeitschrift. Darin ging es sehr detailliert und ausführlich um das Phänomen einer ›psychogenen Fugue‹. Das ist eine Form der dissoziativen Amnesie, bei der Unklarheit über die eigene Identität besteht. Die geht bei manchen Patienten so weit, dass sie ein vollkommen neues Leben beginnen, weil sie ihr altes vergessen haben. Anzeichen dafür liegen vor, wenn zum Beispiel die Vergangenheit diese Menschen durcheinanderbringt oder wenn eine plötzliche Konfrontation ihr Sein in Frage stellt.«

Vittorio sieht sie verständnislos an. »Ich kann dir nicht wirklich folgen. Laura Manzoni sah das Mädchen, behauptete, sie selbst wäre dieses Kind, und kippte um.«

»Mir ist klar, dass sich Laura Manzoni nur kurz im Irrglauben befand, eine andere zu sein. Trotzdem hatte sie das Wissen über ihr eigenes Sein in diesem Moment offensichtlich verlassen.« Emma steht auf und öffnet ihr Notebook. »Warte«, sagt sie zu Vittorio, »ich muss etwas nachlesen.«

Auffordernd hält sie ihm ihr leeres Glas hin. »Schenke mir bitte in der Zwischenzeit nach.«

»Wie du möchtest, auch wenn ich diese Idee nicht gut finde.« Er füllt achselzuckend ihr Glas.

»Die schlechtesten Ideen können die besten Ansätze in sich tragen.«

»Mag sein. Du bist einer der klügsten Menschen, denen ich je begegnet bin, Emma. Trotzdem, du musst besser auf dich achten und darfst dich nicht in dieser Weise verausgaben. Es macht mir Angst, dich so zu sehen.«

Soll er reden, denkt sie und beißt mit den Zähnen auf ihre Zunge. Das hilft ihr, die Konzentration aufs höchste Maß zu schrauben.

»Da«, sagt sie und tippt auf die Erklärungen zur Fugue, die sie bei Google aufgerufen hat. Sie spürt, wie Vittorios Blick über ihre Schulter zum Text auf dem Computer eilt.

Bei der dissoziativen Fugue verlieren die Personen einige oder alle Erinnerungen an die eigene Vergangenheit. »Fugue« kommt von dem lateinischen Wort für »Flucht«. Menschen mit einer solchen Störung können Aktivitäten, die sich über Minuten, Stunden oder manchmal viel längere Zeiträume ereignet haben, vollkommen vergessen.

»Das könnte tatsächlich passen.« Vittorio atmet tief durch. »Laura Manzoni war nicht allzu lange weggetreten, aber schon eine gewisse Zeit. Und als sie wieder zu sich kam, fehlte ihr nach Aussage des Polizeiarztes komplett die Erinnerung. Meinst du, sie wehrt mit diesem Verhalten, dieser Flucht, ein real erlebtes Trauma ab? Wie bei einer Amnesie?«

»Ja, genau das meine ich. Wie oft sie sich schon auf diese Weise verhalten hat, weiß keiner. Vielleicht geschah das zum ersten Mal? Die viel wichtigere Frage ist aber doch, was ist ihr passiert, dass ihr Unterbewusstsein zu solchen Methoden greifen muss? Warum war Laura beim Anblick des kleinen Mädchens gezwungen, sich regelrecht aus der Realität hinauszukatapultieren?«

Schiavone wirkt verunsichert. »Hat die Manzoni denn nun eine dissoziative Identitätsstörung? Willst du darauf hinaus?«

»Nein, Vittorio. Keineswegs. Laura Manzoni ist tagaus und tagein Laura Manzoni. Falls die junge Frau unter einer dissoziativen Fugue litt, trat sie bei ihr nur kurz auf. Aber ich bin keine Psychiaterin. Ich mag mich täuschen.«

»Wann immer ich dir zuhöre, klingt es, als würde ich in einer Sitzreihe der Uni kauern und gebannt den klugen Worten meiner Professorin lauschen.«

Vittorios Worte dringen nicht zu Emma durch. Sie ist in ihre eigenen Gedanken vertieft und macht etwas, das sie früher oft tat: Wie beim Legen eines komplizierten Puzzles versucht sie, die unterschiedlichen Facetten und Bruchteile der beiden Fälle auf ihrem inneren Tableau anzuordnen und zu sortieren. Lauras Geschichte von einem Mord, vermeintlich gespeist durch Sinnestäuschungen, während einige Kilometer weiter, in einem anderen Viertel der Stadt, tatsächlich ein brutaler Raubmord an einer Rentnerin stattgefunden hat.

In beiden Szenarios kommt ein kleines Mädchen vor.

»Blondes Haar? Zöpfe?«

Vittorio wirft ihr einen irritierten Blick zu. »Ich verstehe nicht.«

»Jetzt stehst du aber auf der Leitung. Ich rede vom Kind.«

»Ach so. Das Mädchen, das den Mord an der alten Dame beobachtete und den Täter davonlaufen sah, hatte Pferdeschwänze.«

»Pferdeschwänze?« Emma kichert.

»Du weißt schon, diese nicht geflochtenen Zöpfe zu beiden Seiten des Gesichts. Meistens sind sie weit oben neben der Schläfe mit einem Haargummi zusammengebunden und baumeln hinab zu den Schultern.«

»Du hättest Friseur werden sollen. So gut, wie du dich auskennst.« Emma schnappt gierig nach Luft, als mit einem Mal eine Hand ihre Lunge zusammenquetscht. »Blond. Rattenschwänze. Klein. Kind. Mädchen. Verbrechen. Mord. Täter. Blut.«

»Emma.« Vittorio steht auf.

Da ist etwas, das sie gefangen nimmt. Und das sie in eine Richtung streben lässt. Noch kennt sie den Grund dafür nicht. Das Wissen darum scheint tief aus ihr selbst zu kommen, aus dieser unerklärlichen Quelle, die einen an eine Person denken lässt, der man Minuten später zufällig begegnet.

So war es immer mit ihr und ihren Fällen.

Intuition?

Vielleicht ist es ja der Tumor, der schon immer in ihrem Hirn war und sie all die Jahre unbemerkt geführt und ihr ein geheimes, atavistisches Wissen vermittelt hat.

»Was ist mit dir, Emma?«

»Ich muss das Puzzle neu legen …«

Bevor Emma ihm erklären kann, dass sie ihre ungelösten Fälle, ihre Cold Cases, erneut durchforsten muss, weil etwas hochgekommen ist, dem sie dringend nachzugehen hat, beginnt das Glas in ihrer Hand zu zittern.

Der Wein schwappt über den Rand.

Und ihre eben gewonnene Erkenntnis löst sich in nichts auf.

Emma wird von einem heftigen Krampf geschüttelt und fällt zuckend zu Boden.

DONNERSTAG

TAG VIER

ANGELA

»Hast du das schon gelesen?« Gloria legt die Tageszeitung vor mich hin.

»Im bisher ungeklärten brutalen Raubmord an einer betagten Rentnerin zeichnet sich eine überraschende Wendung ab. Eine junge Frau hat das Verbrechen beobachtet und gilt nun als wichtige Tatzeugin« steht da schwarz auf weiß geschrieben. Unter dem Text ist ein Phantombild des Täters zu sehen, ein Allerweltsgesicht mit schmalen Lippen und kantigem Kinn. Die seitliche Bildunterschrift lautet: »Kennen Sie diesen Mann? Er ist schlank, groß und war zum Tatzeitpunkt mit einer dunklen Kapuzenjacke bekleidet. Hinweise nimmt jede Polizeidienststelle entgegen.«

Ich schnaufe durch und greife mir an den Hals.

»Angie.« Gloria klingt, als wäre sie meilenweit entfernt. »Ist dir nicht gut? Brauchst du etwas zu trinken?« Sie eilt in die kleine Küche, und ich höre, wie sie den Kühlschrank öffnet.

»Nein, nein. Alles in Ordnung!«, rufe ich ihr nach. Ich muss sie anlügen. Die Familie geht vor. Blut ist bekanntlich dicker als Wasser.

Es gilt, Laura zu schützen.

Innerlich bin ich außer mir.

Was soll das?

Dreht Schiavone jetzt völlig durch?

So liefert er meine Tochter doch direkt ans Messer. Um einen kaltblütigen Raubmörder zu fassen, setzt er ihr Leben aufs Spiel!

Laura hat diese Tat nicht beobachtet. Zeugin war allein dieses kleine Mädchen.

Wie kann das so falsch in der Zeitung stehen?

»Manche Menschen schrecken wirklich vor nichts zurück.« Gloria steht neben mir, in der Hand eine Halbliterflasche gekühltes Mineralwasser. »Eine arme alte Frau für ein paar Scheine aus ihrem Sparstrumpf umzubringen. Siehst du: Hier steht's.« Sie tippt auf einen Absatz in der Mitte des Artikels. »Der Inhalt der Geldbörse fehlte. Das können ein paar hundert Euro gewesen sein – oder auch nur zwanzig.«

»Man weiß es jedoch nicht. Denen geht es um die reißerischen Schlagzeilen.«

»Klar. Ist ja nichts Neues. Das wissen wir doch, und aus genau diesem Grund lesen wir solchen Blödsinn nicht. Die neue Praktikantin hat das Schmierblatt liegen gelassen.«

Manchmal vergesse ich glatt, dass außer Gloria und mir noch andere Leute hier arbeiten. Das liegt an unserer wohltuenden Abgeschiedenheit. Unser Büro liegt eine Etage über den Arbeitsplätzen der anderen Mitarbeiter und den Ausstellungsräumen des Museums.

»Dürfte ich dich um eine Stunde Zeitausgleich bitten? Ich muss dringend in die Apotheke.«

»Ja«, sagt Gloria ruhig, »natürlich.« Aber sie sieht mich an, als glaube sie mir kein Wort. »Falls du Schmerztabletten brauchst, ich habe welche in meiner Handtasche.«

»Danke.« Ich schüttle den Kopf.

»Dann geht es sicher um Laura. Hetze nicht bei dieser unerträglichen Hitze, gönne dir bitte eine kleine Auszeit.« Gloria setzt die Plastikflasche, die sie für mich aus der Küche geholt hat, an ihre Lippen und trinkt das Wasser in großen Zügen aus. Sie kann manchmal sehr irrational handeln. Daran habe ich mich gewöhnt, und es gefällt mir sogar.

Ich winke ihr dankbar zu.

Auf der Straße schlägt mir die Hitze entgegen. Die hohe Luftfeuchtigkeit nimmt mir augenblicklich den Atem.

Was soll ich tun?

Ich bin komplett durch den Wind.

Ruhe, befehle ich mir, beruhige dich.

Ein paar Hausnummern weiter befindet sich eine kleine Bar. Die steuere ich an. Um logisch denken zu können, brauche ich jetzt einen kühlen Drink.

»Einen Campari Soda mit einem Schuss Prosecco und eiskalt

bitte.« Ich lasse mich auf einen Stuhl am Fenster sinken und genieße den kühlen Luftstrom aus der Klimaanlage.

Der Barkeeper zwinkert mir zu, als hätte ich etwas Verbotenes bestellt. »Einen Campari Spritz, meinen Sie?«

»Ja, genau«, antworte ich frostig, denn mir ist egal, wie diese Mischung hier heißt, zudem habe ich keine Lust auf Scherze. »Und *bello fresco*«, wiederhole ich.

»Kommt sofort.« Unbeeindruckt von meiner offensichtlich schlechten Gemütsverfassung gibt er Eiswürfel in ein Glas und gießt Prosecco auf den Campari.

Nach dem ersten Schluck bessert sich meine Laune spürbar, ich nicke ihm freundlich zu. Der Alkohol kribbelt in meinen Adern und macht mich langsam ruhiger.

Wie kam diese Meldung in der Zeitung zustande?

Ich muss Schiavone zur Rede stellen. Aber vorher werde ich Laura anrufen.

Ich versuche es einige Male, immer mit demselben Ergebnis. Sie hat ihr Handy ausgeschaltet. Hoffentlich verschläft sie ihre heutige Gruppentherapiesitzung nicht. Die ist unerlässlich für ihr inneres Gleichgewicht. Vor allem jetzt, da die Krankheit sich heftiger äußert als zunächst angenommen.

Ich leere mein Glas, bezahle, gebe ein Trinkgeld und verlasse die Bar.

Die Sonne sticht unvermindert vom Himmel, Autos rauschen an mir vorbei. Vom Meer weht kein erfrischender Windhauch herauf. Die Luft trägt den Geruch verdorbener Fische mit sich.

Angeekelt ziehe ich meine Schultern hoch.

Ich suche einen Ort, der ruhiger als diese belebte Straße ist und mich ungestört telefonieren lässt. Also steuere ich einen kleinen Park in der Nähe an.

Wieder drängt Schweiß aus all meinen Poren. Jeder Schritt ist bei diesen Temperaturen einer zu viel. Die Bluse klebt an meinem Oberkörper. Meine Schuhe scheuern auf der nackten Haut. An der linken Ferse bildet sich bereits eine Blase.

Endlich bin ich im Park.

Ich schleppe mich über die Kieswege, auf der Suche nach einem vor der Sonne geschützten Platz. Kaum jemand ist bei dieser Hitze unterwegs. Aufseufzend setze ich mich auf eine von Bäumen beschattete Bank, die etwas abseits des Weges steht, ziehe mein Handy heraus und wähle.

Schiavone hebt sofort ab.

»Commissario. Angela Manzoni hier«, belle ich ihn an. »Was treiben Sie für ein Spiel mit uns?«

»Auch Ihnen einen guten Tag.«

»Den habe ich garantiert nicht mehr, seit ich vorhin die Tageszeitung gelesen habe.«

»Das verstehe ich. Und ich habe auch schon Schritte gegen den Redakteur eingeleitet. Er hat da offensichtlich etwas durcheinandergebracht.«

»Und was habe ich jetzt davon?«, schnauze ich ihn an. »Es steht bereits in dicken Lettern geschrieben. Das können Sie nicht rückgängig machen.«

»Das ist richtig. Aber ich habe verhindert, dass weitere Unwahrheiten verbreitet werden. Und nichts ist morgen so alt wie die Zeitung von heute.«

Glaubt Schiavone tatsächlich, mich mit so billigen Sprüchen abwimmeln zu können? Der Mann ist ein größerer Narr, als ich dachte.

»Warum haben Sie überhaupt etwas durchsickern lassen? Commissario?«

»Es ist nicht so, wie Sie meinen, Signora Manzoni. Der Artikel ist das Ergebnis eines Missverständnisses. Der Polizeireporter, der das in die Welt gesetzt hat, war gestern hier in der Questura. Er wurde über den Raubmord informiert, aber nicht über die Identität der Zeugin und wird sich den Rest irgendwie zusammengereimt haben. Ich kann Ihre Sorge nachvollziehen, aber seien Sie versichert, der Journalist hat keine Ahnung, um wen es sich handelt, und dasselbe gilt natürlich auch für den Täter.«

»Träumen Sie, Schiavone? Das können Sie doch gar nicht wissen! Jetzt ist Schluss mit lustig. Verstanden? Sie allein tragen

Schuld an der Katastrophe.« Eben habe ich begriffen, wie es zu dieser folgenschweren Verwechslung gekommen sein muss. »Sie haben geplaudert. Gestern auf dem Gang brüllten Sie einen Mann an und vertrieben ihn. Ich erinnere mich genau. Das war der Zeitungsfritze. Bemühen Sie sich erst gar nicht, mir etwas vorzumachen. Das war er doch?«

»Ja, Signora.« Schiavone versucht weiter, in diesem begütigenden Ton mit mir zu reden, der mich nur noch mehr auf die Palme bringt. »Das war er. Ich habe ihn hinausgeworfen, weil seine Fragerei unverschämt wurde und er nicht aufhören wollte, mich zu löchern. Er hat vermutlich dennoch einen Zusammenhang hergestellt. Wahrscheinlich lag es an dem Aufruhr, den Lauras Ohnmachtsanfall in der Questura ausgelöst hatte. Anders ist es nicht zu erklären, dass er auf sie aufmerksam wurde. Es tut mir leid.«

»Laura ist dadurch in höchster Gefahr, auch wenn sie gar nichts gesehen hat. Was glauben Sie denn, was der Täter denkt, wenn er diese Story liest?«

Seine Antwort will ich nicht hören, was soll sie mir auch bringen. Ich drücke das Gespräch weg.

Längere Zeit starre ich auf mein Handy, dann rufe ich nochmals bei Laura an.

Wieder teilt mir die automatische Ansage mit, dass der Teilnehmer zurzeit nicht erreichbar ist.

Als ich auflege, durchfährt mich ein Gedanke. Es läuft mir eisig über den Rücken, und ich springe von der Bank auf.

Nichts wie raus aus dem Park.

Ich muss sofort nach Hause.

Schon laufe ich den Weg entlang.

Was, wenn ich meiner Tochter gestern Nacht zu viel von dem Schlafmittel in den Melissentee gerührt habe?

Könnte ich das nur rückgängig machen.

Am liebsten würde ich losschreien: »Hilfe! Hilfe!«

Stumm renne ich weiter.

EMMA SIMONETTI

Emma richtet sich auf.

Ihr Arm hängt an einem durchsichtigen Schlauch, durch den eine Flüssigkeit träge in ihre Adern tropft.

Was ist passiert?

Wo sie sich befindet, weiß sie. Es ist ja nicht so, als ob ihr dieses Setting hier völlig fremd wäre. Oft genug war sie Patientin in einem der Krankenhäuser ihrer Stadt.

Sie ist also wieder in einem Spital.

Aber weshalb jetzt?

Und warum entgleitet ihr der Raum?

Wurde sie operiert?

Ausgemacht war das sicher nicht. Hatte Dottoressa Vascotto nicht mit ihr einen Kontrolltermin erst für den nächsten Monat vereinbart?

Instinktiv betastet sie ihren Kopf, in der ängstlichen Erwartung, dort einen Verband vorzufinden. Doch da sind nur ihre feuchten Haare, die sich verfilzt anfühlen.

Hatte sie einen über den Durst getrunken?

War sie im Vollrausch auf offener Straße umgekippt und hierhergebracht worden?

Das kann doch nicht sein.

Muss sie sich schämen?

Wieso erinnert sie sich nicht?

Es ist, als hätte ein dicker, großporiger Schwamm ihr gesamtes Denkvermögen aufgesogen. Auf der Piazza San Giovanni gibt es ein altmodisches Geschäft, in dessen Auslagen sie diese gelben Gebilde oft bewundert.

So etwas Bedeutungsloses fällt ihr ein, warum nichts Wesentlicheres?

»Dottoressa Simonetti«, hört sie eine ihr unbekannte Stimme sagen. Ein Mann in einem gestreiften Kittel steht vor ihr.

Er stellt sich als Krankenpfleger vor. »Wie schön, Sie sind wach. So ein Dämmerschlaf kann mitunter den ganzen Tag andauern.«

»Seit wann … ich verstehe nicht …« Emma hat Schwierigkeiten, sich verständlich auszudrücken. Die Worte verlieren sich auf ihrer Zunge, bevor ihre Lippen sie formen können.

»Gestern Nacht hatten Sie einen epileptischen Anfall. Commissario Schiavone, der bei Ihnen zu Besuch war, wählte den Notruf. Es ist alles in Ordnung. Bitte regen Sie sich nicht auf.«

Wie könnte sie ruhig bleiben? Natürlich wühlt es sie auf. So etwas ist ihr noch nie zuvor zugestoßen.

»Ich hatte einen Krampfanfall? Das bedeutet doch sicher nichts Gutes?«, lallt sie.

Der Pfleger schüttelt den Kopf.

Heißt das, er hat sie nicht verstanden oder dass es nicht so schlimm ist? Eines steht fest: Auch wenn ihre Gedanken wie in Watte gepackt erscheinen, sind sie immer noch deutlicher als ihre momentane Sprechweise.

»Die Ärztin wird gleich zu Ihnen kommen, um alles zu besprechen. Aber ich darf Sie beruhigen, das kann bei Ihrer Erkrankung passieren.«

»Dottoressa Vascotto?«

»Nein, die arbeitet hier nicht. Aber unsere Ärzte haben sich telefonisch mit ihr abgestimmt.«

»Das ist gut«, murmelt Emma, und ihre Augen schließen sich.

»Sind Sie wach, Commissaria?«

Emma schreckt hoch.

War sie weggedämmert?

Wie viel Zeit ist inzwischen vergangen?

Vor ihr steht eine junge Frau im weißen Mantel mit einem Block in der Hand. Ein Stethoskop baumelt über ihrer Brust. Sie stellt sich mit Namen und Titel vor. Also eine Ärztin und keine Schwester.

»Dottoressa Simonetti, haben Sie meine Frage denn verstanden?«

»Ja. Habe ich. Ich bin wach.« Emma ist um einiges orientierter als vorhin. Auch ihre Sprache klingt wieder so, wie sie sollte. Sie stellt fest, dass man ihr inzwischen die Infusion abgenommen hat. Das ist ein gutes Zeichen, denkt sie erleichtert.

»Ausgezeichnet.« Die Ärztin lächelt sie an. »Dann kann ich mich ja mit Ihnen unterhalten. Dottoressa Vascotto hat mir mitgeteilt, dass Sie genauestens über Ihren Zustand und über möglicherweise auftretende Krankheitszeichen informiert sind. Ein Krampfanfall gehört zur Palette der Symptome und ist nun leider vorgekommen. Eine Wiederholung kann aber vermieden werden. Ich verschreibe Ihnen daher ein Antikonvulsivum, das weitere epileptische Anfälle verhindert, wenn Sie es regelmäßig einnehmen, und außerdem ein stärkeres Mittel gegen Ihre Kopfschmerzen. Wenn es Ihnen recht ist, behalten wir Sie noch für ein, zwei Tage zur Beobachtung bei uns.«

Dieses Vorgehen ist sicher vernünftig, aber Emma beschäftigt die Frage, warum sie gekrampft hat.

»Ist der Tumor denn gewachsen?«, fragt sie zaghaft.

»Das muss nicht sein. Um sicherzugehen, haben Dottoressa Vascotto und ich vereinbart, Ihre nächste MRT-Untersuchung vorzuziehen.«

Emma schluckt. Also doch. »Dann werde ich jetzt nach Hause gehen und Ihr Angebot eines längeren Aufenthalts nicht in Anspruch nehmen«, erklärt sie matt. »Ich brauche meine gewohnte Umgebung, um mich zu erholen.«

»Dagegen ist nichts einzuwenden. Ich würde Ihnen aber raten, noch ein paar Stunden bei uns zu bleiben, und wenn Sie sich kräftiger fühlen, reden wir noch mal kurz, aber so wie es aussieht, steht Ihrer Entlassung danach nichts im Wege.«

»Danke.« Emma wartet, bis die Ärztin das Krankenzimmer verlassen hat.

Dann schließt sie abermals die Augen und versucht, sich nicht vorzustellen, was der Schmarotzer in ihrem Hirn noch alles mit ihr anstellen wird.

LAURA

Was mich geweckt hat, kann ich nicht sagen.

Jedenfalls bin ich jetzt wach und etwas beduselt.

Nach einem Blick auf mein iPhone rapple ich mich hoch und wische den Schlaf aus meinen Augen.

»Mensch, bin ich fertig«, sage ich halblaut zu mir selbst.

Die bleierne Müdigkeit ist bis tief in die Knochen zu spüren, ich schaffe es kaum aus dem Bett.

Die heutige Gruppentherapiesitzung habe ich glatt verpennt.

Wenn ich ehrlich bin, hatte ich ohnehin nicht vorgehabt hinzugehen. Ich taumle ins Badezimmer, muss mich an der Wand abstützen. So wackelig habe ich mich schon lange nicht mehr gefühlt.

Unter der Dusche fällt mir ein, was ich mir gestern Abend für heute vorgenommen habe. Und frisch gewaschen, gebürstet und eingecremt mit der Lavendel-Bio-Hautlotion meiner Mutter, fühle ich mich sogleich besser und voller Tatendrang. Rasch schlüpfe ich in eine weite hellgraue Leinenhose und ziehe mein helles Lieblingsshirt über.

Nun bin ich bestens gerüstet, meine Vorsätze umzusetzen.

Es ist Eile geboten, damit ich meiner Mutter nicht über den Weg laufe. Sicher steht schon eine köstliche Lasagne mit Pilzen aus dem Tiefkühler im Rohr und wartet nur darauf, gebacken zu werden. Meistens programmiert Mama den Herd, damit wir gemeinsam am Mittagstisch sitzen können.

Doch mit solcherlei Unfug ist nun ein für alle Mal Schluss.

Essen darf nicht zu meiner einzigen Ersatzbefriedigung werden. Wie oft habe ich mir das schon eingestanden? Aber heute ist ein neuer Tag, einer, an dem ich es schaffen könnte. Ich muss mir ein Hobby suchen, das mir Freude bereitet. Etwas anderes, als durch die Straßen zu laufen, Serien zu schauen oder in Romanen zu versinken.

Mir ist immer noch schwindlig, daher trinke ich ein paar Schlucke Orangensaft und beiße ein Stück von dem Croissant ab, das Angela für mich bereitgestellt hat. Zucker hilft angeblich bei niedrigem Blutdruck, und darunter dürfte ich leiden, denn ich stolpere durch unsere Wohnung.

Während ich schlief, scheint Mama meine Chucks gewaschen zu haben. Sie riechen nach dem Waschmittel mit Kamillenzusatz und sind innen noch feucht. Bei dieser Hitze ist es durchaus zu befürworten, seine Laufschuhe regelmäßig zu reinigen, auch wenn ich das zukünftig allein machen sollte.

Schon um der Selbstständigkeit willen.

Ich werde bald dreißig, da wäre eine grundlegende Veränderung langsam angebracht.

Ein Zittern erfasst meinen Körper.

Ist es mir bis jetzt gut gelungen, den Tag positiv zu beginnen und alles Weitere auszublenden, so holen mich die Geschehnisse von gestern nun mit rasender Geschwindigkeit ein.

Es ist so viel passiert, einiges davon kann ich überhaupt nicht nachvollziehen. Insbesondere mein Ohnmachtsanfall gibt mir weiterhin Rätsel auf. Auch wenn Mama ständig versicherte, die Hitze und mein niedriger Blutdruck wären der Auslöser für den Kollaps gewesen.

Dazu die Vorfälle der letzten Tage, von denen jeder einzelne mich zutiefst verunsichert hatte und Mama, meine behandelnden Ärzte, Commissario Schiavone sowie mich selbst an meiner geistigen Gesundheit zweifeln ließen.

Auf einmal bin ich wieder extrem ängstlich. Schnell schaue ich nach links, rechts und geradeaus, ehe ich die Haustür hinter mir abschließe. Und das, obwohl mein wichtigster Entschluss vor dem Einschlafen darin bestand, nicht mehr darüber nachzudenken, was auf der Polizeistation passiert ist, und alle Erinnerungen an das Geisterhaus zu verdrängen.

Wahrscheinlich war ich aus diesem Grund nach dem Aufwachen zwar sehr benommen, aber um einiges besser orientiert als sonst. Die Verleugnungsmaschine hatte vorbildlich funktioniert.

Bis jetzt.

Der Asphalt dampft, es ist unerträglich schwül. Schon nach den ersten Schritten klebt das Shirt an meinem Rücken. Am liebsten würde ich zurückgehen und mich hinlegen oder die ganze Lasagne auf einmal verschlingen.

Trotz meines inneren Widerstands nehme ich mich zusammen und beginne, in einem langsamen Trab den Gehweg entlangzulaufen. Ausdauernde Bewegung ist ein wichtiger Bestandteil meines neuen Programms. Natürlich ist dieser Vorsatz nicht wirklich sensationell, ich hetze ja so oder so täglich durch die Straßen, aber es vermittelt mir ein sicheres und angenehmes Gefühl, nun über eine Art Lebensentwurf zu verfügen. Und in gemäßigtem Tempo zu marschieren ist allemal gesünder, als zu hecheln.

Alles Schreckliche der letzten Jahre werde ich, hoffentlich für immer, aus meinem Programm verbannen. Ich muss versuchen, die Bürden endlich abzuwerfen und meine Schultern vom Gewicht, das mich niederdrückt, zu befreien.

Und noch etwas nehme ich mir vor: Wieder zu Hause, werde ich Mama mit einem hübschen Blumenstrauß überraschen. Mit dieser Geste möchte ich ihr meine Dankbarkeit zeigen.

Absichtlich vermeide ich die Gegend, in der ich die Schreie gehört habe, und auch um das Viertel, in dem der Raubmord geschah, mache ich einen großen Bogen.

Man muss keine Meisterin im Ungeschehenmachen sein. Verleugnung ist ein recht guter Abwehrmechanismus, ebenso wie das Abspalten und Isolieren von Gefühlen.

Nicht alles, was meine Krankheit mit sich bringt, ist negativ.

Sie hat mich zum Beispiel gelehrt, mit Unveränderbarem umzugehen, möglicherweise gelingt mir das ein Stück gelassener als jenen, die Gesundheit als Selbstverständlichkeit erachten.

Meine Gefühlswelt schlägt erneut einen Purzelbaum.

Keine Ahnung, was mit mir los ist.

Niedergeschlagenheit und Angst werden von einem jähen Hochgefühl überholt. Es macht mich euphorisch. Meine Endorphine purzeln nur so durcheinander.

Keine Ahnung, was mit mir los ist.

Ich drehe mich auf dem Absatz um, hüpfe auf und ab und rufe einem verdutzt dreinblickenden Passanten zu: »Ich weiß, Sie sind kein Schattenwesen. Sie verfolgen mich nicht. Und die Wirklichkeit ist immer noch schlimmer als eine handfeste Paranoia.«

Ohne auf den Verkehr zu achten, sprinte ich über die Straße, die Antwort des Fußgängers interessiert mich nicht. Das Hupen der Autofahrer ebenso wenig. Ich bin sicher auf der anderen Straßenseite gelandet, mehr ist nicht von Bedeutung.

Wann habe ich eigentlich zum letzten Mal meine Medikamente eingenommen?

Seltsam, dass ich mich nicht daran erinnere, denn dieser tägliche Vorgang ist wie in meine DNA eingeschrieben. Wenn ich die Pillen nicht schlucke, dann ist das eine bewusste Handlung. Aber seit Kurzem scheint alles durcheinanderzugeraten.

Über das Warum möchte ich nicht mutmaßen. Die Verweigerung, mich mit bedrückenden Tatsachen auseinanderzusetzen, ist doch Bestandteil meines Genesungsplans.

Sind die Mauern der Gebäude über Nacht frisch gestrichen worden? Sie blitzen mich mit ihrer Tünche an. Auch die Gehsteige und Straßen glänzen im Sonnenlicht. Der Himmel spannt sich über meine Stadt wie ein samtenes Stück Stoff, das unten beim Wasser in den Wellen versinkt.

Von hier aus habe ich eine wundervolle Sicht. Winzig kleine Segelboote heben sich hell vom Blau ab. Und über allem schwebt der Duft des Meeres.

Was fühle ich mich heute glücklich!

Die Natur, der sonst nicht mein erster Blick gilt, übt heute einen besonderen Reiz auf meine Sinne aus. Das Grün der Bäume wirkt nicht mehr so matt wie sonst, sondern strahlt mit den lachs-, pink- und orangefarbenen Blüten der Oleandersträucher um die Wette.

Dieser Farbenpracht muss ich huldigen.

Der Parco San Giovanni mit seinem einzigartigen Rosengarten ist mein nächstes Ziel.

Das kommt nicht von ungefähr.

Als psychiatrische Patientin sind mir die Gartenflächen dieses Erholungsortes bestens vertraut.

Ich mag schizophren sein, aber dumm bin ich deshalb noch lange nicht.

Der Park existiert seit weit über einem Jahrhundert. Damals wurde in Triest das Krankenhaus für Psychiatrie erbaut. Gute sechzig Jahre später revoltierten hier Franco Basaglia und seine Mitarbeiter gegen die grausamen Formen der Behandlung von Menschen mit psychischen Erkrankungen. Das Spital und danach die Grünanlage wurden daraufhin sowohl den Bürgern als auch den Patienten von Triest zugänglich gemacht.

Ich laufe gerne und mindestens einmal die Woche durch den Rosengarten und bin entgegen meiner sonstigen Gleichgültigkeit gegenüber Grünanlagen jedes Mal aufs Neue angetan von den Tausenden verschiedenen Blumenarten. Alle Jahre findet hier eine bekannte Messe statt, die Mama und ich immer gemeinsam besuchen. Die letzte war Ende April. Die Freude an den Rosen ist ein Stück mehr, das uns verbindet.

Mir ist klar, warum Mama mich vor langer Zeit zum ersten Mal hierher mitgenommen hat. Wir alle speichern die Wahrnehmung eines herrlichen Dufts als befriedigende Erinnerung in unserem Gehirn ab.

Auch daran erkenne ich Mamas liebevolle Bemühungen, meine abscheulichen Bilder durch erfreuliche zu ersetzen. Dass es ihr nicht gelingt, liegt in erster Linie an mir.

Es gibt eine Rose, die wunderbar riecht. Beide mögen wir sie besonders gern. Sie trägt den lustigen Namen »The Lady Gardener« und ist verschwindend hell in ihrem Apricotgelb. Zu dieser Blume eile ich jetzt.

Als ich mich schnuppernd über ihren Blütenkelch beuge, spüre ich es heute zum ersten Mal.

Es ist dieses bekannte Brennen in meinem Rücken.

Folgt mir mein schizoaffektives und doch liebreizendes Schattenwesen?

Emilio habe ich seit unserer nächtlichen Begegnung nicht mehr gesehen. Deswegen wollte ich heute nicht zur Gruppentherapie. Sein Anblick oder eher das, was *er* sieht, wenn er *mich* betrachtet, wäre mir peinlich gewesen. Auch wenn er während der Sitzungen stets beharrlich vermeidet, meinen Blick einzufangen, und sich wahrscheinlich weiterhin so verhalten würde.

Selbstverständlich drehe ich mich um, spähe in jede Richtung, und selbstverständlich sind da nur die üblichen Besucher des Parks.

Es ist so drückend schwül, dass ich am Verdursten bin. In der Nähe des Rosengartens gibt es eine hübsche Bar. Ich beschließe, mir dort ein Acqua Frizzante zu gönnen.

»Ciao Bella«, sagt Alessandro, als ich eintrete. Er ist einer der Baristas und ein alter Bekannter. Ihm ist zu verdanken, dass ich so viel über den Park und Franco Basaglias Revolution gegen die damalige Psychiatrie weiß. »Wasser? Du bist sicher wieder endlos weite Strecken gelaufen, und das bei dieser Mörderhitze.«

Dankbar nehme ich das Tablett mit der sprudelnden Flüssigkeit entgegen und presse nach den ersten durstigen Schlucken das glatte, kühle Glas an meine erhitzten Wangen.

Das tut gut. Ich bin beinahe dehydriert. Und ein perfekter Kellner erkennt so etwas eben im Nu.

»Zeitung gefällig?«

»Ohne Weiteres. Damit ich mir kühle Luft zufächern kann.«

»So war das zwar nicht gedacht, doch wenn es dir hilft, soll es mir recht sein.«

»Es ist sicher nicht dein einziges Exemplar? Bei der Anzahl von Gästen, die hier ein und aus gehen, ist das kaum zu glauben.«

Mit Alessandro fällt es mir leicht zu scherzen. Ich hatte das Glück, ihn über Stefano, meinen Freund aus Schultagen, kennenzulernen.

Wegen meiner Krankheit konnte ich die Reifeprüfung damals nicht ablegen. Die beiden Jungs besuchten gemeinsam die Universität in Udine, und ich ging abwechselnd ins Krankenhaus und zum Psychiater. Beide wissen über meine Marotten Bescheid und stören sich an keiner.

Wenn ich an Stefano denke, werde ich traurig. Ich bin eben eine Egoistin. Wir waren so verbunden miteinander, konnten über alles reden, und dann bekam er ein Jobangebot im Trentino, das er unmöglich ausschlagen konnte. Hin und wieder skypen wir oder schicken einander Sprachnachrichten. Sobald er in Triest ist, meldet er sich bei mir und lädt mich auf ein gutes Abendessen ein. Diese seltenen Momente sind ein Lichtblick in meinem Leben.

Angela mag ihn nicht.

Das liegt an ihrer ewigen Eifersucht jedem Menschen gegenüber, der mir nahesteht. Ständig befürchtet sie, jemand könnte mir wichtiger sein als sie. Was einfach an den Haaren herbeigezogen ist, denn sie und ich bilden ein Team.

Bei allen Reibereien muss ich ihr das irgendwann mal verklickern. Was hätte meine Mutter getan, wäre ich nicht durch die Krankheit an ihrer Seite, sondern hätte die Schule abgeschlossen, studiert und vielleicht einen Freund gefunden, mit dem ich zusammengezogen wäre?

Wenn sie das nächste Mal zu sehr klammert, werde ich ihr diese Alternative vor Augen halten. Vielleicht hilft ihr das über ihre Verlustängste hinweg.

Das Miteinanderwohnen gestaltet sich seit Langem als stetiges Auf und Ab. Dankbarkeit, Schuldgefühle, Wut und Aggression lösen sich regelmäßig bei mir ab.

Gedankenverloren befeuchte ich meinen Zeigefinger und blättere durch die Seiten der Tageszeitung.

So viel Mist steht da geschrieben. Und diese ganze Werbung für die unmöglichsten Produkte. Kein Wunder, dass Mama keines dieser Blätter abonniert hat. Mir ist durchaus klar, dass Zeitungen von der Anzeigenschaltung leben, aber was interessiert mich das?

Aus der Mitte nehme ich zwei Seiten heraus und baue mir daraus einen Fächer. Das haben sie mir in der Ergotherapie beigebracht. Einige der dort erlernten Fertigkeiten sind wider Erwarten lebenstauglich.

Ich kichere dämlich vor mich hin. Weil ich nicht auffallen will, höre ich zu lachen auf und kneife meine Lippen zusammen. Aber da ausnahmsweise keiner der anderen Tische besetzt ist, wie ich erleichtert feststelle, kann mich auch niemand für verrückt halten.

Meinen Fingern gefällt das Basteln. Endlich haben sie etwas zu tun. Ich stehe auf das Rascheln der dünnen Blätter. Das erinnert mich an die feinen Blüten im Rosengarten.

Ich will nicht wirklich lesen, was sie schreiben, dennoch komme ich nicht umhin, einen schnellen Blick auf die fett gedruckte Schlagzeile zu werfen: »Die Polizei bittet um Mithilfe – wer kennt den Täter?«

In dem Artikel ist von einem bisher ungeklärten brutalen Raubmord an einer betagten Rentnerin die Rede und davon, dass ein Phantombild des Täters erstellt werden konnte, weil eine junge Frau das Verbrechen beobachtet habe und nun als wichtige Tatzeugin gilt.

Ich senke meinen Kopf und starre direkt auf das Bild des Mannes, der mich verfolgt hat.

Gierig streckt er seine Krallen nach mir aus.

Und mich überfällt die nackte Panik.

ANGELA

So schnell bin ich bisher noch nie gelaufen.

Ich hetze aus dem Park und verstehe erstmals die Bedeutung der Redensart »wie von Furien gejagt«.

Nur dass ich selbst die Furie bin.

Was habe ich Grauenvolles angerichtet?

Ich sehe Laura vor mir, halb aus dem Bett gekippt, erstickt an ihrem eigenen Erbrochenen. Haltlos beginne ich zu weinen, die Tränen laufen über meine Wangen, es gelingt mir nicht, sie zu stoppen.

Noch nie hatte ich so schreckliche Angst um das Leben meines Kindes wie jetzt.

Ich bin eine böse Mutter. Eine Rabenmutter.

Das, was ich gestern Nacht getan habe, dafür gibt es keine Entschuldigung.

Schon stelle ich mir vor, wie der Notarzt sich über meine Tochter beugt und bedauernd den Kopf schüttelt. »Nichts mehr zu machen. Wir kommen zu spät.«

Die Feuerwehr musste ihre Zimmertür aufbrechen, nachdem ich den Notruf absetzte. Die Leichenbestatter heben ihren Sarg auf einen Rollwagen und schieben ihn in den schwarzen Wagen mit den dunkel getönten Fenstern.

»Nein!«

Mein verzweifelter Schrei verhallt zwischen den Bäumen, ich laufe durch das Tor des Parks auf die Straße, überquere sie und renne über den Gehweg zu unserer Wohnung.

Fahrig ramme ich den Schlüssel ins Schloss der Wohnungstür, drehe ihn bis zum Anschlag, und sie springt auf.

»Laura!« Ich brülle ihren Namen. »Laura, wo bist du?«

Keine Antwort.

Ich bebe.

Schluchzend stürme ich zu ihrem Zimmer, reiße die Tür auf,

sie ist nicht versperrt, und schließe meine Augen, um das Unerträgliche von mir fernzuhalten.

»Laura.« Weinend knie ich mich auf den Boden, lege die Hände auf meine heiße Stirn. »Meine Laura.«

Kein Laut, kein Mucks, kein: »Mama, was ist denn mit dir los? Hast du einen Sonnenstich?«

Gar nichts.

Meine schlimmsten Befürchtungen bewahrheiten sich.

Mein Kind ist tot.

Widerwillig nur öffne ich meine Augen.

Laura ist nicht da.

Ihr Bett ist verwaist.

Gepeinigt vom schlechten Gewissen springe ich auf und haste ins Badezimmer. Es riecht intensiv nach meiner Lavendel-Bodylotion und dem dazugehörigen Haarshampoo. Nasse Handtücher und schmutzige Wäsche liegen verstreut auf dem Fliesenboden. Aus dem Kopf der Brause tröpfelt Wasser. Laura hat den Hahn, wie üblich, nicht fest genug zugedreht.

Ich kann mich darüber nicht ärgern. Die Erleichterung, dass mein Mädchen wach geworden und aufgestanden ist, überwiegt alle weiteren Gefühle.

Doch mein Atem und das Pochen meines Herzens beruhigen sich nur langsam. Immer noch zittrig und mit einem beklommenen Gefühl setze ich den Rundgang durch unsere Wohnung fort.

In der Küche entdecke ich das Croissant, das ich ihr auf einen Teller gelegt habe. Es ist einmal davon abgebissen worden. Und der Karton mit dem Orangensaft steht geöffnet mitten auf dem Tisch, der Verschluss liegt achtlos daneben.

Laura lebt.

Niemals mehr werde ich ihr ein Medikament ins Essen oder in ein Getränk mischen.

So ein Mensch bin ich nicht.

Weinend breche ich am Küchentisch zusammen. Ich lasse meine Tränen fließen, streichle über das Tetrapak und esse schließlich das Croissant auf. Es dauert eine Weile, bis ich mich beruhige.

Nach einer halben Stunde versuche ich abermals, Laura zu erreichen.

Ihr Telefon bleibt ausgeschaltet.

Mein Blick irrt durch den Raum. Hier lädt sie meistens ihr Handy auf. Das Kabel liegt neben der Spüle, kein Telefon hängt dran. Noch etwas, das ich ihr nachhaltig beibringen muss. Sie macht diesen Unsinn immer wieder. Strom und Wasser passen nicht zusammen. Nicht dass ihr dieses Wissen fremd wäre.

Also hat Laura ihr iPhone dabei.

Bei ihrem Gruppentherapeuten möchte ich nicht nachfragen, ob sie heute an der Sitzung teilgenommen hat. Er benimmt sich mir gegenüber eine Spur zu herablassend.

Also wähle ich eine andere Nummer.

Abgehoben wird sofort.

»Signora Manzoni?« Der Commissario muss meine Nummer erkannt haben.

»Ja.« Ich fühle mich gehetzt und gänzlich überfordert von der Situation. »Commissario Schiavone. Ich bin immer noch derselben Ansicht wie vorhin. Ich hätte allerdings eine große Bitte an Sie. Falls Laura sich bei Ihnen meldet oder Sie meine Tochter erreichen, sagen Sie ihr bitte, sie soll mich anrufen.«

»Selbstverständlich. Ich habe auch schon versucht, mit Laura zu sprechen, leider bisher ohne Erfolg.«

»Danke«, murmle ich und beende das kurze Gespräch mit einem verhaltenen Gruß.

Im Kühlschrank finde ich einen von Lauras Energydrinks und schütte die süße Flüssigkeit gierig in mich hinein. Den O-Saft schraube ich ordentlich zu und stelle ihn neben die Flasche Chardonnay.

Hastig erfrische ich mich im Badezimmer, verteile Talkumpuder unter den Achseln und ziehe mir eine frische Bluse über. Bei dieser Hitze und all der Aufregung ist meine Kleidung schweißdurchtränkt.

Den Zettel für Laura, auf den ich geschrieben habe, dass sie sich umgehend bei mir melden soll, hefte ich auf unsere Pinnwand im Vorzimmer.

Dann mache ich mich auf den Weg zurück ins Museum.

EMMA SIMONETTI

Endlich ist alles erledigt.

Emma hatte die ihr vorgelegten Papiere ohne einen prüfenden Blick unterzeichnet. Nicht einmal überflogen hat sie den Wisch. Fast auswendig kennt sie inzwischen die Details des Formulars.

Auf eigene Gefahr entlässt sie sich selbst aus dem Krankenhaus.

Das geschieht nicht zum ersten Mal.

Niemand ist heute unfreundlich zu ihr gewesen oder hat ihr eine wichtige Information über ihren Zustand vorenthalten. Genau das Gegenteil war der Fall. Das Krankenhauspersonal bemühte sich rührend um sie.

Ihr vorzeitiger Abgang aus dem Spital ist einzig der immer drängenderen Sorge, etwas Wichtiges übersehen zu haben, geschuldet. Hartnäckig hat sich dieser Gedanke in ihr festgesetzt und zu zwanghaftem Grübeln mit dennoch ergebnislosen Überlegungen geführt.

Vielleicht sind das ja bloß die Folgen ihres Krampfanfalls. Womöglich tickt ihr Hirn noch nicht wieder so, wie es sollte und wie sie es seit vielen Jahrzehnten gewöhnt ist.

Doch da ist die dumpfe Erinnerung daran, dass vor der Notaufnahme etwas Entscheidendes passiert war. Sie hatte Lauras Geschichte von dem angeblichen Verbrechen mit dem tatsächlichen Raubmord an einer Rentnerin abgeglichen. Das kleine blonde Mädchen als die hervorstechende Verbindung zwischen den beiden Fällen muss daraufhin irgendetwas in Emma ausgelöst haben.

Daher ist sie zu dem Entschluss gekommen, dringend nach Hause zu müssen, um weiter nachzuforschen. Denn die Antwort kann nur in den alten Fallakten liegen, die sie zu Hause aufbewahrt, weil die wenigen ungelösten Fälle ihrer Karriere sie einfach nicht loslassen wollen.

Auf der Stelle. *Tout de suite.*

»Gibt es jemanden, der Sie abholt?«, erkundigt sich die Ärztin.

»Das Taxi ist bereits verständigt. Zu Hause wartet Aleksander, mein Lebensgefährte, auf mich«, schwindelt Emma ohne einen Funken schlechten Gewissens.

»Wie Sie meinen, Dottoressa Simonetti. Aber vergessen Sie nicht, Ihre Medikamente rechtzeitig einzunehmen.«

Emma sieht, dass die junge Ärztin an ihren Worten zweifelt. Vielleicht erweckt sie zu sehr den Eindruck, niemanden zu brauchen, um einen Lebensgefährten glaubhaft zu machen.

Wie gern hätte sie, dass ihre Phantasie der Wahrheit entspräche und Aleksander bei ihr zu Hause mit einem guten Glas Wein an ihrem Küchentisch sitzt und den Politikteil der Zeitung studiert. Doch was sie jetzt braucht, sind keine quälenden Gedanken an eine verflossene Liebe, sondern Ruhe und eine große Tasse eisgekühlten Pfefferminztee. Sie muss sich auf das Studieren ihrer alten Akten vorbereiten. Dazu braucht sie einen klaren Kopf.

»Sie denken doch daran, Dottoressa Vascotto morgen wegen der vorgezogenen MRT-Untersuchung anzurufen? Notieren Sie sich das bitte. Und Ihre Antikonvulsiva schützen Sie nur dann vor einem neuen unliebsamen Zwischenfall, wenn Sie sie regelmäßig einnehmen. Am besten programmieren Sie den Zeitpunkt in Ihrem Smartphone. So werden Sie verlässlich daran erinnert. Ich wünsche Ihnen alles Gute.« Ein feines Lächeln überzieht ihre strengen Gesichtszüge.

»Danke, ich werde bestimmt daran denken, ich habe mir alles aufgeschrieben.«

Emma will nichts lieber als nach Hause in ihre vertraute Umgebung.

Im Taxi lehnt sie sich zurück und massiert ihren verkrampften Nacken. Auch die Muskeln in Armen und Beinen schmerzen wie nach einem Marathonlauf. Man hat ihr im Krankenhaus erklärt, dass das eine typische Folge des epileptischen Anfalls ist. Von einem Zungenbiss und Einnässen ist sie zum Glück verschont geblieben.

Ihr Handy brummt.

Sie zieht es aus der Handtasche.

Schiavone.

»Ciao Vittorio«, sagt sie gedämpft und hört sich seine minutenlange, besorgt klingende Tirade an.

Insgeheim findet sie ihren Freund ebenso rührend wie anstrengend. »Ich kann dem Schicksal nicht oft genug dafür danken, dass es dich gestern Abend zu mir geführt hat und dich so kompetent handeln ließ, trotz der Ausnahmesituation.«

Vittorio lacht etwas zu laut in ihr immer noch empfindliches Ohr. »Sagst gerade du, die an so etwas wie Bestimmung nicht glaubt. Oder machst du dich über deinen naiven Kollegen lustig?«

»Naiv? Du? Keineswegs. Und ganz so eng sehe ich das mit dem Schicksal nicht. Ich halte immerhin große Stücke auf den Zufall, der doch irgendwie zum Schicksal dazugehört. Er hat mich schon einige Male auf die richtige Spur gebracht, wenn die systematische Überprüfung und Analyse eines Falles scheiterte.«

»Da stimme ich dir zu, ein Zufall kann manchmal Wunder wirken. Hast du übrigens etwas im Kühlschrank? Und ich meine jetzt nicht deine Batterie an Roséflaschen, sondern etwas Essbares. Das schien mir bei meinem Besuch gestern Abend nämlich nicht so zu sein. Soll ich dir ein Couscous mit Gemüse vorbeibringen? Habe ich selbst zubereitet.«

»Danke. Aber nein. Es gibt ausgezeichnete Lieferservices, und da ich den Geschmacksinn immer noch nicht wiedergefunden habe, bin ich nicht wählerisch.«

Nach Schiavones Versicherungen, sie könne ihn jederzeit anrufen, egal, zu welcher Tages- oder Nachtzeit, steckt Emma das Smartphone erschöpft zurück in ihre Handtasche. Umsichtig, wie Vittorio ist, hat er daran gedacht, sie den Rettungsleuten mitzugeben.

Aber an den epileptischen Anfall will Emma nicht denken.

Daran hat sie glücklicherweise keine Erinnerung. Es verunsichert sie zutiefst, dass das Hirn ihr so böse Streiche spielen kann. Und den Rat der Ärztin, ihre Pillen brav zu schlucken, nimmt sie ernst und selbstverständlich an. Sie muss beherzt dagegen kämpfen, dass der Parasit die Herrschaft in ihrem Kopf übernimmt.

In der Wohnung angekommen, stellt sie fest, dass nichts mehr an den gestrigen Abend erinnert.

Vittorio hat aufgeräumt. Sie muss ihm demnächst richtig danken.

Seufzend bereitet sie eine Kanne Pfefferminztee zu, gießt sich ein großes Glas davon ein und mischt eine Ladung Eiswürfel unter das Getränk.

Emma setzt sich an den Küchentisch, denkt an Aleksander und den Politikteil der Zeitung, wischt die quälende Erinnerung jedoch schnell beiseite und trinkt langsam, Schluck für Schluck, den kühlen Tee. Sie liebt Minze sehr, umso mehr bedauert sie den Verlust ihres Geschmacksinns. Doch sie wird sich wohl oder übel damit abfinden müssen. Auch wenn ihr die Umstellung schwerfällt.

Nun, Ablenkung ist auch eine Art Medizin, sagt sie sich und beginnt mit dem, was sie sich vorgenommen hat.

Aus ihrem Arbeitszimmer holt sie einen dicken Stapel Akten. Es sind nicht viele, aber die Mappen sind schwer.

Etwas an Schiavones Fall hat sie gestern Abend stutzig gemacht und wieder an das erinnert, was sie schon seit ihrer Frühpensionierung tun wollte: sich ihrer Cold Cases annehmen. Sie hatte die Akten an ihren letzten Arbeitstagen eigens zu diesem Zweck Seite für Seite kopiert und jeden Abend einen Ordner in ihrer Tasche aus dem Polizeirevier hinausgeschmuggelt.

Nachdenklich öffnet sie das erste von vier Dossiers.

LAURA

Die Angst durchflutet mich in wild aufbrandenden Wellen.

Eben saß ich noch entspannt bei Alessandro in der Bar, kühlte meinen überhitzten Körper mit Wasser und bastelte mir nichts ahnend einen Fächer aus knisterndem Zeitungspapier. Doch jegliche Ruhe wich von mir, als ich diesen grauenvollen Artikel bemerkte.

Alessandro erkennt, dass mit mir etwas nicht stimmt.

»*Tesoro*, schwächelst du? Brauchst du vielleicht eine Cola? Oder möchtest du lieber ein Tramezzini? Ich habe gerade welche frisch zubereitet.«

»Danke«, hauche ich, schüttle den Kopf und blicke mich panisch um. An Essen kann ich nicht denken, obwohl es bereits Nachmittag ist und ich heute außer Wasser, dem kleinen Bissen vom Croissant und etwas Orangensaft noch nichts zu mir genommen habe. Nach diesem Schock wird das wohl auch so bleiben.

»Was ist los?« Alessandro beugt sich über mich.

»Nichts.« Schnell blättere ich die Seite um. Er mustert mich skeptisch, und sein Blick wird misstrauisch, als ich ihn frage: »Ist jemand hier, den ich nicht sehe?«

»Laura. Nimmst du deine Pillen?«

»Ja. Nein. Antworte bitte.«

»Nur wir beide sind in der Bar. Der alte Mann, der vorhin seinen Espresso am Tresen getrunken hat, ist längst wieder gegangen.«

Da war ein Mann? Ich hatte ihn nicht registriert. Wer weiß, wer mir sonst noch nicht aufgefallen ist.

»Aber draußen? Kannst du bitte rausschauen? Ist da jemand, der nicht hierhergehört?«

»Mache ich, Laura. Dir zuliebe. Es kommen hier allerdings im Laufe des Tages so einige Touristen vorbei, von denen ich die meisten noch nie zuvor gesehen habe. Es ist ein beliebter Ort.« Er richtet sich auf. »Okay. Auf was soll ich achten?«

»Ob ein Ungeheuer, ein Monster mit Krallenfingern, oder eine schlanke, große Gestalt mit dunkler Kapuzenjacke auf mich wartet. Bitte überprüfe auch die Bäume, die hohen Sträucher und ihre Schatten. Es kann sich mit Leichtigkeit einer dahinter verbergen.«

»Jetzt machst du mir Angst. Ich tue, was du verlangst, aber dafür rufst du deinen Psychiater an, sobald ich zurück bin, und erzählst ihm, was ich mir eben anhören musste.«

Alessandro verlässt sogar seine Bar für mich.

Nach einer Weile kommt er zurück und resümiert: »Ein paar ältere Frauen, wenige Spaziergänger mit Hunden, Väter und Mütter mit Kinderwagen, ein jüngerer Typ mit hell gefärbtem Haar, Jungs, die einander Bälle zuwerfen, und Mädchen, die Figuren mit Kreide auf den Boden zeichnen, die alle habe ich gesehen. Mehr war da nicht. Von Monstern und Ungeheuern keine Spur.«

Ich atme zischend aus. »Was? Da ist ein Typ? Weißblond? Stimmt das?«

»Ja«, sagt Alessandro.

»Trägt er einen dunklen Hoodie zu schwarzen Jeans und führt einen imaginären Vierbeiner an der Leine?«, fahre ich hektisch fort.

»Spinnst du?« Alessandro unterbricht sich. »Sorry. Das hätte ich nicht sagen sollen.«

»Ich spinne wirklich manchmal. Das ist richtig und kein Geheimnis. Aber darum geht es jetzt nicht.«

»Entschuldige bitte, unsichtbare Hunde? Laura, das klingt verdammt schräg. Sogar aus deinem Mund. Aber ja, der Typ hat genauso ausgesehen, wie du ihn beschrieben hast, bis auf den Köter.«

Mehr brauche ich nicht, um aus der Bar zu stürmen und »Emilio! Zeig dich, wir haben dich enttarnt!« zu brüllen, während ich wie ein aufgescheuchtes Huhn herumlaufe.

Nicht nur die Parkbesucher weichen bestürzt vor mir zurück,

auch ein Pudel beginnt schrill zu kläffen, und ein aggressiver Dackel will mir ins Bein beißen.

Ich wäre lange so planlos herumgeirrt, hätte ich nicht eine Hand auf meinem Hinterkopf gespürt. Durch die unerwartete Berührung zucke ich zusammen und drehe mich auf dem Absatz um. Alessandro steht ganz nahe bei mir und wirkt verunsichert.

»*Tesoro.* Komm mit.«

Anstandslos lasse ich mich von ihm in den Innenraum der Bar zurückführen.

Dort legt er behutsam den Arm um mich und betrachtet mich eingehend. »Du trinkst doch keinen Alkohol zu den Medikamenten, und Drogen konsumierst du auch nicht?« Als ich nicht reagiere, fragt er: »Wie steht es mit gelegentlichem Kiffen?«

»Ja meinst du denn, eine der Verfehlungen, die du mir so freigiebig unterstellst, würde erklären, warum ich gerade ausraste?« Ich habe mich nicht mehr im Griff. »Nein, ich tue nichts davon. Die Gefahr geht nicht von mir aus. Sie kommt von außerhalb. Ein Raubmörder ist hinter mir her. Ja, so ist es!«, schreie ich ihn an. »Er hat schon mindestens eine Frau auf dem Gewissen. Die nächste werde ich sein.«

Ungestüm mache ich mich von Alessandro los und wirble grußlos und im Laufschritt aus seiner Bar. Vor dem, was er mir nachruft, verschließe ich meine Ohren. Wenigstens erdreistet er sich nicht, mir zu folgen.

Rastlos durchforste ich die Gegend.

Ist Emilio der Feind?

War er es immer schon?

Erdbeermilchshakes und Schokolade.

Verführung pur, um mich in die Irre zu führen?

Steckt er hinter der Maske des Ungeheuers?

Bergab zu laufen ist weniger beschwerlich für mich, also lege ich an Tempo zu. Minuten später bleibe ich hechelnd stehen. Wie ein Kreisel drehe ich mich um die eigene Achse, blicke in alle Richtungen. Mein Haar klatscht gegen meine Wangen.

Harmlos, beschwöre ich mich, alles ist ganz normal, so wie

an jedem anderen Tag. Deine Angst beruht auf bloßer Einbildung. Die Phantasie ist mit dir durchgegangen. Kein Grund zur Hysterie.

Schließlich hocke ich mich auf den Sockel eines Brunnens. Ein passendes Versteck, um sich neu zu orientieren.

Denk nach, Laura, du musst deinen Kopf klarkriegen, schreie ich mich lautlos an.

Dann fällt mir endlich ein, was zu tun ist.

Ich ziehe das Handy aus meiner Jeanstasche. Es befindet sich im Flugmodus.

Shit.

Rasch tippe ich auf die Einstellungen und bin im Nu wieder empfangsbereit.

Mama hat sicher hundertmal probiert, mich zu erreichen.

Das ist jetzt jedoch zweitrangig. Ich klemme das Telefon an mein Ohr und warte ungeduldig darauf, dass er drangeht.

»Hallo«, sagt Schiavone, als ich die Verbindung gerade unterbrechen will.

»Laura Manzoni hier.«

»Laura. Ich habe bereits versucht, Sie zu erreichen.«

»Dann wissen Sie, warum ich anrufe?«

»Durchaus. Warum hatten Sie Ihr Handy bis jetzt ausgeschaltet? Seit dem frühen Morgen wähle ich Ihre Nummer. So geht das nicht, Laura. Beim besten Willen, nein. Wir hatten ausgemacht, dass Sie erreichbar sind. Schon vergessen?«

»Nein. Aber ich … Hören Sie, mein Akku ist fast leer. Ich komme zu Ihnen. Bitte warten Sie auf mich.«

»Laura«, höre ich ihn sagen, da bricht auch schon die Verbindung ab.

Ich lege das nutzlose Telefon neben mich auf den Brunnenrand und beobachte den spärlichen Wasserstrahl, der aus einem Fischmaul spritzt.

Ich muss Schiavone zur Rechenschaft ziehen. Er kann doch nicht der Zeitung verraten, dass die Polizei eine Zeugin für die Tat hat.

Ein Kind war in dem Haus, in dem der Raubmord geschah, keine junge Frau. Ich sah doch einen ganz anderen Mann!

Oder nicht?

Das Phantombild in der Zeitung, es gleicht dem Monster, das mich verfolgte.

Hat es auch die alte Frau umgebracht? Oder ist ihr Mörder ein anderer?

Sind nun beide hinter mir her?

Ich springe auf und haste durch den Park. Niemand begegnet mir, doch ich entspanne mich erst, als ich die Grünanlage hinter mir gelassen habe.

Der Schweiß rinnt über meinen Rücken, als ich die Straße zur Questura entlanglaufe.

Aus irgendeiner Richtung meine ich, ein Hecheln zu hören. Mir bleibt keine Zeit, mich umzudrehen, ich laufe schneller.

Weiter vorn kann ich schon das graue Gebäude der Questura erkennen.

Und dann stockt mein Atem.

Eine Hand legt sich auf meinen Rücken, ein Arm schlingt sich von hinten um meine Brust.

»Laura.«

Die Angst lässt mich aufkeuchen.

Der Mörder kennt meinen Namen!

Ich war schon fast am Ziel.

Jetzt aber ist es vorbei.

Mein Körper erstarrt, ich bin unfähig, mich loszureißen.

Warum hilft mir niemand?

Frauen, Männer und Kinder eilen an mir vorbei, würdigen mich und meinen Angreifer keines Blickes. Man hält uns wohl für ein ineinander verschmolzenes Liebespaar.

Auf einmal steht Schiavone vor mir, sein Gesicht ist verzerrt, sein Polohemd durchgeschwitzt. Mit einem festen Ruck reißt er mich aus den Armen meines Verfolgers, und ich fliege gegen die Brust des Commissarios. Der Geruch seines Aftershaves ist in diesem Moment das Einzige, was ich bewusst wahrnehme.

Acqua di Giò. Ich kann weder etwas hören noch sehen noch denken.

Dann dringen die Geräusche wieder zu mir durch.

Der Straßenlärm übertönt alles.

Schiavones Stimme klingt zornig. »Sie da, bleiben Sie sofort stehen! Was denken Sie sich eigentlich dabei, Signora Manzoni nachzustellen und sie dann auch noch festzuhalten?«

»Es galt lediglich Lauras Schutz.«

»Wissen Sie nicht, dass Sie sich damit strafbar machten? Sie könnte Sie anzeigen.«

Endlich gelingt es mir, einen Schritt von der schützenden Brust des Kommissars weg zu machen und mich umzudrehen. Jetzt sehe ich, was ich bereits geahnt habe.

Emilio.

Er kann es einfach nicht lassen, mir zu folgen. Wenn er es nur dabei beließe. Aber mich zu packen, als wäre er ein Krake mit acht Armen, und mich am Weitergehen zu hindern, so eine trübe Aktion habe ich ihm nicht zugetraut.

»Laura kam heute nicht wie üblich zur gruppentherapeutischen Sitzung. Die findet zweimal pro Woche statt, und Laura ist immer pünktlich. Ich wollte mich bloß vergewissern, dass es ihr gut geht. Verdammt noch mal, das war ein Missverständnis! Sie ist meine Freundin.«

»Signora Manzoni ist Ihre Freundin?« Schiavone stellt die Frage mit unübersehbarem Erstaunen.

Mir ist unbehaglich zumute.

»Ich bin niemandes Freundin«, empöre ich mich. »Wie kommst du dazu, das zu behaupten, Emilio?« Ich blitze meinen Stalker wutentbrannt an. »Du folgst mir nicht zum ersten Mal. Das ist die reinste Belästigung. Ich sollte dich wirklich anzeigen, um dir einen Denkzettel zu verpassen.«

»Laura, entschuldige. Du warst so komplett von der Rolle. Ich habe dich nur stoppen wollen, weil ich Angst um dich hatte. Du warst wie ferngesteuert. Entgegenkommende Passanten hast du wie Dominosteine auf die Seite gekickt.«

»Geschadet hat das keinem. Es steht dir weder zu, mich zu verfolgen, noch, mich am Weiterlaufen zu hindern. Es geht dich nichts an, was ich treibe. Verstanden?«

Emilio kommt auf mich zu und nimmt meine Hand. Ich reiße sie weg. Er schaut mich bittend an. »Lassen wir es gut sein. Eine kleine Meinungsverschiedenheit unter Freunden. Es wird nicht wieder vorkommen. Unter einer Bedingung: Treffen wir uns morgen, wenn es dunkel wird und die ärgste Hitze vorüber ist, in der Diele neben dem Park auf ein Erdbeereis? Dieser Preis ist doch nicht zu hoch. Oder?«

Schiavone macht eine ärgerliche Bewegung und will eingreifen. Ich schüttle den Kopf. Es gelingt mir nicht, Emilio, diesem Narren, zu grollen.

»Von mir aus. Du Verrückter. Aber bring deinen Wuffi mit. Und danach lässt du mich in Frieden. Abgemacht?«

»Wenn du das so möchtest? Abgemacht.«

Emilio ist blasser als sonst, nur ein paar hektische rote Flecken auf seinen spitzen Wangenknochen lassen erkennen, wie aufgeregt auch er ist. Betont lässig streicht er das gebleichte Haar zurück und stülpt trotz der sengenden Hitze die dunkle Kapuze über seinen Kopf.

»Dann bis morgen, Laura. Ich hoffe übrigens, du hältst den nächsten Gruppentermin ein. Nicht nur ich habe dich vermisst. Deine Freundin war ebenfalls verunsichert.«

»Luisa?«

»An wen hast du denn gedacht? Etwa an die magersüchtige Zicke?«

»Geh schon«, sage ich und kann mir das Lachen kaum verbeißen. Emilio ist nicht der Feind und schon gar kein Mörder. Ich mag ihn gern, auch wenn es mich nervt, dass er mir ständig folgt.

»Sind wir so weit?«, fragt Schiavone kühl.

»Ciao, Emilio«, sage ich folgsam. »Grüß deinen albernen Wuffi von mir.«

»Leo bedankt sich schon jetzt.« Er winkt uns mit einer unbeholfenen Handbewegung zu und sprintet davon, ohne mir ein verwegenes Zwinkern zuzuwerfen.

»Was war das für ein Spinner?«

Commissario Schiavone und ich stehen einander im klimatisierten Innenraum der Questura gegenüber. Heute trägt er unauffällige Chinos und ein Poloshirt, das offensichtlich Teil seiner Polizeiuniform ist, denn über der Brusttasche prangt das entsprechende Logo.

»Ein liebenswürdiger Irrer, der seinen nicht vorhandenen Vierbeiner brav dreimal am Tag Gassi führt.«

»Und der obendrein hinter Ihnen her zu sein scheint, Laura. So etwas nennen wir profan einen Stalker. Sie sollten auf der Hut sein und dieses Verhalten keineswegs auf die leichte Schulter nehmen.«

»Emilio ist wirklich nicht das Problem, Commissario. Mit ihm werde ich fertig. Sicher, er hat mich zu Tode erschreckt, aber nur, weil ich ihn zu spät erkannt habe. Ich hielt ihn für den Raubmörder. Ich bin völlig aus dem Häuschen und weiß wirklich nicht mehr weiter. Ich habe Angst.«

»Hier kann Ihnen nichts geschehen, Laura. Gehen wir erst mal in mein Büro. Dort unterhalten wir uns ausführlich.«

Augenscheinlich sind ihm die neugierigen Blicke seiner Kollegen unangenehm.

»Genau deshalb bin ich hier«, fauche ich ihn an. »Ich verlange eine Erklärung von Ihnen.«

»Dann begleiten Sie mich jetzt bitte. Ich werde Ihnen alles, was Sie wissen wollen, genau erläutern.«

Gegen die Erleichterung, an seiner Seite zu sein, bin ich machtlos. Es ist nicht nur sein Geruch, der mich umfangen hält und mir Sicherheit vermittelt, auch wenn sie trügerisch sein mag. In diesen alten Mauern des Amtsgebäudes fühle ich mich wahrhaftig geborgen.

Und dennoch kann ich das panische Gefühl in mir nicht abschalten. Kaum betreten wir sein Büro, fahre ich ihn darum an:

»Wieso steht dieser völlig an den Haaren herbeigezogene Artikel in der Zeitung?«

»Es handelt sich um ein Missverständnis. Laura, das müssen Sie mir glauben.«

»Hilft mir das?« Es gelingt mir nicht, mir meine verschwitzten Haare von den Wangen zu pusten, also löse ich die klebrigen Strähnen mit der Hand. »Ich fühle mich total ins Scheinwerferlicht gestellt. Der Mörder glaubt doch jetzt, ich hätte ihn gesehen und wäre eine ernst zu nehmende Tatzeugin. Dabei war ich in einem ganz anderen Haus, in einem anderen Viertel der Stadt. Bevor Sie mich dorthin brachten, hatte ich den Wohnblock, in dem der Raubmord an der alten Frau geschah, noch nie gesehen.«

»Dass Sie sich so exponiert vorkommen, tut mir aufrichtig leid.« Schiavone zieht um Verzeihung bittend seine Augenbrauen in die Höhe. »In dem Zeitungsartikel werden Sie aber nicht erwähnt. Es ist darin nur von einer Zeugin die Rede.«

»Jedoch nicht von dem Mädchen, von dem Sie mir erzählten, sondern von einer jungen Frau. Damit muss der Reporter mich gemeint haben, weil ich doch an dem Tag bei Ihnen in der Questura war, genau wie die echte Zeugin.«

»Erinnern Sie sich denn jetzt an das Mädchen?« Schiavone schaut mich aufmerksam an.

»Woher denn, ich habe dieses Kind nie mit eigenen Augen gesehen.«

»Lassen wir es dabei, Laura. Sprechen wir über die neue Situation. Ihre Mutter hat mir heute schon das Leben zur Hölle gemacht.«

»Was ist passiert?«

»Sie rief an, um sich über mich zu beschweren.«

»Liegt sie denn damit so falsch?«

»Die Geschichte mit der Zeitung war eine Unachtsamkeit, hinzu kam ein Zufall, und ich bedaure das.«

»Sie begreifen aber schon, dass der Raubmörder mich jetzt für die Hauptbelastungszeugin halten könnte? Er wird vielleicht Nachforschungen anstellen, um herauszufinden, wer diese junge

Frau aus dem Zeitungsartikel ist, und ich war zeitgleich mit dem Mädchen und dem Phantombildzeichner auf der Questura.«

»Als wäre mir das nicht klar, Laura.«

Sobald Schiavone mich mit meinem Vornamen anspricht, hüpft mein Herz einen unkontrollierten Salto. Und wer, zur Hölle, hat rötliche Augenbrauen? Wäre ich er, ich würde sie mir färben.

»Commissario.« Ich bemühe mich, gelassen zu bleiben. »Wir haben es auf den Punkt gebracht. Womöglich trägt niemand Schuld an diesem Versehen. Jemand, in diesem Fall ich, war zum falschen Zeitpunkt am falschen Ort. So weit, so gut. Oder auch schlecht. Wie man es eben nimmt. Der Raubmörder könnte dem Journalisten bereits meinen Namen entlockt haben, vielleicht weiß er, wo ich wohne. Wie komme ich da wieder heraus? Helfen Sie mir!«

Schiavone beugt seinen Kopf und atmet tief durch.

»Der Reporter kennt Ihren Namen nicht, das garantiere ich. Ihre Angst ist dennoch verständlich. Wir haben hier nur leider nicht die finanziellen Mittel, um Ihnen auf bloßen Verdacht hin einen alltagsbegleitenden Personenschutz zu gewähren. Dazu verfügen wir über zu wenige Anhaltspunkte.«

»Habe ich Sie richtig verstanden, Commissario? Mein Leben ist Ihnen nichts wert? Sie sind dafür verantwortlich, dass ich mich in dieser Lage befinde.«

Aus einem für mich nicht nachvollziehbaren Drang heraus möchte ich Vittorio Schiavone gleichzeitig ohrfeigen und umarmen.

»Wie kann ich Sie unterstützen? Sagen Sie es mir, und ich tue es.«

Spinnt der Mann? Wenn ich von ihm fordere: »Ziehen Sie bei mir ein«, tut er das?

Auf einen Versuch käme es an. Seine Antwort würde mich interessieren.

»Es macht mich traurig, dass Sie mich so unbeeindruckt in Ihren Aktenordner verbannen«, sage ich stattdessen verärgert.

»Meine Angst, und die ist nicht unberechtigt, kümmert Sie doch kein bisschen. Vielleicht, Commissario, hoffen Sie sogar, den Raubmörder dadurch zu finden, dass er sich an meine Fersen heftet. In der altbekannten und bewährten Lockvogelmanier. Ein wirklich billiges Manöver.«

Wutentbrannt trete ich gegen das Tischbein.

Schiavone zuckt zusammen.

»Laura. Bitte unterlassen Sie das.«

»Sagen Sie mir lieber, wie ich mich selbst schützen kann, wenn Sie es aus finanziellen Gründen schon nicht können. Das sind Sie mir schuldig.«

»Ich veranlasse, dass regelmäßig eine Streife bei Ihnen vorbeifährt. Wir behalten Sie im Auge.«

»Der Raubmörder bestimmt auch«, gifte ich ihn an.

»Sie, Laura, können sich dadurch schützen, dass Sie nichts Unüberlegtes tun. Und ich meine damit beispielsweise, nachts zu Hause zu bleiben. Statt spät, wenn die ärgste Hitze vorbei ist und es bereits dunkel wird, mit Ihrem Stalker auf ein Erdbeereis in die Diele neben dem Park zu gehen. Das hatten Sie doch vor? Tragen Sie stets Ihr Telefon bei sich, egal, wohin Sie unterwegs sind, und schalten Sie den Klingelton nicht aus. Das ist nicht zu viel verlangt. Nicht wahr? Und vermeiden Sie es in den nächsten Tagen bitte, allein durch die Gegend zu stromern.«

»Sind Sie mit Ihrem Vortrag fertig?«

»Wenn Sie es so sehen, gewiss.«

»Dann werde ich jetzt zu meiner Mutter nach Hause laufen und sie über unser Gespräch informieren. Allerdings möchte ich Sie darum bitten, meinen Stalker nicht zu erwähnen, wenn Sie wieder mit ihr sprechen. Emilio mag auf Außenstehende bekloppt wirken, er ist aber nicht halb so verrückt, wie Sie vielleicht denken. Von ihm droht mir keine Gefahr.«

»In Ordnung, ich halte mich daran, von mir erfährt sie nichts. Was ich Ihnen aber noch sagen wollte, Ihre Mutter konnte Sie nicht erreichen. Daher bat sie mich, Sie zu benachrichtigen, dass Sie sich bei ihr melden sollen, wenn ich mit Ihnen gesprochen habe. Wenn Sie möchten, rufe ich Ihre Mutter an und teile ihr mit, dass Sie hier waren und nun auf dem Heimweg sind.«

»Danke. Mein Akku ist leer.«

»Ich begleite Sie hinunter. Soll ich einen Kollegen bitten, Sie nach Hause zu fahren?«

»Verschonen Sie mich damit«, maule ich ihn schnippisch an. »Ihre hochnäsigen Kollegen da draußen können mir gestohlen bleiben. Wie die mich vorhin angesehen haben. Bevor ich einen Fuß in einen Dienstwagen setze, schmachte ich lieber in der Hitze.«

Als wir den Ausgang erreichen, wird Schiavone vom Portier zugerufen: »Commissario! Warten Sie bitte kurz. Hat der Beobachter des Raubmords an der älteren Dame Sie inzwischen erreicht? Er rief heute Morgen an, um Ihnen wertvolle Hinweise zu geben. Fabrizio, der ermittelnde Beamte, war außer Dienst.«

Mir wird flau in der Magengrube. Meldete sich da einer, um mehr zu erfahren? Unruhig suche ich die Gehwege und Straßen nach einer verdächtig wirkenden Person ab.

»Hat er nicht. Zumindest wurde er nicht zu mir durchgestellt. Sie haben seine Nummer hoffentlich notiert?«, erwidert Schiavone brüsk.

»Das ist es ja. Der Anruf erfolgte anonym. Als Sie nicht gleich erreichbar waren, gab ich ihm Ihre Durchwahl. Und nachdem ich ihm Ihren Namen nannte, sagte er, er würde sich wieder melden, und legte auf.«

»Aha. Wahrscheinlich bloß einer der üblichen Spinner. Immer gibt es irgendwelche Wichtigtuer, die etwas gesehen haben wollen und uns damit die Zeit stehlen.« Der Commissario schüttelt den Kopf, und sogar im fahlen Licht der Eingangshalle schimmern seine Augen moosgrün und heben sich unvorteilhaft vom Rot seiner Haare ab.

Seine Worte lösen ein Gefühl der Fassungslosigkeit in mir aus. »Ist das alles, was Sie beizusteuern haben? Da ruft jemand mit Informationen an, und Sie wischen das so lapidar einfach vom Tisch? Halten Sie das für gute Polizeiarbeit?«

»Laura Manzoni, ich habe Erfahrungen mit dieser Klientel. Mischen Sie sich bitte nicht in meine Vorgehensweise ein. Vertrauen Sie mir. Allen Hinweisen, die wir erhalten, gehen wir gründlich und sorgsam nach.« Der Kommissar greift nach meinem Arm. Bevor er ihn berühren kann, reiße ich ihn weg. Ich bin wütend und aufgebracht.

Schiavone seufzt. »Aber mir wäre zugegebenermaßen wohler bei dem Gedanken, dass einer meiner Kollegen Sie nach Hause fährt.«

»Nein. Auf keinen Fall.«

»Dann versprechen Sie mir, mich anzurufen, sobald Sie wohlbehalten bei Ihrer Mutter angekommen sind.« Er drückt mir eine Visitenkarte in die Hand.

»Die habe ich schon.«

»Nein. Diese hier nicht. Da steht meine private Handynummer drauf.«

»Die brauche ich nicht.«

»Sie ist für den Notfall gedacht. Ich gebe meine Nummer nicht an jeden weiter, mit dem ich beruflich zu tun habe. Ich bin ehrlich um Ihre Sicherheit besorgt.«

»Ich auch.«

Nichts wie weg, denke ich und stürme hinaus.

Die Hitze trifft meinen Körper so hart wie der unerwartete Aufprall eines Medizinballs.

Meine Umgebung sorgfältig kontrollierend, sehe ich in alle Richtungen und überquere die Straße erst, als mir nichts auffällig erscheint.

ANGELA

Es ist kaum zu glauben, dass Gloria mir gegenübersitzt, hier am Küchentisch in meiner Wohnung, mich liebevoll anlächelt und meine Hand fest in ihrer hält. Ihre Haut ist so weich und duftet nach Creme.

Bald nach meiner Rückkehr ins Museum rief Commissario Schiavone an und teilte mir mit, dass Laura wohlauf und putzmunter bei ihm auf der Questura gewesen sei. Sie hätten sich längere Zeit unterhalten. Er behauptete, meine Tochter sei in Sicherheit, er werde dafür sorgen, dass ihr nichts geschehe. Als ich ihn nach dem Wie fragte, quasselte er verlegen etwas von finanziellen Engpässen.

»Kein Personenschutz also?«

Auf meine Frage stutzte er. »Wir werden die Straße, in der Ihre Wohnung liegt, häufiger als üblich anfahren. So viel kann ich Ihnen zusagen.«

Na, das schaue ich mir an, dachte ich bitter und verabschiedete mich frostig.

Gloria nahm mich unmittelbar in die Mangel und quetschte jedes auch noch so unbedeutende Detail aus mir heraus.

Ich sah ihr Verhör keineswegs als eine Version der Spanischen Inquisition an, sondern als ehrliche Besorgtheit um mich und meinen seelischen Zustand. Sie kann nachfühlen, dass mich umtreibt, in welcher Gefahr Laura seit dem Zeitungsbericht heute Morgen schwebt.

»Angie.« Ihre Augen schimmerten silbern. Die Grundfarbe ist ein seltenes Grau. Es ist wunderschön und zeigt, je nach Lichteinfall, die faszinierendsten Facetten. In den Romanen von Edgar Wallace, die ich in jungen Jahren verschlungen habe, war die Augenfarbe der jeweiligen Heldin immer von einem bestechend matten Grau. Ebenso wie der Nebel, der über London hing.

»Gloria. Es ist einfach so, dass ich mir keinen Rat mehr weiß.« Hilflos zucke ich mit den Achseln.

»Gut, meine Beste, dann übernehme ich ab jetzt das Ruder. Wir sperren das Museum für heute ab, hängen ein Schild vor die Tür und verlassen diesen Ort, um einen besseren zu finden. Na, was hältst du davon?«

Das Ruder hält sie zwar immer in ihren Händen, ungeachtet der mich amüsierenden Wortwahl, aber dankbar tat ich, was sie verlangte.

Ich beendete eine angefangene Mail, ordnete einige Bücher in Regale ein, trug den Abfall aus der kleinen Kochnische zu den Containern in den Hinterhof, schloss die Fenster und zog die Jalousien gegen die brütende Hitze herunter, während Gloria die Geschirrspülmaschine ausräumte und Gläser, Teller und Tassen in die Schränke zurückstellte.

»Fertig, Angela«, sagte sie. »Lass uns sofort von hier verschwinden.«

Und das taten wir.

Ich weiß nicht, wie es dazu gekommen ist, jedenfalls fanden wir uns in meiner Wohnung wieder. Eigentlich wollten wir uns ein Café aussuchen oder im Park spazieren gehen.

Nun habe ich diese großartige griechische Gottheit nach viel zu langer Zeit, in der wir uns tagein, tagaus nur im Museum gesehen haben, wieder hier bei mir und betrachte hingebungsvoll ihr ebenmäßig gezeichnetes Gesicht.

»Starr mich nicht so an. Schenk mir lieber einen deiner guten Weißweine ein.«

Während ich eine Flasche öffne, wird mir klar, dass Gloria mich mit allen verfügbaren Mitteln von meinem Kummer abzulenken versucht. Dafür bin ich ihr von ganzem Herzen dankbar.

Immer noch habe ich meine Tochter nicht erreicht.

Auch diesmal führte mich mein erster Weg in ihr Zimmer.

Nichts hatte sich seit dem Morgen verändert, genauso wenig wie im Badezimmer. Schnell raffte ich die feuchten Handtücher zusammen.

Laura ist also in der Zwischenzeit nicht hier gewesen.

Was rege ich mich darüber bloß so auf?

Der Anruf des Kommissars hat mich entlastet und von der riesengroßen Sorge befreit, ihr mit dem Schlafmittel geschadet zu haben. Aber ein undefinierbares Gefühl drohender Gefahr ist dennoch zurückgeblieben.

»Angela? Hörst du mir denn zu? Bist du bereit, mit mir auf schönere Tage anzustoßen?«

»Ja, gern.«

Wir heben unsere Gläser und prosten einander zu.

Wieder kann ich meine Augen nicht von ihrer hellen Haut losreißen, die mit diesen zarten, entzückenden Sommersprossen übersät ist. Dort, wo Glorias Bluse einen Blick auf ihr Dekolleté freigibt, verschwinden die hübschen goldbraunen Punkte zwischen ihren Brüsten und schlängeln sich weiter hinab. Diese Aussicht kenne ich genau, sie trägt ihre Oberteile immer so weit ausgeschnitten, dennoch erregt sie mich jedes Mal aufs Neue.

Ich kann es nicht leugnen, ich bin in Gloria verschossen.

Sie weiß es nicht, und das soll auch so bleiben. Vor ihr war ich schon einmal in eine Frau verliebt. Die Geschichte endete katastrophal. Lange Jahre habe ich mein Verlangen nach Frauen unterdrückt und mich über mein eigentliches Begehren hinweggetäuscht.

Aus einem Versuch, der heterosexuellen Norm zu entsprechen, ist Laura entstanden. Es war eine flüchtige Bekanntschaft, von denen ich während dieser Zeit mehr als nur eine hatte.

Ich hätte den Vater nicht bestimmen können. Allerdings habe ich Laura von Anfang an die Wahrheit darüber erzählt.

»Träumst du, Angie?«

»Gloria, ich möchte dich etwas fragen, was mir bisher zu privat schien. Bist du Single, oder triffst du dich zurzeit mit jemandem?«

Gloria schaut mich nur träge an und beginnt dann glockenhell zu lachen.

Sie steht auf und kommt um den Tisch herum auf mich zu.

LAURA

Die Gehsteige sind staubig, die Hitze brütet, der Verkehrslärm auf der Straße schrillt in meinen Ohren. Menschen hasten an mir vorbei, ich werde mehrmals angerempelt. Dazu die vielen Hunde, die ungeduldig an den Leinen ihrer Herrschaften ziehen. Warum werden diese Köter nicht in den Parkanlagen Gassi geführt?

Emilio macht das schließlich sogar mit seinem Wuffi, den es nicht einmal gibt. An ihm sollten sich die anderen Hundebesitzer ein Beispiel nehmen.

Nicht von ungefähr nennt sich diese unerträglich laute Stunde Rushhour.

Bin ich zu langsam für diese von purer Hektik geprägte Tageszeit?

Meine Sinne sind von den vielen optischen und akustischen Eindrücken komplett überfrachtet. So ähnlich geht es mir auch, wenn ich gezwungen bin, einen der großen Supermärkte aufzusuchen. Das geschieht selten, aber selbst meine Mutter liegt mitunter krank im Bett. Dann übernehme ich diese lästige Pflicht und bemühe mich, die Erledigungen anstandslos durchzuziehen. Leider ist es öfter als einmal passiert, dass ich den vollgepackten Einkaufswagen stehen lassen musste und in heller Panik davonrannte.

Heute fühle ich mich auch so, aus jeder Ecke scheint mich einer anzuspringen, von allen Seiten droht mir Gefahr. Der einzige Unterschied besteht darin, dass die Gefahr diesmal real ist. Klaustrophobie nennt sich dieses Gespenst.

Hätte ich mich doch von einem der hochnäsigen Kollegen Schiavones mit dem Dienstwagen nach Hause bringen lassen!

Ich sollte mir künftig mehr Zeit nehmen, bevor ich ein gut gemeintes Angebot kategorisch ablehne. Ich weiß, es hängt mit meinem Stolz zusammen und mit der traurigen Tatsache, dass ich unabhängig und stark wirken will.

Der Tag war anstrengend genug, und wenn ich an das Strafgericht denke, das mich hundertprozentig sicher zu Hause erwartet, schwindet meine Freude auf eine erfrischende Dusche und einen knackigen Salat mit Kirschtomaten, süßen Zwiebelstücken aus Tropea und Avocadospalten.

Das unaufhörliche Brennen in meinem Rücken lässt mich die bohrenden Blicke eines Verfolgers erahnen. Abrupt mache ich eine Drehbewegung, darin bin ich langsam zirkusreif, und wieder ist da niemand, dem ich es zutrauen würde, hinter mir her zu sein. Also tänzle ich weiter vorwärts, an den mich angaffenden Passanten vorbei. Ich würdige sie keines Blickes.

Aus Protest gegen ihr Glotzen und der Hitze zum Trotz ziehe ich die Kapuze meines Shirts über meine rosaroten Haare.

Der Weg nach Hause zieht sich endlos hin. Fast sehne ich meinen Stalker herbei. Jetzt würde ich mich von ihm glatt auf einen Erdbeermilchshake oder ein Schokoladeneis einladen lassen.

Emilio ist gar nicht mal so übel anzusehen mit seinen gebleichten Haaren und dem blassen, sonnenscheuen Gesicht. Man könnte ihn glatt für einen Vampir halten. Und ausgerechnet mir, die ich diese Blutsauger-Bücher und -Filme nicht ausstehen kann, gefällt diese Geistergestalt?

Anscheinend habe ich meine Ansprüche bezüglich des Aussehens eines potenziellen Kandidaten für eine Liebelei bereits hinuntergeschraubt.

Liebelei?

Was für altertümliche Worte kreiert mein Hirn da?

Ich grinse in mich hinein und stelle zu meiner Überraschung fest, dass ich den verrückten Kerl mit seinem imaginären Wuffi vermisse.

Die fremde und aufregende Gefühlswallung nimmt mich so gefangen, dass ich unbewusst in eine der von mir am wenigsten geliebten Einbahnstraßen einbiege.

Sie ist eng.

Der Gehsteig ist so schmal, als wäre er gar nicht vorhanden, und überall parken Motorräder. Roller stehen in die kleinste Lücke gequetscht, und der Verkehr rauscht an mir vorbei.

Ich beschleunige mein Tempo, nur raus aus dieser mir den Atem abschnürenden Beengtheit.

Da werde ich abermals gestoppt, und all meine Befürchtungen und Ängste bewahrheiten sich.

Starke Hände packen mich am T-Shirt, krallen sich in den Stoff, bringen mich so abrupt zum Stehen, dass ich taumle. Verzweifelt wehre ich mich, trete nach hinten, schlage erfolglos mit den Armen um mich und werde grob gegen die Mauer eines Hauses gepresst.

Ich bin unfähig, mich zu bewegen, und meinem Widersacher hilflos ausgeliefert.

»Hilfe!«, schreie ich. »Hilft mir denn keiner? Hilfe!« Jetzt brülle ich und ernte einen gewaltigen Tritt in die Kniekehlen.

Ich klappe zusammen wie ein Schweizer Taschenmesser, meine Gesichtshaut schrammt über die raue Mauer, und als ich auf dem Boden aufkomme, wird mein Oberkörper von stählernen Beinen umschlossen. Mir fehlt die Kraft, mich herauszuwinden, ich kann mich nicht rühren.

Warum ist da keiner?

Wo sind denn alle?

Kein Fußgänger, kein Motorradfahrer? Nicht einmal ein Scooter?

Über mir ist ein Hecheln, es erinnert mich an einen Hund, der einem Ball nachjagt.

Jetzt beugt sich der Angreifer zu meinem Ohr herab und zischt: »Das hast du davon, du elende Schlampe.«

Vor Angst kann ich weder einen klaren Gedanken fassen noch ein Wort hervorbringen. Hilflos rieche ich penetranten Schweiß, dann senkt sich eine Messerspitze in die Haut meines Nackens.

Das hier, diesen Überfall, überlebe ich nicht.

Gleich bin ich tot.

Aus und vorbei.

Müsste mein Leben jetzt nicht im Schnelldurchlauf an mir vorüberziehen?

Aber da ist nichts außer der Panik, die das Ritzen der Klinge verursacht.

Ich ergebe mich meinem Schicksal, stoße einen letzten tiefen Seufzer aus. So fühlt es sich also an, wenn das Ende nah ist. Wenn das Leben im nächsten Moment aus einem herausfließen wird und man machtlos ist, etwas daran zu ändern. Ich sehe mein Blut schon den Rinnstein entlangfluten, bis es den Canal Grande erreicht. Dort vermischt es sich mit dem trüben Wasser und strömt durch die Bucht von Triest hinaus aufs offene Meer.

Nur Bruchteile von Sekunden, bevor das Messer tiefer dringt und meine Halsschlagader durchschneidet, wird das Monster, das mich gepackt hat, von mir weggerissen. Die Arme des Angreifers geben mich abrupt frei, das Messer rutscht von meinem Hals ab, sticht unkontrolliert in meine Seite und hinterlässt einen Schnitt.

Blut quillt unter meinem Shirt hervor.

Eine Stimme brüllt: »Lauf, Laura, lauf, lauf und bring dich in Sicherheit!«

Es ist Emilio.

Mein Schattenwesen.

Mein treuer Stalker ist mir gefolgt.

Und ich rapple mich auf, laufe um mein Leben.

Dann bleibe ich stehen und drehe mich um.

Noch immer ist es, bis auf uns drei, menschenleer in der Straße.

Warum spaziert genau jetzt niemand vorbei, warum stellt keiner seinen Roller ab?

Warum kommt uns niemand zu Hilfe?

Ich springe in einen Hauseingang. So bin ich vor den Blicken meines Verfolgers verborgen. Ich strecke meinen Kopf, so weit es geht, nach vorne, ich muss einfach sehen, was mit Emilio passiert.

Er kämpft mit der Gestalt, die mich erstechen wollte. Ich

verfolge ängstlich das Handgemenge, spüre, dass Emilio schwächer ist, höre seine verzweifelten Schreie und kneife ängstlich meine Augen zu, bis mich ein schreckliches Brüllen, gefolgt vom Quietschen von Autoreifen und dem Schleifen einer Bremse, erreicht.

Ich öffne meine Augen.

Emilio, mein Freund und Beschützer, liegt teilweise sichtbar, teilweise verborgen, unter den Rädern eines Autos.

Eine Lache aus seinem Blut breitet sich rasant auf dem Pflaster aus und färbt die Straße rot.

Mein Angreifer, eine große, schlanke Person, bekleidet mit einem dunklen Hoodie, dessen Kapuze sein Gesicht abschirmt, rennt vom Tatort weg, zum Glück nicht in meine Richtung.

Vorerst bin ich in Sicherheit.

Ich nestle nach dem Telefon in der Tasche meiner Jeans und stelle mit Entsetzen fest, dass es nicht da ist. Habe ich es verloren, als der Täter mich zu Boden zwang? Nein, fällt mir ein. Es muss noch am Brunnenrand liegen.

Wo bin ich hier überhaupt? Es fällt mir schwer, mich zu orientieren.

Da entdecke ich gegenüber den Namen der Straße auf einem Schild.

Ich muss Emilio helfen und wage mich aus meinem Versteck.

Seine weiß gebleichten Haare sind blutdurchtränkt, sie schimmern rosa auf dem dunklen Asphalt.

So rosafarben wie meine.

Ein älterer Mann steht neben dem Wagen und spreizt seine Finger dem Himmel entgegen, um die blendende Sonne abzuwehren. Sein Gesicht ist kalkweiß, er zittert.

Ich nähere mich ihm vorsichtig, schaue hastig in alle Richtungen.

»Es war nicht meine Schuld. Oh mein Gott, warum strafst du mich so?« Der arme Alte steht völlig unter Schock.

»Sie müssen die Ambulanz rufen!«, dränge ich.

»Bitte machen Sie das.«

»Würde ich ja, aber ich kann nicht, ich habe mein Handy verloren.«

Der Alte sieht mich einen Moment lang verständnislos an, ehe er kapiert, was ich sage, und holt sein Telefon aus dem Auto. Das dauert alles viel zu lange, und noch immer sind wir allein.

»Was? Wen soll ich ...« Das Telefon in der Hand, schaut er mich verzweifelt an, fleht um Hilfe. »Bitte.«

»Der Notruf, wählen Sie den Notruf. Wir befinden uns in der Via Felice Venezian.«

Während der Mann telefoniert, gehe ich um sein Auto herum.

Es ist wirklich Emilio.

Mein Emilio.

Ich kann nicht erkennen, ob er noch atmet. Der Wagen verdeckt seinen Brustkorb, und seine Augen sind weit geöffnet, so als wäre er beim Anblick der Medusa erstarrt.

Ich habe panische Angst.

Und ich blute.

Ich kann hier nicht bleiben. Es ist nicht sicher. Ich will nur noch nach Hause, mich ins Bett legen und schlafen, endlos lange, ohne einen einzigen Traum. Wenn ich dann aufwache, werde ich in den Park gehen und Emilio und seinen nicht vorhandenen Hund auf die größte Portion Eis einladen, die die beiden jemals in ihrem Leben gegessen haben.

Die Angst schnürt meine Kehle zu.

Dem alten Mann werfe ich einen letzten entschuldigenden Blick zu.

»Junge Frau, bitte bleiben Sie bei mir«, fleht er vergebens.

Und wieder renne ich.

Ich fliehe vor dem allgegenwärtigen Schrecken, vor dem Messerstecher, der es auf mich abgesehen hatte, und vor Emilios totem Körper. Und vor mir selbst.

Wie lange bin ich wohl durch die Straßen Triests gelaufen, bis ich unsere Wohnung gefunden habe?

Zwei Minuten, einen Tag?

Endlich bin ich daheim.

Ich werfe mich gegen die Haustür. Stoße den Blumentopf im Eingang um. Es gibt ein hässliches Knirschen, als der Ton bricht, und ich stolpere kopfüber in den Flur.

Geistesgegenwärtig zerre ich eine Wolljacke von einem der Garderobenhaken, hänge sie mir um die Schultern und verdecke so mein blutiges T-Shirt.

»Mama!«, rufe ich.

Keine Antwort.

Doch da sind eigenartige Geräusche, die nicht hierhergehören.

Sie kommen aus dem Zimmer meiner Mutter.

Hat der Raubmörder sie für mich bestraft?

Ich stoße die Tür auf und finde meine Mutter auf ihrem Bett in einer innigen Umarmung mit Gloria, ihrer Chefin, vor.

ANGELA

Laura starrt uns an, murmelt etwas Unverständliches, dreht sich weg und läuft davon. Die Tür donnert hinter ihr ins Schloss.

Sie wirkte wie in Trance.

War die Seite ihrer grauen Leinenhose blutverschmiert?

»Da haben wir uns wohl hinreißen lassen und deine Tochter darüber völlig vergessen«, sagt Gloria und löst sich aus meiner Umarmung.

»Es tut mir leid. Aus irgendeinem Grund nahm ich an, Laura sei mit Luisa aus ihrer Therapiegruppe unterwegs.«

»Das war dann wohl ein Irrglaube.« Gloria räkelt sich und gähnt ausgiebig.

Mein Hals fühlt sich an, als hätte ich ein zu großes Stück Apfel verschluckt, das sich in meiner Speiseröhre schmerzhaft verhakt hat. »Bitte bleib noch.« Ich strecke meine Hand nach ihr aus und huste, bevor ich spreche.

»Das geht nicht. Es ist der falsche Zeitpunkt, Angie. Ich sollte schleunigst von hier verschwinden. Meine Anwesenheit verschlimmert die Lage bloß. Laura schien nicht bei Sinnen. Sie war kreideweiß. Es muss etwas Schlimmes vorgefallen sein. Du solltest dich um sie kümmern. Alles andere ist jetzt unwichtig.«

Unglücklich sehe ich zu, wie Gloria in Rock und Pumps steigt und ihre Bluse bis oben zuknöpft.

Wir verabschieden uns, wie sonst auch, mit einem Kuss auf jede Wange. Nur dass heute alles anders ist und die Geste eine neue, tiefere Bedeutung gewonnen hat.

»Ich finde allein hinaus. Zieh du dich an und schau nach deiner Tochter. Wenn du meine Hilfe brauchst, weißt du ja, wie du mich erreichen kannst. Sonst sehen wir uns, wie gewohnt, morgen früh im Museum.« Ihre Stimme klingt traurig.

Ich bringe nur ein unglückliches »Ja« heraus und versuche weiter, das verkeilte Apfelstück in meinem Hals hinunterzuwürgen.

An der Tür bleibt Gloria stehen und dreht sich zu mir um. »Nimm es nicht so schwer, Angela. Du findest sicher eine Lösung. Laura hat bisher jede Krise überstanden«, sagt sie und kommt noch einmal auf mich zu. Behutsam streicht sie mir meine feuchten Haare aus der Stirn und drückt ihre Lippen zart auf meine Wange.

Als sie mein Zimmer verlässt, bleibt nur der blumig frische Duft ihres Parfums zurück. Ich möchte ihr nachlaufen und sie daran hindern, wegzugehen. Aber ich unterdrücke diesen Drang, denn wir wissen beide, dass sie eine vernünftige Entscheidung getroffen hat.

Laura stand immer an erster Stelle bei mir. Dass auch ich ein Leben habe, in dem die Prioritäten sich zu ihren Ungunsten verschieben könnten, hätte ich nie vermutet.

Bis heute.

Ich wäre jetzt lieber mit Gloria zusammen, würde mit ihr durch die Stadt schlendern, vor einigen Schaufenstern stehen bleiben und den späten Nachmittag bei einem guten Glas Wein ausklingen lassen. Vielleicht sogar bei ihr zu Hause. Um dort weiterzumachen, wo wir vorhin aufgehört haben.

Es ist mir nicht peinlich, dass Laura mich mit Gloria gesehen hat. Wir sind beide keine Moralapostel. Das Thema der Sexualität haben wir allerdings, bis auf ein notwendiges Aufklärungsgespräch zu Beginn ihrer Teenagerjahre, ausgespart. Dass ich nie einen Mann mitbrachte, war für Laura kein Thema. Sie kannte es nicht anders. Uns beiden war klar, dass wir in einer Symbiose leben, zu der kein Dritter Zutritt hat.

Weiß ich mit Sicherheit, ob meine Tochter auf Jungs oder Mädchen steht? Von ihren Freunden kenne ich nur Stefano aus ihrer Schulzeit. Ihn brachte sie nach dem Unterricht häufig mit. Die beiden lernten miteinander, kicherten und tuschelten hinter verschlossenen Türen. Bis zu Lauras Zusammenbruch und erstem Klinikaufenthalt. Danach gab es niemand Neuen mehr, den sie mir vorstellte. Stefano kommt weiterhin zu Besuch und bleibt gelegentlich zum Abendessen. Laura wirkt dann viel entspannter als sonst, auch wenn ich nie verstanden habe, was ihr an ihm gefällt. Mir ist er zu hübsch, zu intellektuell und immer darauf bedacht, Laura aufzuziehen. Aber sie mag ihn. Sie seien auf demselben Niveau und würden einander ohne Worte verstehen, erklärte sie mir einmal.

Als Stefano vor einigen Jahren aus Triest fortzog, fand ich sie in Tränen aufgelöst vor, sie war damals kaum zu beruhigen. Bis ich herausfand, was diesen Kummer ausgelöst hatte, vergingen Wochen, in denen sie einsam in ihrem Zimmer hockte.

Erst als ich sie fragte: »Möchtest du Stefano nicht mal wieder einladen?«, platzte es aus ihr heraus. Ihr Seelenverwandter hatte Triest und damit auch sie, wie sie sich ausdrückte, verlassen.

Der Kontakt brach damit nicht vollends ab. Seither treffen sie sich aber nur noch, wenn er nach Hause zu seiner Mutter fährt.

Ich fand nie heraus, auf was sich das »Er hat auch mich verlassen« bezog.

War der Seelenverwandte nun *ihr* Freund oder bloß *ein* Freund?

Noch einmal versenke ich mein Gesicht im Kissen und atme Glorias Geruch tief ein. Dann werfe ich mir meinen Morgenmantel über und tappe durch den dunklen Flur zu Lauras Zimmer.

Es ist verschlossen.

So war das nicht vereinbart.

»Laura, Liebes?«

»Geh weg.«

»Bitte sperr auf.«

»Nein. Werde ich nicht.«

»Wir hatten ausgemacht, du lässt die Tür offen.«

»Dein Spruch ist so alt wie die Zeitung von gestern.«

»Sei nicht so kratzbürstig, Schatz. Ich will dir doch nur helfen. Du hast mir eben große Angst gemacht. Ist etwas passiert? Du warst bleich wie ein Gespenst.«

»Mutter, hör auf. Lass mich endlich in Ruhe! Ich brauche dich nicht.«

»War da Blut an deiner Hose?«

»Blödsinn.«

»Ganz sicher nicht? Denn wenn du dich verletzt hast, sollten wir deine Wunde reinigen.«

»Wer behauptet, dass es mein Blut war?«

»Laura, bitte schließe auf, ich will mich überzeugen, dass alles in Ordnung ist.«

Sie antwortet mit einem lauten Schnauben.

Krampfhaft überlege ich, wie ich es schaffe, zu ihr durchzudringen, sie zu erreichen. Getäuscht habe ich mich nicht, da war eindeutig Blut. Hoffentlich hat sie sich keine gefährliche Verletzung zugezogen.

Soll ich den Notruf wählen?

Besser nicht, denn falls es nicht ihr eigenes Blut ist, könnte sie in etwas verwickelt sein.

Die Angst macht mich starr und hindert mich daran, klar zu denken. Lauras nächste Worte dringen dumpf durch die Tür.

»Verständige weder die Polizei noch einen Arzt. Wage es nicht.«

Gegen ihren Willen wäre es ohnehin zwecklos, Hilfe zu holen.

Ich warte ein paar Minuten still im Flur vor ihrem Zimmer. Die Hoffnung, dass sie aufschließt, gebe ich schließlich auf.

»Geht es dir wirklich gut? Es hat vorhin nicht so ausgesehen. Auch Gloria war wie vor den Kopf gestoßen.«

»Alles im grünen Bereich.«

Wenn Laura in diese kindliche Wortwahl verfällt, bin ich stets alarmiert. Es bedeutet, dass sie regrediert, wie die Psychologen es nennen, und beginnt, sich in ihre eigene verkorkste Welt zurückzuziehen.

»Hast du Hunger?«, frage ich, um sie aus der Reserve zu locken. Mir kommt nichts Besseres in den Sinn. »Es gibt von heute Mittag noch eine Lasagne mit Pilzen. Du weißt schon, die aus dem Jamie-Oliver-Kochbuch, die du so gerne magst. Wir könnten sie gemeinsam zu Abend essen. Mein Magen knurrt schon.«

»Hau ab. Ich will nicht reden. Und Essen brauche ich auch keines.«

»Hast du heute außer dem Bissen vom Croissant überhaupt etwas zu dir genommen?«

»Kontrollierst du mich, als wäre ich eine Essgestörte? Führst du Buch über meine Nahrungsaufnahme? Woher weißt du denn eigentlich von dem Happen? Filmst du mich etwa? Ohne meine Erlaubnis? So etwas ist strafbar. Ich könnte dich anzeigen und verklagen.«

»Was gibst du da für einen Unsinn von dir? Schlampig, wie du nun mal bist, hast du das angebissene Croissant und den Orangensaft auf dem Küchentisch stehen lassen. Dafür brauche ich wirklich kein Überwachungsvideo.«

»Also gibst du zu, so etwas zu besitzen?«

Laura ist katastrophal auf Streit gestrickt. Ihre Ideen werden zunehmend konfuser.

»Quatsch. Keiner hat so etwas, außer vielleicht Detektive.« Ich rede schon genauso wirr wie meine kranke Tochter. »Schluss damit.«

»Lass mich bitte allein. Du merkst doch, wie sich unser Gespräch zerfranst. Bitte, Mama.«

»Okay. Versprich mir wenigstens, deine Tabletten einzunehmen. Und versichere mir, dass du nicht ernsthaft verletzt bist, Schatz.«

»Nein«, sagt Laura und wiederholt noch einmal gequält: »Nein, bin ich nicht.«

»Liebes, hast du auch keine Schmerzen?«, frage ich, weil ich nicht weiß, wie ich das Gespräch sonst am Laufen halten kann.

Ich bin äußerst besorgt, weniger wegen des Blutes an ihrer Hose als wegen ihrer Stimmung.

»Nein. Ich habe keine Schmerzen. Hör damit auf. Es geht nicht immer um dich und deine Gefühle und Ängste. Alles ist okay. Ich sterbe schon nicht. Du sollst mich nur mit deinem Gefasel verschonen. Dein Gerede ist das Einzige, was schmerzt. Alles andere habe ich im Griff.«

Vor Erleichterung könnte ich heulen. Die Gefahr scheint vorerst gebannt.

»Ich stelle dir ein Stück Lasagne vor die Tür und dazu eine Tasse Kakao mit Sahnehäubchen.«

»Was für eine ekelerregende Kombination!«, schreit Laura erbost. »Verzieh dich endlich. Um mehr bitte ich dich nicht.«

Und wie immer tue ich, was meine Tochter von mir verlangt. Ich verziehe mich.

Die heiße Dusche löst nach und nach meine Verspannungen, und ich atme tief die Aromen des zitronigen Duftöls ein. Glorias bildschönes Gesicht taucht in meiner Erinnerung auf, und ich streichle in Gedanken versunken über die weiche Haut ihres makellosen Körpers. Ein seltenes Gefühl vollkommenen Glückes erfasst mich und verdrängt alle bitteren Gedanken, die mich Tag für Tag begleiten.

Ich verspreche mir selbst, dass ich dieses Glück halten und es durch keine unbedachte Handlung zerstören werde. Das bin ich uns schuldig. Falls zu Bruch geht, was eben erst begonnen hat, werde nicht ich es sein, die das verursacht hat.

Verträumt puste ich die Schaumflocken des Duschgels von meiner Hand. Nachdem ich mich abgetrocknet habe, creme ich mich ein.

Als ich bei den Zehen angelangt bin, trifft mich eine Erkenntnis mit voller Wucht. Meinen nach vorne gekrümmten Rücken durchfährt ein Stich, als ich mich jäh aufrichte.

Ich weiß nichts, rein gar nichts, über Glorias Familienverhältnisse.

Lebt sie allein?

Ist sie ein Single?

Keine dieser Fragen hat sie mir heute beantwortet und über die Jahre auch keinen Einblick in ihr Privatleben gewährt.

In meinem Zimmer liege ich auf dem Bett und denke nach.

EMMA SIMONETTI

Emma kann nicht sagen, wie viele Stunden sie schon hier sitzt und über ihren ungelösten Fällen brütet.

Als sie vor Jahrzehnten in den Polizeidienst trat, machte sie sich dadurch einen Namen, dass sie zwei Cold Cases ihres Vorgängers löste. Aus dieser Zeit stammt ihr Spitzname »Superhirn«.

Vittorio war es bisher nicht vergönnt gewesen, sich um ihre Schreibtischleichen zu kümmern. Er war, seit er die Leitung von ihr übernommen hatte, mit der Aufklärung aktuell begangener Verbrechen mehr als ausgelastet und gar nicht in der Lage, zusätzliche Zeit auf alte Fälle zu verwenden.

Für Emma war es damals leichter gewesen, weil ihre Abteilung zu der Zeit größer war. Nach und nach führten Organisationsveränderungen zum Schrumpfen der Mitarbeiterzahl, gleichzeitig stieg die Zahl der offenen Fälle. So erging damals der Befehl, sich nicht mehr um die alten Akten zu kümmern, sondern sich auf die aktuellen Verbrechen zu konzentrieren.

Vittorio wäre verblüfft, könnte er sehen, wie vertieft sie in ihre Unterlagen ist. Sicher würde er sie schelten und sie zwingen, augenblicklich etwas Nahrhaftes zu sich zu nehmen.

Verschone mich bitte mit Hühnersuppe, denkt sie und grinst bei der Vorstellung, eine grauenvolle Brühe von ihm in den Mund gelöffelt zu bekommen, die sie nicht mal schmeckt.

Der Rat der jungen Ärztin war gut. Ihr Telefon gibt den programmierten Alarm von sich, und Emma schluckt mit etwas Wasser ihre abendliche Pillendosis.

Bisher hat sie nur flüchtig in den Akten geblättert, und jene Stellen, die ihr dabei ins Auge stachen, genauer durchgelesen. Sie ist jedoch auf der Suche nach Zusammenhängen, und mit dieser Vorgehensweise wird sie nichts von Bedeutung finden.

Die beste Möglichkeit ist und bleibt, alles chronologisch genau zu durchforsten, eine Technik, die ihr gut vertraut ist.

Doch mit welcher der Akten soll sie beginnen?

Da ist der traurige Unfall mit Fahrerflucht, bei dem eine junge Frau, Cornelia Minotti, getötet wurde. Obwohl sie lange dachte, sehr nah an der Lösung zu sein, und alle weißen Fiat Puntos der Stadt und Umgebung überprüfen ließ, war es ihr nicht gelungen, den Fahrer zu schnappen. Immer noch sieht sie die Leiche der jungen Mutter vor sich, deren Schädel und Brustkorb zerquetscht waren. Emma hatte dem Ehemann und der kleinen Tochter die schreckliche Nachricht überbringen müssen. Damals gab es noch keine Supervisionen oder Coachings. Heute wusste Emma, dass ihr eine psychologische Unterstützung fraglos geholfen hätte.

Der Wohnungsbrand, bei dem eine andere junge Frau zu Tode kam und bis zur Unkenntlichkeit verkohlte, lag und liegt ihr ebenfalls schwer im Magen. Sie und ihr Kollege waren als Erste am Tatort gewesen, und den Anblick, der sich ihnen bot, wird Emma nie vergessen. Ein Nachbar sagte aus, der Frau mit ihrem Kind auf dem Arm ein, zwei Male im Treppenhaus begegnet zu sein. Er könne sich allerdings nicht erinnern, ob es sich um einen Jungen oder ein Mädchen gehandelt habe. Doch die Frau war nicht verheiratet gewesen, und der Vater des Kindes konnte nicht ermittelt werden. Da am Tag des Brandes auch kein Kind als vermisst gemeldet oder umherirrend aufgefunden wurde, musste Emma die Akte Isabella Benedetti trotz drängender Fragen irgendwann ergebnislos schließen. Die Versicherung ging von keinem Fremdverschulden aus, und so belastete der Fall zumindest nicht die Statistik der ungelösten Fälle, es lag ja augenscheinlich kein Verbrechen vor. Emma war sich da allerdings nie so ganz sicher gewesen. Aber all ihre Nachforschungen liefen ins Leere.

Die Leiche der Frau, die sich an der Molo Audace verheddert hatte, bereitete Emma seinerzeit ebenfalls einiges Kopfzerbrechen. Die Tote wurde als Miranda Missaglia identifiziert. Bei der Obduktion stellte man fest, dass sie, bevor sie ertrunken war, einen Schlag auf den Hinterkopf erhalten hatte. Obwohl

Emma und ihre Kollegen das Umfeld der Toten akribisch genau durchforsteten, wurde der oder die Täterin nie gefasst. Dabei war offensichtlich, dass jemand versucht hatte, der Frau den Schädel einzuschlagen, ehe er oder sie das bewusstlose Opfer ins Meer warf. Nur ein Täter mit einem überzeugenden Motiv konnte nicht ermittelt werden.

Der vierte Fall, der Emma lange beschäftigt hatte, war der Tod eines Großvaters, der mit seiner kleinen Enkeltochter oben im Karst in einen Abgrund stürzte. Der alte Mann erlitt einen Genickbruch und war auf der Stelle tot, das Mädchen überlebte wie durch ein Wunder, konnte geortet und gerettet werden. Es behauptete, eine Frau, die ihnen längere Zeit auf ihrer Wanderung gefolgt sei, habe sie und ihren Opa den Felsen hinuntergestoßen. Emma konnte daher auf eine ziemlich genaue Personenbeschreibung zurückgreifen, doch trotz des Phantombildes, das mehrfach in den Zeitungen veröffentlicht wurde, erwies es sich als unmöglich, diese Person zu finden. Mehrere Frauen, die der Zeichnung ähnelten, wurden dem kleinen Mädchen, Camilla Mura, gegenübergestellt. Einmal nur war das Kind überzeugt, die Frau wiedererkannt zu haben. Emma und ihr Team glaubten sich schon am Ziel, als sich herausstellte, dass die Frau zum Zeitpunkt der Tat nachweislich in Südamerika gewesen war, wo sie als Au-pair-Mädchen gearbeitet hatte.

Emma seufzt und schließt sämtliche Aktendeckel. Dann stapelt sie sie in willkürlicher Reihenfolge aufeinander. Wenn sie bloß wüsste, welches Detail sie sucht. Sie wäre ein gutes Stück weiter.

Sie steht auf und holt die Flasche mit dem Wein aus dem Kühlschrank. Ein, zwei oder drei Gläser Rosé wird sie sich gönnen.

Mit ihrer Diagnose hat Emma nicht vor, zur Abstinenzlerin zu werden. Was soll der Alkohol schon noch anrichten.

Sie nimmt ihr Glas mit zum Fenster und stellt es nach dem ersten Schluck auf dem Sims ab.

Ist es das Kleinkind, das angeblich im Treppenhaus gesehen wurde, oder die Enkeltochter, die neben dem toten Großvater am Fuße eines Felsens überlebte? Oder geht es um die ertrunkene Frau am Kai? Möglicherweise ist es auch die Fahrerflucht, die sie irritiert hat?

In drei der vier Fälle spielten Kinder eine Rolle. Diese Gemeinsamkeit war ihr zuvor nie in dieser nachdrücklichen Weise aufgefallen.

Vielleicht sollte sie genau da ansetzen und sich mit der Frauenleiche beschäftigen, die das Meer angetrieben hatte?

Es ist der einzige ihrer Cold Cases, in dem kein Kind vorzukommen scheint.

Aber stimmt das auch?

Oder ist ihnen dieser Umstand entgangen?

Wie automatisch denkt sie an das Mädchen aus Laura Manzonis Bericht und den Raubmord, bei dem ein blondes Mädchen vorkam.

FREITAG

TAG FÜNF

ANGELA

Ich schrecke hoch.

Wirre, beängstigende und süße Träume haben mich die Nacht über abwechselnd umfangen gehalten.

Kissen, Leintuch und Pyjama sind nass geschwitzt.

Und über allem hängt Glorias blumiger, frischer Duft.

Unzählige Male bin ich panisch aus dem Bett gesprungen und habe nach meinem Kind gesehen.

Das Blut an Lauras Leinenhose bereitet mir weiterhin Kopfzerbrechen.

Was, wenn sie doch verletzt ist?

Immer wieder hielt ich mein Ohr fest an ihre Tür gepresst.

Stöhnte sie vor Schmerzen, weinte sie, wälzte sie sich schlaflos von einer Seite zur anderen?

Doch aus ihrem Zimmer drang kein Laut.

Es war totenstill.

In manchen Nächten schnarcht meine Kleine so laut, dass die scharrenden Geräusche bis in mein Zimmer dringen. Anstatt mich zu nerven, beruhigt es mich, sie zu hören.

Das Tablett mit der Pilzlasagne und dem Becher Kakao stand die ganze Zeit unberührt auf dem Boden.

Nach einem gehetzten Blick auf mein Handy weiß ich, dass ich verschlafen habe. Wegen des intimen Zusammenseins mit Gloria und der Sorge um Laura hatte ich völlig vergessen, die Weckfunktion auf dem iPhone zu aktivieren. Sonst spielt das keine große Rolle, denn ich wache stets automatisch zur gleichen Zeit auf.

Laura hat mir einmal scherzhaft vorgeworfen, ich sei ein genauestens programmierter Roboter, was meinen Tagesablauf betrifft.

Ein Körnchen Wahrheit birgt diese Aussage zweifellos. Ohne meine innere Uhr, die strengen Auflagen unterliegt, wäre ich meinen Gefühlen und den damit einhergehenden Befindlichkeiten schutzlos ausgeliefert. An Lauras Verhalten erkenne ich unschwer, wohin es führt, sich nicht an gewisse Regeln zu halten.

Ich seufze, sehe aus dem Fenster und schrecke vor der gleißenden Helligkeit zurück. Ein weiterer Hitzetag bahnt sich an.

Bevor ich abermals bei meiner Tochter nach dem Rechten sehe und danach ins Badezimmer gehe, muss ich einen dringenden Anruf erledigen.

Sie ist schon lange die Nummer zwei in der Liste meiner Favoriten.

»Gloria.« Unsicherheit lässt meine Stimme kippen.

»Hallo, Angie.« Sie klingt wie immer.

»Es ist wegen Laura. Ich nehme mir einen Tag Pflegeurlaub, wenn das für dich in Ordnung ist. Gestern stand meine Kleine, wie du selbst bemerkt hast, völlig neben sich. Sie hatte ihr Zimmer abgeschlossen, aß nicht und brüllte mich an, ich solle verschwinden. Sie war richtig grob zu mir. Ich darf das so nicht stehen lassen, damit schade ich ihr bloß und verschlimmere ihren Zustand. Daher muss ich der Angelegenheit auf den Grund gehen.«

»Angela, mein Okay hast du. Nimm dir bitte alle Zeit, die du brauchst. Lauras Gesundheit geht vor, das sagte ich dir schon gestern. Halluziniert sie wieder?«

Ihre Worte, obwohl gut und liebevoll gemeint, lösen ein unbestimmtes Gefühl bei mir aus. Es ist Verwirrung, die mich erfasst. »So weit bin ich noch nicht«, antworte ich und verdränge die aufsteigende Panik. »Keine Ahnung. Es muss mir erst mal gelingen, sie aus dem Zimmer zu holen. Im besten Fall erfahre ich danach, was gestern los war. Garantie gibt es dafür leider keine. Aber allein zu Hause lassen kann ich sie heute keineswegs.«

»Habt ihr denn nicht mehr miteinander geredet, nachdem ich gegangen bin?«

»Wenn du ›Hau ab, lass mich in Ruhe und geh weg‹ als Reden

bezeichnest, dann schon. Aber mehr hat es bis jetzt an Konversation nicht gegeben.«

»Das hört sich besorgniserregend an.«

Sie spricht aus, was ich mir zu denken versage.

Ich atme durch, bevor ich weiterrede. »Weder von der Lasagne hat Laura gegessen noch ihren Kakao getrunken. Mag sein, dass sie während der Nacht in die Küche geschlichen ist, um sich etwas zu essen aus dem Kühlschrank oder ein Glas Wasser zu holen. Beides bezweifle ich allerdings, denn mein Schlaf war sehr leicht.«

»Angela, verzage nicht.«

Wenn das so einfach wäre.

»Hast du gestern Blut an ihr gesehen?«, frage ich unvermittelt.

»Blut?« Gloria dehnt das Wort in die Länge, bis es fast zerplatzt.

»Ja, Blut. War ihr Hosenbein an der einen Seite rot gefärbt?«

»Nein. Ich sah nur eine zutiefst verstörte junge Frau, die mit unserem Anblick nicht klarkam.«

»Da irrst du dich. Laura ist mein Liebesleben völlig egal. Ich denke, sie hat nicht mal registriert, in welche Situation sie hineingeplatzt ist.«

»Möglicherweise, Angela, machst du dir diesbezüglich etwas vor. Aber es liegt nicht an mir, dich vom Gegenteil zu überzeugen. Wenn du dich dadurch besser fühlst, bin ich die Letzte, die das zerstören will. Belassen wir es also einfach dabei, dass Laura in *ihrem* Ausnahmezustand den *deinen* nicht bemerkt hat.«

»Ich kenne meine Tochter. Wenn sie so drauf ist wie gestern, checkt sie nichts von dem, was um sie herum geschieht. Ich kann dir versichern, dass sie uns weiterhin für gute Freundinnen hält.«

»Das sind wir auch, Angie. Das allein zählt. Findest du nicht auch?«

»Ja«, sage ich, und eine allumfassende Zufriedenheit ergreift mich.

Nach dem Gespräch geht es mir ein wenig besser. Es war wohltuend, mich Gloria anzuvertrauen und zu spüren, dass unser inniges Zusammensein gestern keinen Keil in unsere Freundschaft getrieben hat.

Erst als ich abermals vor Lauras Zimmer stehe, merke ich, wie schwach ich auf den Beinen bin.

Das Tablett mit dem Essen steht noch an derselben Stelle. Das bedeutet, Laura war nicht draußen. Sie hätte es wegrücken müssen, um daran vorbeizukommen.

»Laura«, ich klopfe fest, »bist du wach?«

Keine Antwort.

Kein Geräusch.

»Ich mache mir große Sorgen.« Ich poche heftiger. »Bitte, Schatz, Liebes, sag doch etwas. Und wenn es nur ein einziger Ton ist.«

Meine Finger zittern, und ich habe keine Ahnung, wie ich sie dazu bewegen kann, wenigstens einen Mucks von sich zu geben.

Vorsichtig drücke ich die Klinke hinunter.

Die Tür ist immer noch verschlossen.

»Schatz, Laura, Liebes, wenn du nicht mit mir sprichst, steht zu befürchten, dass dir etwas zugestoßen ist. Dann muss ich die Feuerwehr alarmieren, damit sie deine Türe aufbricht!«, rufe ich schließlich, weil ich mir nicht mehr anders zu helfen weiß.

»Geh einfach weg. Lass mich in Ruhe.« Lauras Stimme klingt so kratzig, als hätte sie die ganze Nacht geweint.

Wenigstens hat meine Strategie funktioniert, und Laura hat geantwortet.

»Danke«, flüstere ich und gehe in die Küche.

Ein gutes Frühstück wird uns beide stärken.

LAURA

Sobald ich meine Augen schließe, kehren die schrecklichen Bilder zurück. Wenn ich sie öffne, erfasst das Erlebte mich mit voller Wucht. Ich bin ihm hilflos ausgeliefert. Gleichgültig, wie ich mich verhalte, ich muss es ertragen.

Ich sehe Emilio in seinem Blut liegen, sein helles Haar sticht aus dem Rot hervor.

Emilio.

Mein liebenswertes Schattenwesen.

Er hat sein Leben für mich gelassen.

Dabei wollte er sich nur einen Erdbeershake und ein Schokoladeneis mit mir teilen.

Niemals mehr werde ich ihn sehen, ihm nie wieder zufällig begegnen.

Meine Tränen fließen unaufhörlich.

Und immer wieder spüre ich die langen Arme des Verfolgers, die mich umschlingen, die kräftigen Hände, die mich festhalten, die knochigen Finger, die sich in meiner Kleidung verkrallen, den schmerzhaften Stich in meinen Hals, das Brennen in meiner Seite und rieche den üblen Gestank seines Schweißes.

Nervös taste ich meinen Hals ab und finde die leicht verkrustete Stelle im Nacken. Ich habe mich gestern Abend so, wie ich war, ins Bett geworfen. Ohne in die Duschkabine zu steigen, ohne mich vorher umzuziehen. Mir ging es einzig darum, zu vergessen.

Meine linke Seite tut weh. Als ich die Decke hebe, sehe ich das blutige Shirt und die Spritzer auf der Hose. Auch das Laken hat rote Flecke.

Wie tief hat der Täter die Klinge gestoßen?

Meine Finger tasten nach der Wunde an meiner Hüfte. Es ist nur ein Kratzer, der wehtut, nicht mehr.

Habe ich Fieber?

Meine Stirn fühlt sich heiß an.

Bei den momentan herrschenden Temperaturen ist das allerdings nicht verwunderlich.

Die fordernde Stimme meiner Mutter quält mich ununterbrochen durch die verschlossene Tür.

Ich halte ihr Gerede nicht mehr lange aus.

Gleich explodiere ich.

Das darf unter keinen Umständen geschehen, denn damit würde ich ihr bloß einen Grund liefern, meine Tür aufzubrechen. Also werfe ich allein in meiner Phantasie alles zu Boden und trample darauf herum. Zerfetze Kissenüberzüge und schleudere mein Notebook gegen das Fenster.

Meine Mutter kann mir gestohlen bleiben.

Ihre Fürsorge ist das Letzte, was ich jetzt brauche.

Ja, klar. Mama meint es gut mit mir und geht vor Mitleid über. Aber ich vertrage im Moment nicht einmal mich selbst. Wie soll ich dann jemand anderen aushalten?

Jemanden, der vor krampfhaft positiven Gefühlen nur so überschäumt?

Mein Blick irrt durchs Zimmer und bleibt an dem Regal hängen, in dem ich mein Telefon üblicherweise ablege.

Aber da ist nichts.

Mit einem bangen Gefühl erinnere ich mich daran, wo ich es gestern liegen gelassen habe. Ich konnte den Notruf nicht wählen, musste alles dem alten, überforderten Mann überlassen.

Wie eine Prinzessin, die auf den nasskalten Kuss ihres Froschkönigs wartet, saß ich am Brunnenrand unter einer Steintreppe im Parco San Giovanni. Folglich kann das dumme Teil nur dort liegen, oder es ist ins trübe Wasser gefallen. So oder so steht zu befürchten, dass es inzwischen jemand an sich genommen hat, der mit Leichtigkeit den PIN-Code knacken kann.

Die Zugangsdaten zu meinem spärlich bestückten Bankkonto und die gesundheitlich notwendigen Informationen bezüglich meiner Medikation sind natürlich nicht im Notizbuch meines Handys abgespeichert. So leichtsinnig bin ich auch wieder nicht.

Vielleicht ist es sogar ein Segen, dass nicht ich den Notruf abgesetzt habe. Denn die Polizei ist sicherlich in der Lage, Nummern nachzuverfolgen.

Hätte ich die Ambulanz anonym, also mit unterdrückter Nummer verständigt, wären mir die IT-Fachleute bereits auf der Spur.

So weiß keiner, dass ich bei dem Unfall dabei war. Und wichtiger noch, der bedauernswerte Alte kennt meinen Namen nicht und kann nur von einer jungen Frau erzählen.

Niemand soll mich mit Emilios Tod in Verbindung bringen.

Ein unangenehmer Gedanke drängt sich aufsässig und beharrlich in mein Bewusstsein.

Habe ich diese grauenerregenden Szenen wirklich erlebt, oder hat meine Krankheit erneut mit voller Wucht zugeschlagen, und alles war halluziniert, optisch wie akustisch? Entspricht nichts davon der Realität?

Falls ich gerade einen derart massiven Schub durchmache, könnte das bedeuten, dass ich weder verfolgt noch angegriffen worden bin. Und dass Emilio nicht gestorben ist, sondern noch lebt.

Sosehr ich mich jedoch anstrenge, es will mir nicht gelingen, ihn vergnügt mit seinem unsichtbaren Wuffi durch den Park schlendern zu sehen.

Stattdessen schiebt sich ein anderes, ein peinigendes Bild in den Vordergrund. Wie in einer Endlosschleife wiederholt es sich fortwährend.

Emilio, zerquetscht unter den Rädern eines Autos.

Mein heimlicher Stalker, mein Vasalle ist tot. Für immer fort.

Ich beiße in mein Kissen und schmecke das penetrante Waschmittel, das Mama benutzt. Außerdem piksen die Daunenfedern durch den Stoff zwischen meinen Zähnen.

Als meine Mutter erneut anklopft, ziehe ich die Bettdecke bis zu meiner Nase hoch.

»Frühstück!«, höre ich sie pseudofröhlich rufen.

Glaubt sie, einen Grund für diese vorgetäuschte Unbeschwertheit zu haben?

»Es gibt ein ordentliches Full English Breakfast, so, wie du es liebst, Schatz: gebratener Speck, Rührei, gegrillte Würstchen, Champignons und Tomaten.«

So, wie ich es liebe? Im Gegenteil, ich hasse dieses vor Fett triefende Zeug, und es will mir nicht in den Sinn, warum meine Mutter sich so störrisch einbildet, mir mit diesem Fraß eine Freude zu bereiten.

Heute ist mir ohnehin nicht nach Essen zumute. Zu sehr foltern mich die bestürzenden Bilder.

Ich bin zutiefst unglücklich.

Es ist eine Verzweiflung, die ich so zuvor noch nie verspürt habe.

Außer Stefano, mit dem mich verbindet, was ich als Seelenverwandtschaft bezeichne, war Emilio mein einziger Freund, nur dass mir das lange nicht in den Kopf gehen wollte.

Klar, Luisa und Alessandro, die beiden stehen mir nahe. Sie sind ein sehr wichtiger Teil meines sozialen Lebens. Mit ihnen kann ich reden, während die Sätze, die ich außerhalb der Gruppentherapiesitzungen mit Emilio gewechselt habe, an einer Hand abzuzählen sind.

Aber Emilio und sein Wuffi, die spielen schon in einer anderen Liga.

Wer, zur Hölle, führt denn jetzt seinen unsichtbaren Köter Gassi? Den albernen Leo, der nicht einmal im Entferntesten einem Löwen gleicht?

Diese Pflicht werde nun wohl ich übernehmen müssen.

Ich drehe mich zur Seite und starre die Wand neben meinem Bett an. Mama hat vor vielen Jahren über diesen Teil der Mauer einen breiten Streifen einer farbenprächtigen Tapete geklebt. Darauf ist ein tropischer Dschungel abgebildet, in dem es von wilden und sanften Tieren nur so wimmelt. Stets war es so, als sprächen die Tiere zu mir.

Inzwischen nenne ich das Wildgehege meinen kleinen Streichelzoo. In all der Zeit bin ich nie auf die Idee gekommen, ihn verbannen zu wollen.

Der Sternenhimmel über meinem Bett übt eine ebenso beruhigende Wirkung auf mich aus. Den glitzernden und gleißenden Baldachin würde ich auch niemals übermalen.

Tränen des Kummers fließen über meine Wangen und benetzen den Stoff meines Kissens.

Ich weine um Emilio.

Und ich weine um mich.

Meine Fingerkuppe gleitet über den Rücken des goldenen Löwen und weiter zum bunten Papagei.

Unversehens kehrt die Angst zurück.

Heimtückisch hat sie sich an meiner Trauer vorbeigeschlichen.

Da draußen ist einer, ein Raubmörder, der es auf mich abgesehen hat.

Der Mann wollte mir etwas antun. Er hat mir an der Questura aufgelauert und ist mir nachgegangen.

Wäre Emilio mir nicht gefolgt und hätte sich eingemischt, wäre *ich* vor den Wagen gestoßen oder meine Kehle aufgeschlitzt worden.

Ich befinde mich in höchster Gefahr!

Denn der Raubmörder ist durch den Zeitungsartikel überzeugt, dass ich ihn gesehen habe.

Ich stopfe mir den Zipfel meiner Bettdecke in den Mund, um nicht vor Panik laut loszubrüllen, und atme flach durch die Nase ein und wieder aus.

ANGELA

Ich höre unterdrücktes Schluchzen aus Lauras Zimmer.

Aufs Höchste beunruhigt, laufe ich vor ihrer Tür auf und ab. Meine Sorge nimmt mit jedem Schritt zu. Ich bin so durcheinander, dass ich mich nicht mal erinnern kann, ob ich mich heute schon geduscht und eingecremt habe. Allein dieser Umstand sagt einiges über meine momentane Verfassung aus. Sauberkeit und Hygiene sind aus meinem Lebenskonzept nicht wegzudenken.

Laura hat ihr Frühstück ebenso wenig angerührt wie ihr Abendessen. Das Kind muss etwas zu sich nehmen. Ihre Tabletten sind stark, und ohne gute Grundlage könnten sie Schäden in ihrem Magen anrichten. Regelmäßiges Essen, ausreichender Schlaf und möglichst viel Bewegung gehören zu den stabilisierenden Faktoren bei ihrer psychischen Erkrankung.

Die Würstchen auf dem Teller liegen inzwischen in einem Bad aus Fett, die Speckscheiben wirken wie verschrumpelte Haut, und die Champignons haben ihre knackige Frische verloren.

Im Großen und Ganzen zähle ich mich zu den sparsamen Menschen, die ungern Nahrungsmittel wegwerfen. Aber dieses Frühstück würde selbst ich nicht weiterverwenden. Daher hebe ich das Tablett vom Boden auf und vermeide tunlichst den Blick auf die Speisen. Der Gedanke, etwas davon hinunterschlucken zu müssen, ekelt mich an. Allein der Geruch des ausgelaufenen Fettes reizt meine empfindlichen Nerven. Alles wandert in den Mülleimer.

Soll ich ein Müsli mit Früchten für meine Tochter zubereiten?

Ich kann nicht sagen, wann Laura zum letzten Mal feste Nahrung zu sich genommen hat.

Dieses Unwissen bereitet mir große Sorge. Wieder liegt es

nicht an meinem angeblichen Kontrollzwang, sondern daran, dass Laura schwächelt, wenn sie über längere Zeit das Essen verweigert. Und das bei dieser unerträglichen Hitze mit der absurd hohen Luftfeuchtigkeit.

Laura muss Flüssigkeit zu sich nehmen, sonst dehydriert sie über kurz oder lang.

Als ich gerade anklopfen will, schreit sie: »Geh von meiner Tür weg! Ich muss dringend ins Bad. Falls du vorhast, mir aufzulauern oder mir etwas zu essen aufzuzwingen, drehe ich durch.«

Erschrocken und erleichtert zugleich trete ich in den Schatten des Flurs zurück. Der Schlüssel wird im Schloss gedreht, und Laura huscht wie ein Geist durch die Tür zum Badezimmer. Auch dort schließt sie sich sofort ein.

Kurz überlege ich, ihr wirklich aufzulauern und sie festzuhalten, wenn sie das Bad verlässt. Doch sie ist stärker als ich, und wenn sie so richtig in Fahrt kommt, kann sie eine enorme Kraft entwickeln. Als sie vor Monaten auf einem der Plätze der Stadt mit jemandem in Streit geriet, waren zwei Polizisten nötig, um sie zu bändigen. Es liegt mir nichts daran, ihr in einer so aufgebrachten Stimmung zu nahe zu kommen. Es schadet mir und ihr gleichermaßen.

»Laura«, sage ich daher verhalten, als sie sich zurück in ihr Zimmer flüchtet. Soweit ich es beurteilen kann, trägt sie ein übergroßes T-Shirt und hat einen Seidenschal um ihren Hals gewickelt. Aufgrund der Geräusche aus dem Bad und des frischen Dufts, der sie umgibt, vermute ich, dass sie gerade geduscht hat. Es riecht nach Lavendel.

»Mutter, verschone mich«, knurrt sie.

»Trink wenigstens etwas Wasser und bitte nimm deine Medikamente. Alles wird besser, wenn du tust, was ich dir sage. Bitte, Schatz, befolge einfach meinen Rat. Dieses Szenario haben wir nicht zum ersten Mal. Ich weiß damit umzugehen, Liebes. Vertrau mir.«

Abrupt bleibt sie stehen.

Ein Sonnenstrahl kämpft sich durch das Küchenfenster in den Korridor und lässt Lauras blaue Augen aufleuchten. Sie starrt mich sekundenlang wortlos an, mit einer Schärfe, die ich von ihr nicht kenne.

Kurz befürchte ich, dass sie handgreiflich wird.

»Mutter«, zischt sie, und Speicheltropfen fliegen durchs Licht. »Dieses Szenario hatten wir noch nie. Auch wenn du glaubst, unfehlbar zu sein: Bilde dir lieber nicht zu viel auf deine Allwissenheit ein. Diese Situation ist vollkommen neu.«

Meine Tochter rastet völlig aus.

Ihre nackten Beine zittern.

Ihr liebes Gesicht ist so erschreckend bleich, und ihre Arme hält sie vor der Brust verschränkt. Damit signalisiert sie ihre absolute Abwehr.

Unter dem aromatischen Duft meiner Duschlotion nehme ich einen Hauch ihres Angstschweißes wahr.

»Rede doch mit mir.« Ich hebe bittend meine Hände und trete auf sie zu. »Alles wird leichter dadurch und erträglicher. Ich helfe dir. Egal, was passiert ist. Das war immer so und wird auch so bleiben.«

Meine Tochter macht einen Schritt von mir weg. Das schmerzt mich mehr als ihre ruppige Art. »Mutter!«, schreit sie erbost. »Du hast doch keinen blassen Schimmer, wovon du hier so unüberlegt redest! Ich bin keine deiner Mumien aus Venzone, die sich nicht rühren, wenn du deinen Unsinn von dir gibst.«

»Kind, Schatz.« Ich muss mich beherrschen, nicht loszuheulen. »Was ist denn los? Soll ich einen Arzt rufen oder die Ambulanz verständigen? Möchtest du mit einem der Psychotherapeuten sprechen? Das hier ist ein Ausnahmezustand. Dafür sind diese Fachleute da. Zögere nicht, ihre Hilfe in Anspruch zu nehmen. Vielleicht stimmt deine Tagesdosis nicht mehr, oder du hast die Pillen verwechselt.«

»Mama, verschone mich mit deinen superklugen Sprüchen. Dafür fehlt mir jetzt entschieden die Geduld. Geh doch du zu einem Psychiater und lass dir ein paar Beruhigungspillen verschreiben, die täten dir gut. Aber misch dich nicht in meine Medikation ein. Nie wieder. Verstanden?«

Ihre Stimme kippt; daran erkenne ich, dass Laura zunehmend aggressiver wird. In dieser Stimmungslage ist wahrhaftig nicht mit ihr zu spaßen.

Beschwichtigend murmle ich: »Wir beide sind ein eingeschworenes Team, das unermesslich viel gemeinsam durchgemacht hat. Schon vergessen? Alles wird gut, Liebes, solange wir einander beistehen.«

»Mutter, manchmal keimt der Verdacht in mir, dass *du* komplett durch den Wind bist und nicht ich.«

Nach dieser Tirade betritt Laura ihr Zimmer, schleudert die Tür hinter sich zu und sperrt sich abermals ein.

Es folgt ein wummerndes Geräusch, dem ich entnehme, dass sie sich aufs Bett geworfen hat.

Ich atme erst mal tief durch.

Was soll ich tun?

Mich beruhigen. Mein Herz hämmert Schlag auf Schlag gegen meine Brust wie ein gefangener Vogel. Die Schulter, an die ich mich in solchen Situationen anlehnen möchte, gibt es nicht. Bislang habe ich alles allein gemeistert. Manchmal täte aber auch mir ein wenig Trost gut.

Gloria anzurufen widerstrebt mir.

Was gestern zwischen uns passierte, ist noch zu frisch, auch wenn unsere Gefühle aus einer jahrelangen Freundschaft und tiefen Verbundenheit entstanden sind.

Und ich pflege keine anderen Freundschaften außer mit ihr.

Soll ich mich darüber beschweren? Ich selbst habe es doch darauf angelegt, mit meiner Tochter ein von fremden Einflüssen unabhängiges Leben zu führen.

Manchmal hätte ich trotzdem gern jemanden, an den ich mich wenden kann, wenn ich wie jetzt vor einer Wand stehe und nicht mehr weiterweiß.

Und damit meine ich nicht Lauras behandelnde Experten, mit

denen ich mich hinter ihrem Rücken austausche. Bei diesen meist erzwungenen und verkrampft ablaufenden Unterhaltungen geht es um Lauras und nicht um mein Wohlbefinden. Aber auch ich sehne mich nach Streicheleinheiten.

Niedergeschlagen gehe ich ins Badezimmer, dort wartet Arbeit auf mich. Ich bücke mich, um die nassen Handtücher aufzuheben und in die Wäschekiste zu werfen. Während ich das mache, überlege ich, ob ich heute noch eine Maschine befüllen soll. Dann könnte ich später die Wäsche aufhängen, die wegen der Hitze am Abend bereits wieder trocken wäre. Unentschlossen sortiere ich die schmutzige Kleidung und halte auf einmal inne.

Zwischen Blusen, Jeans und Unterwäsche ziehe ich die blutbespritzte Leinenhose meiner Tochter hervor.

Ich wühle weiter und bemerke, dass auch Lauras helles T-Shirt blutverschmiert und der Saum an der Seite aufgerissen ist.

Was ist ihr zugestoßen?

Handelt es sich um ihr Blut oder um das einer anderen Person?

Mir ist schlecht und schwindlig gleichzeitig. Ich lehne mich an den Rand des Waschbeckens und zähle ängstlich die Schläge meines Herzens.

Es klopft viel zu schnell.

»Alles ist gut«, murmle ich.

Wieder bücke ich mich, um die restlichen Wäschestücke aufzusammeln und in die Maschine zu stopfen. Die Leinenhose und das T-Shirt befinden sich bereits darin.

Das Rot auf dem hellen Grau sticht grell hervor.

Ich stelle den Regler auf neunzig Grad. Normalerweise wasche ich mit einer Temperatur um die dreißig Grad. Das ist umweltschonend, und höhere Gradzahlen braucht es nicht, um die Wäsche gründlich zu reinigen.

Bevor ich auf Start drücken kann, läutet es an der Tür.

Habe ich ein Buch bestellt?

Laura ordert hin und wieder ein farbloses Kleidungsstück

über den Onlineversand. Aber da ihre und damit auch unsere gemeinsamen finanziellen Mittel begrenzt sind, hält sie sich in der Regel zurück.

Als ich die Wohnungstür öffne, pralle ich zurück.

LAURA

Ich weiß, außerhalb meines Zimmers ist die Hölle los. Mein persönliches Inferno.

Unterschiedliche Stimmen kämpfen um Gehör. Umstandslos kann ich die meiner Mutter herausfiltern. Sie ist um einiges höher als die der anderen.

Sollen sie mich bloß alle in Ruhe lassen. Um mehr bitte ich nicht. Ich will nichts weiter als mich unter meiner Decke verkriechen. Nur dort finde ich noch einen Rest ehemaliger Geborgenheit.

Ich weiß nicht, wer da in unserem Wohnzimmer oder in der Küche bei Mama steht und auf sie einredet. Die Polizei kann es unmöglich sein. Den Notruf hat der Fahrzeuglenker gewählt und nicht ich. Also können sie mich nicht geortet haben. Der alte Mann kennt weder meinen Namen, noch weiß er, wo ich wohne. Wahrscheinlich hat er sogar mein Aussehen verdrängt, so aufgeregt und schockiert, wie er nach dem Unfall war.

Sicher ist Gloria zu Besuch, und die beiden besprechen, wie viel ich von ihrem Techtelmechtel mitbekommen habe. Darüber müssen sie sich keine Gedanken machen. Es war mir schon lange klar, dass da mehr zwischen ihnen ist als nur eine innige Freundschaft. Von ganzem Herzen gönne ich Mama dieses bisschen Glück. Sie hat es verdient.

Eine Stimme schiebt sich in den Vordergrund. Sie ist tiefer als die von Gloria und meiner Mutter.

Commissario Schiavone?

Moosgrüne Augen, ein verwegenes Lächeln.

Ein Schauer läuft mir über den Rücken.

Gespannt achte ich auf jedes Geräusch von draußen.

Jäh verstummt das Gespräch.

Nähern sich Schritte meinem Zimmer?

»Laura, mein Schatz. Bitte öffne deine Tür. Hier hat jemand

wichtige Fragen an dich, die du unbedingt beantworten solltest.«

»Bin ich denn ein Sesam-öffne-dich? Bisher war ich bloß eine der vertrockneten Mumien aus Venzone.«

»Liebes. Hör mit deinen Wortspielen auf. Die sind hier fehl am Platz. Du bist weder ein Berg noch eine Mumie. Was du dir da zusammenreimst! Bitte lass uns vernünftig reden. Hier geht es um reale Fakten und nicht um die Auswüchse deiner reichlich vorhandenen Phantasie.«

So wirklich klar ist mir das nicht. Erlebe ich Wahn oder Wirklichkeit?

Wieder fluten die Bilder meinen Kopf.

»Mama, verzieh dich. Und deine Besucher kannst du gleich mitnehmen.«

»Es sind nicht meine, sondern deine Besucher. Zwei Polizeibeamte sind hier und wollen dir ein paar Fragen stellen. Machst du bitte auf?«

Verdammt, wie haben die mich gefunden?

War dort eine Überwachungskamera? Ich kann mich an keine erinnern.

Vielleicht hat dieser Überraschungsbesuch ja überhaupt nichts mit Emilio zu tun, und ich rege mich umsonst auf.

Vielleicht sind sie hier, um sich davon zu überzeugen, dass ich wohlauf bin?

Der Commissario wollte unsere Straße doch besser überwachen lassen.

»Öffne die Tür!«

»Darauf kannst du lange warten. Aber gewieft, wie du bist, fällt dir ohnehin gleich ein, wie du trotzdem hereinkommst. Oder einer der Polizisten. Das ist doch deren Job, nicht wahr?«

Ich kann mir lebhaft vorstellen, wie sich meine Mutter vor Peinlichkeit windet.

Schlagartig wird mir bewusst: Diese beiden Polizisten haben womöglich unwissentlich den Mörder zu mir geführt.

Das Kissen ist mir keine Stütze mehr. Erschrocken darüber,

dass der Täter mir nun vielleicht draußen vor meiner Haustür auflauert, schleudere ich es auf den Boden.

Der Schwindel, der mich erfasst, muss sich legen, damit ich logisch denken kann.

Je schneller die Polizeibeamten wieder gehen, desto sicherer ist es für mich. Bleiben sie zu lange, denkt mein Verfolger vielleicht, sie verhören mich und dass sie mehr über ihn aus mir herausbekommen, als ich in Wahrheit weiß.

Es ist an mir, das zu verhindern.

Nur eine Möglichkeit, das drohende Unheil von mir abzuwenden, bleibt.

»Mama!«, rufe ich.

Prompt höre ich ihre Antwort: »Liebes, hast du es dir anders überlegt und kommst zu uns heraus? Das finde ich sehr vernünftig.«

»Weder noch.« Ich atme tief ein, schnappe mir die Wolljacke, unter der ich gestern das Blut an meinem T-Shirt verborgen hatte, und stelle mich ganz nahe an die versperrte Tür.

»Laura?«, höre ich eine andere Stimme sagen. »Mein Name ist Anna Maria Bertoli. Ich bin mit meinem Kollegen hier, wir würden uns gern kurz mit Ihnen unterhalten.«

Die formlose Anrede stört mich gewaltig.

»Für Sie, wer auch immer Sie sind, bin ich immer noch Signora Manzoni. Im Kindergarten wird man mit seinem Vornamen angesprochen.«

»Es war nicht als Beleidigung gemeint. Entschuldigen Sie. Der Vorname muss mir wohl herausgerutscht sein, da Sie sich wie ein bockiges Kind verhalten.«

Die hat es aber drauf, denke ich mit einer Spur Bewunderung.

»Ich möchte Folgendes klarstellen«, entgegne ich, ohne darauf einzugehen. »Sie setzen mich durch Ihren unüberlegten Besuch einer nicht unbeträchtlichen Gefahr aus, Signora Bertoli.«

»Wie meinen Sie das?«

Ich rechne ihr an, dass sie nicht auf ihren Titel bei der Polizei verweist, und schäme mich ein bisschen über meine kleinliche Revanche.

»Da ist einer hinter mir her, seit in der Zeitung stand, dass es eine Zeugin für den Raubmord gibt. Und Sie führen ihn direkt vor unsere Haustür.«

»Es ist uns niemand hierhergefolgt. Das versichere ich Ihnen«, brummt eine Männerstimme.

Anna Maria Bertoli setzt rasch nach: »Ja, Sie können ganz beruhigt sein. Der Täter kann unmöglich herausbekommen, wo Sie wohnen, und er kann auch nicht sämtlichen Polizisten folgen, die die Questura verlassen. Wir haben zudem die Augen offen gehalten und werden das weiterhin tun.«

»Bitte beantworten Sie mir eine Frage. Hat Commissario Schiavone Sie geschickt? Es sollte doch in kurzen Abständen immer wieder eine Streife bei uns vorbeifahren.«

»Das stimmt«, pflichtet der Polizist mir bei. »Und richtig. Der Chef hat uns gebeten, bei Ihnen vorbeizuschauen.«

»Das haben Sie ja jetzt getan. Auftrag erledigt. Sie können gehen und ihm Meldung erstatten.« Ich lasse mich nicht länger wie ein unmündiges Kind behandeln.

»Wir wollen mit Ihnen über den tragischen Vorfall sprechen.«

»Welchen Vorfall? Wovon reden Sie da?«, schnauze ich den Polizisten durch die Tür an.

»Gestern ist ein Bekannter von Ihnen bei einem Verkehrsunfall zu Tode gekommen. Commissario Schiavone würde darüber gern mit Ihnen sprechen.«

Um mich herum dreht sich alles, und ich lehne mich mit der Stirn gegen die Tür. Schiavone war Emilio vor der Questura begegnet und hatte dann vermutlich eins und eins zusammengezählt.

»Er möchte, dass Sie uns begleiten.«

Dazu bin ich nicht bereit. »Wozu soll das gut sein?«

»Der Fahrer des Unfallwagens hat eine junge Frau als Zeugin des Unfalls beschrieben. Der Commissario geht davon aus, dass es sich dabei um Sie handelt.«

Ich habe schreckliche Angst.

»Ich will, dass Sie schleunigst von hier verschwinden. Wissen Sie denn, ob der Täter nicht schon längst meine Adresse ausfindig gemacht hat? Sie sagen, das kann er nicht. Aber ich wäre mir da nicht so sicher. Und dass Sie hier sind, beweist doch aus seiner Sicht, dass ich die Belastungszeugin bin. Er verfolgt mich bereits und wird sicher alles daransetzen, mich zum Schweigen zu bringen, weil er befürchtet, dass ich Ihnen entscheidende Infos geben kann.«

»Können Sie das denn?«

»Er glaubt es, das reicht doch.«

Vor meiner Tür ist es leise geworden. Dann höre ich ein Tuscheln und schließlich die Stimme meiner Mutter, die sich schrill davon abhebt.

»Laura, das klingt völlig paranoid. Wer verfolgt dich? Und was hat das mit dem Unfall des jungen Mannes zu tun? Liebes, mir ist ganz übel geworden, als mir die beiden hier erzählten, was gestern vorgefallen ist und was du mit ansehen musstest.«

Ich stöhne auf. »Mutter. Du checkst das nicht. Ich bin hier nicht mehr sicher.«

»Lassen Sie uns daher bitte unsere Arbeit machen«, wirft der Polizist in bestimmtem Ton ein. »Es wäre eine große Hilfe, wenn Sie Ihr Zimmer verlassen würden, um mit uns mitzukommen und mit Commissario Schiavone persönlich zu sprechen. Wir werden gut auf Sie aufpassen, das kann ich Ihnen versichern.«

Das ist ein Trick. Um meine Sicherheit geht es denen nicht. Stattdessen interessiert es sie brennend, was ich gestern gesehen habe.

Aber ich bin weder ein Sesam-öffne-dich noch die Auskunft.

Und die Angst ist allmächtig.

»Keine Chance. Nein. Ich verlasse mein Zimmer nicht. Allerdings würde ich Sie beide um einen Gefallen bitten.«

Bertoli übernimmt wieder das Kommando. »Ja, sagen Sie einfach, was Sie sich vorstellen.«

»Ich möchte, dass Sie unverzüglich hinausgehen. Nehmen Sie

meine Mutter mit vor die Haustür. Sie soll Ihnen eindringlich und gut hörbar versichern, dass ich zu Verwandten ins Trentino gefahren bin. Verstehen Sie, Signora, was ich damit bezwecke?«

»Das tue ich. In Ordnung. Auch wenn ich – wenn wir – nicht davon ausgehen, dass Ihr Haus beschattet wird, können wir Ihre Ängste nachvollziehen. Wir werden uns so verhalten, wie Sie es wünschen, wenn Sie sich im Gegenzug dazu bereit erklären, morgen mit dem Commissario über den Unfall zu reden.«

»Ja«, lüge ich schamlos.

Es geht mir vor allem anderen darum, mich und meine Mutter zu schützen. Emilio kann ich nicht mehr helfen.

Ich würge krampfhaft die Tränen hinunter.

»Gut, dann holen wir Sie morgen Vormittag zum Gespräch. Abgemacht?«

Mir entgeht ihre Wortwahl nicht. Es ist lächerlich, wie sehr sie sich bemüht, das Wort »Verhör« nicht auszusprechen.

»Ja, abgemacht. Ach, bevor Sie gehen. Warum ist Commissario Schiavone nicht selbst gekommen?«

Ohne mir zu antworten, entfernen sie sich. Sie haben meine Frage natürlich absichtlich überhört. Ihr Vorgesetzter hat Wichtigeres zu tun, als mit einer durchgeknallten Psychopathin zu reden.

»Ich bin wieder hier, Laura, Schatz«, höre ich meine Mutter einige Minuten später sagen. »Alles ist so erfolgt, wie du es dir gewünscht hast. Sperr dich bitte nicht länger ein. Du musst jetzt etwas essen und trinken, sonst kippst du um bei dieser Hitze. Ich kann nicht zu dir, wenn du weiterhin hinter der verschlossenen Tür hockst.«

Natürlich brauche ich Flüssigkeit.

»Bring mir bitte eine Karaffe Wasser und Obst. Leg alles auf den Boden und geh dann zurück in die Küche.«

»Beinahe kommt es mir so vor, als wärest du eine Erpresserin und ich der Geldbote, dem du Anweisungen gibst.«

Diese Art trockenen Humors kenne ich von Mama nicht. Trotzdem, so schnell hat sie bisher nie getan, worum ich sie bitte.

Kaum höre ich sie den Korridor verlassen, atme ich durch.

»Laura!«, höre ich sie nach ein paar Minuten rufen. »Dein Essen steht bereit.«

Ich murmle: »Danke.«

Als ich keine Schritte höre, setze ich nach: »Was noch?«

»Ich wollte dir nur versichern, dass ich weder das Blut auf deinem Shirt noch das auf der Hose der Polizei gegenüber erwähnt habe.«

Das klingt verschwörerisch, so als würde sie dafür ein Lob von mir erwarten.

»Hättest du ruhig machen können. Es ist Emilios Blut«, lüge ich.

»Möchtest du darüber reden?«

»Nein. Will ich nicht.«

Es verwirrt mich zunehmend, wie aggressiv ich Mama gegenüber bin. Aber darüber will ich jetzt nicht nachdenken.

Später, sofern es ein Später überhaupt gibt, ist immer noch Zeit dafür, meine negativen Gefühle meiner Mutter gegenüber und unsere Symbiose zu hinterfragen.

Als Mama endlich weg ist, öffne ich meine Tür einen Spalt und ziehe das Tablett zu mir herein. Der Geruch nach frisch gescheuerten Flächen dringt in meine Nase. Mama verwendet in der Küche dieses Mittel, das mich an sonnige sizilianische Gärten mit Zitronenbäumen denken lässt.

Eine geschälte Ananas, in feine Scheiben geschnitten, liegt neben gewaschenen Pfirsichen und Erdbeeren auf geblümten Keramiktellern. Dazu gibt es einen Becher Naturjoghurt und eine Schale Hafermüsli mit Kürbiskernen. Der unvermeidliche Kakao, diesmal ist er kalt, fehlt ebenfalls nicht. Auch die Karaffe mit dem eiskalten Wasser hat Mama zum Glück nicht vergessen. Erstaunlicherweise liegt Besteck auf dem Tablett. Sorgt Mama sich nicht, wofür ich das Messer verwenden könnte?

Gierig schütte ich die Flüssigkeit in mich hinein. Ich war am Verdursten. Nachdem ich die Karaffe geleert habe, fühle ich mich kräftiger.

Mit einem bitteren Lächeln häute ich die Pfirsiche und zerteile sie in mundgerechte Stücke. Die Schale vertrage ich nicht. Sobald ich davon koste, fühlt es sich an, als bohrten sich spitze Stacheln in meinen Mund, und auf meiner Zunge platzen schmerzende Bläschen auf, die lange an derselben Stelle verbleiben. Die Ananas hingegen vertrage ich gut und spieße sie scheibenweise auf die Zinken der Gabel.

Bissen für Bissen kaue ich langsam das Obst und lasse den Kakao stehen.

Bevor ich mich abermals unter der Decke verkrieche, schiebe ich das Messer unter das Laken.

ANGELA

Habe ich vorhin einen schwerwiegenden Fehler begangen?

Die allerletzte Person, der ich schaden will, ist meine Tochter. Dennoch ließ ich, aus einem Impuls heraus, die beiden Polizeibeamten in unser Haus, ohne die weiteren Folgen zu bedenken.

Es diente doch der guten Sache.

Aber hätte ich sie einfach so hereinkommen lassen dürfen?

Laura ist stocksauer auf mich. Ich kann das an ihrer Stimmlage und den abgehackten Worten erkennen. Ich traue mich nicht, sie nochmals durch die Tür anzusprechen.

Der Vormittag verschwimmt vor meinen Augen.

So viel ist geschehen, so wenig habe ich verstanden.

Ein Wirbelsturm unterschiedlicher Gefühle tobt in mir.

Was überwiegt, ist die Angst um Laura, die Unsicherheit, wie es mit ihr weitergeht, doch parallel dazu liege ich immer noch neben Gloria und spüre ihren Körper an meinem.

Ich bebe vor Verliebtheit, trotz der bedrückenden Situation, und bin versucht, meine Freundin anzurufen, um ihr von den jüngsten Geschehnissen zu berichten, verwerfe die Idee aber sofort wieder. Das Gespräch würde mir zwar die ersehnte Erleichterung bringen, aber ich weiß nicht, wie Gloria das Drama aufnimmt.

Vielleicht zerstört es mehr, als unsere tiefe Verbindung aushält.

Eine große Unruhe erfasst mich, während ich in der Küche auf und ab gehe. Es kribbelt unter meiner Haut, und ich kratze nervös über meine nackten Unterarme.

Sollte ich Commissario Schiavone anrufen?

Alle Informationen den Fall betreffend, in den Laura so unglücklich involviert ist, gelangen am Ende des Tages oder am frühen Morgen immer zu ihm. Daher ist er im Bilde, was diesen Unfall betrifft, den Laura mit ansehen musste und der allem Anschein nach irgendetwas mit ihrer Einlassung, sie werde bereits verfolgt, zu tun hat. Aber wird er mir auch verraten, was ich wissen muss?

Auf dem Weg ins Bad, ich muss meine Bluse wechseln, höre ich Gemurmel aus Lauras Zimmer.

Telefoniert sie, oder führt sie Selbstgespräche?

Sosehr ich mich auch bemühe und mein Ohr an ihre Türe presse, es ist kein einziges Wort zu verstehen.

Am Auf- und Abschwellen ihrer Stimme erkenne ich die Panik.

LAURA

Es ist ein alles durchdringendes Brüllen, das mich jäh weckt.

Ruckartig setze ich mich im Bett auf. Ich muss eingenickt sein, obwohl dieser düstere Tag erst vor wenigen Stunden begonnen hat.

Mein Shirt ist nass geschwitzt, das Haar klebt feucht an Stirn und Wangen.

Wovon habe ich geträumt?

Welches Schreckgespenst hat mich heimgesucht?

Ich will es nicht wissen, versuche krampfhaft, die Bilder wegzuzwinkern, die sich mir unweigerlich aufzwingen.

Emilios Haar, so hell im dunkelroten Blut.

Die Messerspitze an meinem Hals.

Ich, wie ich laufe und laufe, bis ich schwer atmend innehalte.

War das überhaupt ich, die da geschrien hat?

Oder war es Mama?

Was, wenn der Täter sich Zugang zu unserem Haus verschafft hat? Wir sind ganz allein hier, nicht wie in einem Mietshaus, wo die Nachbarn uns hören könnten.

Wer sagt, dass die Polizei wirklich regelmäßig bei uns vorbeifährt?

Es bleibt mir nichts anderes übrig, als mich zu versichern, dass es Mama gut geht. Nach ihr zu rufen wäre eine Möglichkeit. Falls der Täter aber bereits hier ist, wird er dadurch auf mich aufmerksam werden. Also bin ich still.

Der Schrei hallt in meinen Ohren nach.

Ich habe keine Wahl, ich muss mich hinausschleichen und nachsehen.

Falls es jedoch mein eigenes Brüllen war, das mich geweckt hat, ist das Verlassen meiner sicheren Höhle vergebens.

Wie zur Bestätigung meiner Gedanken ruft Mama: »Laura, ist alles in Ordnung mit dir?«

Jetzt bin ich hellwach.

Das Blut tost in meinen Adern.

Und ich schäme mich.

Vor Angst um mein Leben wäre ich meiner Mutter nicht zu Hilfe geeilt.

EMMA SIMONETTI

Emma erinnert sich, wie die orangeviolette Morgenröte sie nach dem Aufwachen betört hatte. Die flammenden Farben versprachen einen nicht ganz so schwülen Tag.

Eine Weile hatte sie am Fenster gestanden und auf den Himmel gestarrt. Sie wusste, dass weiter unten das Meer gegen die steinerne Mole rauschte, konnte aber kein Stück Blau, keine schäumende Welle sehen. Das lag an den vorgebauten Häusern und an der Lage ihrer Wohnung. Wäre sie in der fünften Etage statt in der vierten, könnte sie bei gutem und bei schlechtem Wetter einen Blick auf das Wasser erhaschen.

Zu ihrem Erstaunen hatte sie keine Kopfschmerzen gehabt.

So entspannt war sie schon lange nicht mehr aus dem Bett gestiegen. Mit einem doppelten Espresso und einem großzügig gehäuften Löffel weißen Kristallzuckers hatte sie sich auf ihre Couch gesetzt, konzentriert beobachtet, wie sich die Süße im Bitteren auflöste, und tief durchgeatmet, bevor sie trank.

Nichts von all dem, was sie bisher für ihre Gesundheit getan hatte, war jetzt noch von Bedeutung. Trotzdem würde sie auch weiterhin darauf achten, so lange wie möglich die vertrauten Abläufe einzuhalten.

Alltagsroutine, wo es nur geht, hatte sie sich beschworen.

Sie brauchte die damit verbundene Kraft, um geistig fit zu bleiben.

Ihre ungelösten Fälle waren einer der Gründe für diese Entscheidung gewesen. In Kürze schon würde sie beginnen, so wie früher, als sie noch im aktiven Dienst stand, hart daran zu arbeiten.

Diese Vorstellung gefiel ihr sichtlich. Das hatte sie erkannt, als sie ihrem strahlenden Gesicht im Badezimmerspiegel begegnete.

Keine einzige Sekunde lang bedauerte sie ihr Vorhaben. Instinktiv spürte sie, das Richtige zu tun. Falls ihr nicht genug

Zeit blieb, würde Vittorio beenden müssen, womit sie begonnen hatte. Dieses Wissen beruhigte sie.

Ehe sie ihre Wohnung verlassen hatte, war Emma nochmals die vier Ordner durchgegangen. Das hatte sie in der Entscheidung, mit welchem Fall sie anfangen würde, bestärkt. Als Erstes würde sie dem Fall der niedergeschlagenen und ertrunkenen Frau nachgehen. Hier fand sich zwar kein Kind in den Akten. Aber wer wusste schon, ob hier nicht auch ein simpler Raubmord das Motiv war oder gar ein bisher nicht erwähntes Mädchen auftauchen würde.

Das Taxi wartete bereits vor ihrer Haustür, und mit einer Leichtfüßigkeit, die sie selbst erstaunte, war sie eingestiegen und hatte sich auf den Sitz neben dem Fahrer fallen lassen.

Jetzt schaut Emma durch die getönten Scheiben des Wagens, während die gut gemeinten Unterhaltungsversuche des Chauffeurs an ihr vorbeiplätschern. Sie antwortet ihm einsilbig, um nicht unfreundlich zu erscheinen.

Langsam fahren sie die Viale Miramare entlang. Um diese Stunde stockt der Verkehr stets in beiden Richtungen. Kurz bevor sie den Giardino Skabar erreichen, bleibt das Taxi stehen.

»Soll ich Sie zu einer bestimmten Zeit wieder abholen, Signora?«

»Das wäre sehr nett. Geben Sie mir doch Ihre Karte, und ich verständige Sie. Ich kann jetzt noch nicht sagen, wie lange ich brauchen werde.«

»Kann sein, dass ich dann schon vergeben bin. Ich muss jede Tour annehmen. Ich könnte aber hier auf Sie warten, wenn Sie einverstanden sind, dass ich den Taxameter solange laufen lasse. Das sind die Vorschriften.«

Emmas Kopf beginnt zu dröhnen. Ein heftiger Kopfschmerz trennt ihre beiden Gesichtshälften. Sie befürchtet einen Moment lang, einen neuerlichen epileptischen Anfall zu bekommen. Als dieser ausbleibt, überlegt sie kurz.

»Die Idee ist gut. Ja. Bitte warten Sie auf mich.«

»Geht in Ordnung, Signora.«

Bei der Kirche San Bartolomeo steigt Emma ein Stück den Hügel hinauf.

Der Schmerz will sie nicht loslassen. Hartnäckig wütet er in ihrem Kopf. Bei jedem ihrer Schritte wird er stärker. Als sie das Haus mit der Nummer, die in ihren Akten vermerkt steht, schließlich erreicht, muss sie sich an der Mauer neben der Sprechanlage abstützen. Es gelingt ihr kaum, ihr Anliegen deutlich vorzubringen.

Zu ihrem Erstaunen öffnet sich die Tür des Anwesens.

»Treten Sie näher.« Eine sehr alte Frau empfängt Emma freundlich. »Ich habe selten Besuch. Viele meiner Bekannten sind verstorben. Und mit Verwandten bin ich nicht gesegnet. Ein wahrer Jammer, so allein hier zu leben«, sagt sie und umfasst mit einer Armbewegung das weitläufige Grundstück.

»Aus diesem Grund suche ich Sie heute auf.«

»Sie haben also Interesse an meinem Anwesen? Ich habe es nicht annonciert.«

»Nein. Das meinte ich nicht, Signora. Deswegen bin ich nicht hier.«

Die alte Frau lächelt entspannt. »Kommen Sie doch bitte in den Schatten. Sie wirken etwas erschöpft.«

Fürwahr, denkt Emma und setzt sich auf einen eleganten Stuhl auf der Terrasse. »Es geht um Ihre Nichte. Ich war damals die ermittelnde Commissaria und noch nicht ergraut.«

»Ich erinnere mich an Sie, Commissaria. Miranda ist vor über zwanzig Jahren ertrunken, nach einem Hieb auf den Kopf. Das ist so lange her, dass es fast nicht mehr wahr ist. Der Täter wurde nie geschnappt.«

Emma meidet den Blick der alten Frau. Sie befürchtet, Anklage darin zu sehen. »Es tut mir aufrichtig leid, diesen Mord nie aufgeklärt zu haben.«

»Meine Liebe. Niemand ist perfekt. Grämen Sie sich nicht. Bedauerlich ist jedoch, dass es für alles hier keinen Erben gibt. Wenn ich tot bin, geht der gesamte Besitz an den Staat. Verlorene Liebesmüh.«

»Ihre Nichte, Signora Missaglia, war unverheiratet und kinderlos. Sehe ich das richtig?«

Eine Bedienstete betritt die Veranda und stellt ein Tablett mit zwei Gläsern und einem Krug gekühltem Eistee mit Limettenscheiben darin auf den Tisch.

Dankbar trinkt Emma.

»Commissaria Simonetti.« Die alte Frau tätschelt freundlich Emmas Hand. »Unsere Miranda war bedauerlicherweise unfruchtbar – nach einem Eingriff wegen einer Eierstockschwangerschaft. Einen festen Lebenspartner gab es nicht. Meine Schwägerin ist aus Gram über den Tod ihrer Tochter ebenfalls früh verstorben.«

Emma atmet durch und presst ihre Fingerkuppen gegen die Schläfen, hinter denen der Schmerz brandet.

»Geht es Ihnen nicht gut? Was für eine Verschwendung. Sehen Sie mich an. So alt. Eine Greisin und gesund wie eine junge Frau. Und Sie? Sie hätten noch viele Jahre vor sich. Aber mir scheint, dem ist nicht so.«

»Ja«, sagt Emma nur. Sie mag diese Frau, die kein Blatt vor den Mund nimmt.

»Haben Sie Familie? Und etwas, das Sie ihnen hinterlassen können?«

»Nein. Nach meinem Tod bleiben vier ungelöste Fälle zurück, vielleicht ein fünfter um eine psychisch kranke junge Frau, die mir am Herzen liegt, und mein bester Freund. Sonst gibt es niemanden.«

»Dann überlegen Sie gründlich, wer das, was Ihnen gehört, stattdessen erhalten soll, und gehen Sie zum Notar. Machen Sie rechtzeitig ein Testament. Wie lange bleibt Ihnen noch?«

»Diese Frage kann nur der Tumor in meinem Kopf beantworten. Er hat mich unter seine Kontrolle gebracht. Wo doch immer ich es war, die allen voranging.«

»Manchmal dreht sich die Eieruhr, und der Sand rieselt unwiederbringlich in die falsche Richtung.«

Emma schluckt und zwinkert ihre Tränen weg.

Die alte Frau räuspert sich. »Ich habe den Tod meiner Nichte eingehend analysiert und bin zu folgendem Resultat gelangt. Wahrscheinlich«, sagt sie milde und in für Emma unerklärlicher Weise mit der Tatsache versöhnt, »wahrscheinlich war es eine rachsüchtige Freundin eines der unzähligen Geliebten meiner Miranda.«

Emma ist froh, als sie in das wartende Taxi steigt.

Sie lehnt ihren schmerzenden Kopf an die kühle Scheibe.

Mit einer Stimme, die selbst in ihren eigenen Ohren spröde klingt, gibt sie dem Fahrer die nächste Adresse bekannt: »Wir müssen hinauf in die Via Giuseppe Pagano.«

Der Fahrer nickt. »Dafür brauchen wir nicht mehr als eine Viertelstunde, den momentanen Verkehr eingerechnet eventuell zwanzig Minuten.«

Wieder lehnt Emma sich zurück und denkt über das Gespräch mit der mehr als nur beeindruckenden Tante der Ermordeten nach. Sie wird Vittorio bitten, nicht nur die Verflossenen von Miranda Missaglia, sondern auch deren ehemalige Freundinnen genauer unter die Lupe zu nehmen. Vielleicht ergibt sich daraus tatsächlich eine Spur. Und gleich am Montagmorgen wird sie einen Termin bei ihrem Notar vereinbaren.

Als das Taxi hält, bittet Emma den Fahrer, erneut auf sie zu warten.

Die Wohnung von Camilla Mura befindet sich im Erdgeschoss. Darüber ist Emma erleichtert, denn es bedeutet, sie muss sich nicht die Treppe hinaufquälen, falls kein Fahrstuhl vorhanden ist.

Eine junge hübsche Frau um die dreißig öffnet ihr die Tür. Sie ist strohblond. »Commissaria Simonetti?«

»Die bin ich.«

Lächelnd führt Camilla Mura Emma ins Wohnzimmer und fragt, ob sie etwas trinken wolle.

Emma lehnt dankend ab.

»Ich freute mich sehr, als Sie mich anriefen. Endlich treffe ich Sie persönlich. Meine Eltern erzählten mir, Sie hätten mich damals gerettet, als ich mit meinem Opa in der Schlucht lag. Danke, ich danke Ihnen hundertmal und von ganzem Herzen.«

Emma wehrt verlegen ab: »Die Kollegen von der Bergrettung waren es, die Sie geborgen und die Ambulanz verständigt haben. Ihr Fall landete erst danach auf meinem Schreibtisch.«

»Trotzdem danke.« Die junge Frau beginnt zu weinen. »Mein Opa und ich ... Es war schrecklich. Jetzt noch kommen mir die Tränen, wenn ich daran denke.«

»Wer könnte Ihnen das verdenken?«, sagt Emma. »Wir haben uns übrigens schon einmal gesehen. Wissen Sie nicht mehr? Sie waren damals in meinem Büro und haben ein Phantombild von der Frau anfertigen lassen, die Sie beide in die Schlucht gestoßen hat. Bei den Gegenüberstellungen mit den Frauen, die zu Ihrer Beschreibung passten, waren auch Kollegen von mir dabei und eine Psychologin.«

»Daran kann ich mich wirklich nicht mehr erinnern. Ich weiß nur noch, wie der Zeichner das Bild malte. Er hatte eine lange Nase und roch nach Tabak.«

»Sie waren ein sehr aufgewecktes kleines Mädchen. Trotz Ihrer genauen Angaben war es uns jedoch nicht möglich, diese Person zu finden.«

»Und nun wollen Sie mir mitteilen, dass Sie das Ungeheuer endlich gefasst haben? Deshalb riefen Sie doch vorhin an?« Vertrauensvoll schaut Camilla Mura Emma an.

Schuldgefühle machen sich in Emma breit. Sie hätte den Grund ihres Besuchs schon am Telefon erwähnen müssen, um der jungen Frau keine unberechtigten Hoffnungen zu machen. »Leider nein.« Sie wendet sich ab, um die Enttäuschung, die ihre Worte auslösen, nicht mit anzusehen. »Ich bin hier, weil ich den Fall nie lösen konnte und mir dachte, jetzt im Ruhestand schaue ich mir nochmals gründlich an, ob ich auch nichts übersehen habe.«

»Ach so. Ich habe damals alles gesagt, was ich weiß. Oft, sehr oft sogar. Denn auch meine Eltern befragten mich unaufhörlich. Meine Mama hing sehr an ihrem Vater.«

»Ihre Großmutter, wie hat sie das verkraftet?«

»Oma lebt nicht mehr. Aber sie ist besser damit umgegangen als wir anderen. Das liegt, glaube ich, daran, dass sie felsenfest davon überzeugt war, Opa hätte sie betrogen. Sie wollte aber nicht, dass darüber gesprochen wird.«

Unabhängig davon, dass es ihnen nicht gesagt worden war, hatten sie diese Möglichkeit bei den Ermittlungen durchaus in Betracht gezogen. Allerdings hatte es keinerlei Hinweise auf eine Affäre gegeben.

»War die Frau, die sie in die Schlucht gestoßen hatte, allein oder in Begleitung eines Kindes?«, fragt Emma, um auf ihr eigentliches Interesse zu sprechen zu kommen.

»Kind? Nein. Wieso? Sie war allein. Weder ein Kind noch ein Mann waren dabei. Das weiß ich genau. Daran besteht nicht der geringste Zweifel.« Camilla Mura sieht Emma verwirrt an. »Ich habe das alles schon oft zu Protokoll gegeben.«

»Ich gehe alle Möglichkeiten durch, auch wenn sie absurd erscheinen mögen. Warum war Ihre Großmutter davon überzeugt, betrogen worden zu sein?«

»Meine Mutter hat mir das erst Jahre später erzählt. Meine Oma bekam zu der Zeit einige anonyme Anrufe. Niemand sprach, aber im Hintergrund war immer das Lachen eines kleinen Mädchens zu hören.«

Emma zuckt zusammen. »Davon steht nichts in unseren Unterlagen.«

»Das wundert mich nicht. Mama hatte der Sache keine große Bedeutung beigemessen und ihrer Mutter versprochen, das niemandem gegenüber zu erwähnen.«

»Es könnte sein, dass sich in den nächsten Tagen noch mal jemand von der Questura bei Ihnen oder Ihren Eltern meldet.« Diesen ominösen Telefonaten muss Vittorio unbedingt nachgehen.

»Ist in Ordnung. Aber ganz verstehe ich es nicht.«

»Wegen der Anrufe. Nichts, worüber Sie sich Sorgen machen sollten.«

Camilla Mura nickt, und Emma spürt, wie der Kopfschmerz an Intensität zunimmt.

»Dürfte ich Sie doch um ein Glas Wasser bitten?«

Während die junge Frau das Getränk holt, kramt Emma ihre Tabletten hervor.

»Das Wetter macht uns allen zu schaffen«, sagt Camilla und stellt das Glas vor Emma ab.

»Ja. So ist das auch bei mir«, antwortet Emma, ehe sie zwei der Pillen mit dem Wasser hinunterspült.

Sie verabschieden sich freundlich voneinander.

Erst im klimatisierten Taxi kann Emma wieder frei atmen.

»Wohin geht jetzt die Reise? Sie ist doch bestimmt noch nicht zu Ende?« Der Fahrer lächelt Emma im Rückspiegel freundlich zu.

Muss man erst alt und todkrank werden, damit sich alle so nett um einen bemühen? Nein, korrigiert sie sich, schwanger zu sein gehört mit in den Katalog.

Sie schafft es nicht, zurückzulächeln. »In die Via Giulia. Ecke Via Margherita.«

»Das hätten Sie mir auch gleich sagen können, Signora. Ich weise Sie darauf hin, dass ich nun einen Umweg fahren muss. Wir werden in etwa zwanzig Minuten das Ziel erreichen, und es kostet Sie ein paar Euro mehr.«

»Gut. Das passt schon so.« Emma lehnt sich zurück und schließt kurz die Augen. Langsam beginnen die Tabletten zu wirken. Der Schmerz ist schon leichter zu ertragen.

Ihre Gedanken fließen, gehen auf Wanderschaft.

»So. Da wären wir, Signora. Soll ich wieder auf Sie warten?« Die Stimme des Taxifahrers reißt Emma unsanft aus ihrem Nickerchen.

»Ja. Bitte.«

Ein wenig unbeholfen klettert sie aus dem Wagen. Direkt vor ihr befindet sich das Haus, in dem ein Wohnungsbrand vor über fünfundzwanzig Jahren das Leben einer jungen Frau abrupt ausgelöscht hatte.

Sie konnte sich bei dem Nachbarn, der damals ausgesagt hatte, die Frau öfter mit einem Kleinkind auf dem Arm gesehen zu haben, nicht anmelden, da es dessen damalige Telefonnummer nicht mehr gibt. Aber er wohnt noch hier, wie sie am Klingeltableau erkennen kann. Sie drückt auf den Klingelknopf, und nach einer kleinen Ewigkeit schwingt die Haustür auf.

Emma müht sich die Treppe hinauf, sie ringt nach Luft. Obwohl sie nur in die erste Etage muss, ist das Stufensteigen enorm anstrengend für sie.

Der Mann steht in der geöffneten Tür.

»Signor Corazza?«

»Der bin ich.« Misstrauisch wird sie von ihm beäugt.

»Mein Name ist Emma Simonetti. Wir sind einander vor vielen Jahren begegnet, als ich noch als Commissaria gearbeitet habe. Jetzt bin ich nicht mehr im aktiven Dienst.«

»Und?« Er klingt so unwirsch, dass Emma am liebsten den Rückzug antreten würde. Und er ist um so viel älter, als sie ihn in Erinnerung hatte. Wahrscheinlich ist auch sie in seinen Augen eine Greisin.

»Es geht um den Wohnungsbrand, bei dem Ihre Nachbarin Signora Isabella Benedetti starb.«

»Damit hatte ich nichts zu tun.«

»Natürlich nicht. Das steht außer Zweifel. Darf ich?« Sie will seine Wohnung betreten, aber er verschränkt abweisend die Arme vor seiner Brust.

»Nein. Alles, was zu sagen ist, kann hier draußen erledigt werden.«

»Dann komme ich gleich zur Sache.«

»Halten Sie sich nicht zurück. Meine Pasta, die Mini Pipe Rigate, braucht noch sechs Minuten, so lange habe ich für Sie Zeit. Danach müssen die Nudeln ins Sieb.«

Das ist ja mal eine Ansage, denkt Emma und beschließt, sie sich zu merken.

»Als in der Wohnung ein Feuer ausbrach, waren Sie bei Ihrer damaligen Lebensgefährtin.«

»Korrekt. Sonst hätten die Rauchgase mich ebenfalls zur Strecke gebracht.«

Das ist etwas weit hergeholt, weiß Emma, berichtigt den schroffen Alten aber nicht. »Sie hatten mir gegenüber bei einer der Befragungen geäußert, Signora Benedetti mit einem Kind gesehen zu haben.«

Emma folgt seinem gehetzten Blick nach oben zur zweiten Etage, wo sich das Appartement von Isabella Benedetti befand, dessen heutige Mieter von dem Unglück vermutlich längst nichts mehr wissen.

»Mag sein. Das ist lange her.«

»Versuchen Sie bitte, sich daran zu erinnern.«

»Da war so ein blondes Bengelchen. Ich habe das Kind nur ein- oder zweimal gesehen. Auf dem Arm der jungen Frau, im Treppenhaus. Ich weiß nicht, wie es hieß. Es lag mir nichts am Kontakt mit den Nachbarn.«

»Also war das Kind ein Junge?«

»Das habe ich nicht gesagt. Nur dass es blond war. Auch Mädchen können sich wie Bengel benehmen.«

Emma schaut zu den anderen Türen auf der Etage.

»Bei denen brauchen Sie gar nicht erst läuten. Keiner von damals lebt heute noch hier. Außer mir.« Der alte Mann, fast schon ein Fossil, rümpft seine Nase und zieht geräuschvoll die Luft ein. »Der Geruch der verkohlten Leiche hat die anderen Mieter aus dem Haus getrieben.«

»Hm«, macht Emma und weiß nicht so recht weiter. »Hatte von den anderen Bewohnern vielleicht irgendwer Kontakt zu Signora Benedetti und dem Kind?«

»Wie soll ich das denn wissen?«

»Vielleicht hat sich jemand dahingehend geäußert? Womöglich erst *nach* unseren Ermittlungen?«

»Meine Pasta ist fertig. Sie entschuldigen mich.« Zu Emmas Erstaunen schließt der Alte seine Tür grußlos direkt vor ihrer Nase.

So ein griesgrämiger Kerl, denkt sie und beschließt, Vittorio zu bitten, ins Meldeverzeichnis zu sehen, um eventuell den einen oder anderen der ehemaligen Bewohner zu finden. Sofern sie noch am Leben sind. Nur um sicherzugehen, denn sie spürt selbst, dass sie hier unsanft auf einem Holzweg gelandet ist. Natürlich war nicht nur Signor Corazza nach dem Brand von ihnen befragt worden. Die meisten Nachbarn hatten Isabella Benedetti aber entweder nicht gekannt oder geglaubt, sie lebe allein.

Emma ist müde und hungrig. Der Kopfschmerz hat inzwischen ganz nachgelassen, und wenn sie Glück hat, hält dieser Zustand einige Zeit an.

Sie gibt dem Chauffeur ihre Adresse und schaut während der Fahrt durch die getönten Scheiben.

Eigenartig, denkt sie, wie kann das Leben einfach so weitergehen, als wäre rein gar nichts geschehen, wenn man selbst nicht mehr da ist? Die Bäume werden auch nach ihrem Tod im Frühjahr Knospen treiben, die Blumen fröhlich aus der Erde sprießen und die Blätter im Herbst erneut von den Bäumen fallen, bis der Schnee alle Herrlichkeit bedeckt.

Emma seufzt und beschließt, sich ein Antidepressivum zu besorgen.

Wegen ihrer anhaltenden Erschöpfung hat sie entschieden, sich die Recherchen im vierten traurigen Fall, bei dem eine junge Mutter von einem flüchtigen Raser totgefahren wurde, für morgen aufzuheben. Heute fehlt ihr die Kraft für ein weiteres Gespräch, auch wenn sie sehr darauf erpicht ist, die fehlende Verbindung zu Laura Manzonis Geschichte herzustellen.

Nachdem sie gezahlt und den Wagen verlassen hat, geht Emma zum nahe gelegenen Supermarkt.

Sie muss essen, um bei Kraft zu bleiben.

Während sie sich angestrengt durch die Regalreihen schleppt, kommt ihr ein unerwarteter Gedanke. Was, wenn sie sich bei der Suche nach Lösungen verrannt hatte und die Fälle nicht zu lösen waren?

ANGELA

Es läutet Sturm.

Ich öffne.

Gloria steht vor mir.

Mit Paketen bepackt wie der Weihnachtsmann.

»Angela, hilf mir bitte mal, das Zeug reinzutragen«, fordert sie mich auf und schwenkt zwei große Papiertüten.

»Was ist das?«

»Lass mich zuerst hinein. Dann erkläre ich dir alles. Wir haben zu feiern.«

Sie geht an mir vorbei ins Haus, und ich habe nicht die geringste Ahnung, was sie beabsichtigt.

»Also.« Gloria stellt die Päckchen auf die Arbeitsplatte neben der Spüle und beginnt, sie auszuräumen. »Ich dachte mir, ihr seid bestimmt hungrig. Deswegen habe ich im Delikatessenladen vorbeigeschaut und uns ein paar Köstlichkeiten besorgt. Ich kenne deinen Geschmack inzwischen sehr gut.« Sie zwinkert mir zu und sieht ziemlich erhitzt aus.

»Ich … das war doch nicht notwendig«, stammle ich verwirrt.

»Ihr beide esst doch immer gemeinsam zu Mittag. Du und deine Laura.«

»Ja.« Ich stehe da und weiß nicht, wie mir geschieht. Mir bleibt nichts anderes übrig, als den Tisch zu decken und mit Gloria die Speisen aus den Behältern auf die Teller zu häufen.

Das Wasser läuft mir im Mund zusammen, als mir die Aromen von gegrilltem Hühnchen, verschiedenen orientalischen Salaten, Hummus, Limettenjoghurt und Falafel in die Nase steigen.

»Gloria. Du warst zu jedem Mittagessen bei uns eingeladen.«

»Das weiß ich sehr zu schätzen und danke dir dafür.« Sie zögert und senkt den Blick. »Die Flasche mit dem französischen Sancerre lege ich erst mal ins Eisfach«, sagt sie leichthin.

»Was gibt es denn zu feiern?« Die Röte, die in mein Gesicht schießt, lässt sich nicht verbergen.

Spielt sie auf unser Zusammensein an?

Gloria faltet eine der Papierservietten ordentlich zu einem winzig kleinen Dreieck. Anstatt mir zu antworten, fragt sie: »Leistet Laura uns Gesellschaft?«

»Ich befürchte, mein Kind vergräbt sich weiterhin in seinem Zimmer.«

»Das ist schade. Heben wir doch ein paar Portionen für sie auf.«

»Gute Idee. Ich kann allerdings nicht garantieren, dass Laura etwas davon anrühren wird. Wenn sie sich in dieser fatalen Stimmung befindet, sind ihre Handlungen nicht vorhersehbar. Leider.«

Als alles angerichtet ist, holt Gloria wortlos die Flasche aus dem Gefrierfach, entkorkt sie und gießt unsere Gläser randvoll. Ihr ganzes Tun vermittelt mir das Gefühl, als wäre sie hier zu Hause und ich ihr Gast.

Die Weingläser klirren, als wir miteinander anstoßen.

»Chin-chin.«

»Salute.«

Ich kann mich nicht länger beherrschen. »Sag schon, was es zu feiern gibt.«

»Die Universität hat sich heute bei mir erkundigt, ob wir einen Gastvortrag über James Joyce und seine Freundschaft mit Italo Svevo halten könnten. Ich habe natürlich sofort zugesagt. Was für ein wunderbares Zeichen ihrer Wertschätzung für unser Museum!«

Das Lächeln auf Glorias Gesicht deute ich nie falsch. Jetzt ist es breit und wirkt aufgesetzt, so als hätte sie das eigentlich Entscheidende noch nicht erwähnt.

»Was heißt das genau?«

»Du referierst natürlich. Keine Bange. Ich besorge dir die nötigen Unterlagen, Angie. Du bist unsere Beste. Ehre, wem Ehre gebührt. Na? Was meinst du? Ist das nicht eine tolle Möglichkeit, unsere Arbeit zu präsentieren?«

Wieder prostet sie mir zu. Diesmal noch eine Spur euphorischer.

Was ist dem noch hinzuzufügen?

Ich erledige ihre Aufgaben, sie erntet dafür die Lorbeeren.

Aber so ist Gloria nun mal, und ich mag sie deswegen um nichts weniger.

»Wann soll der Vortrag stattfinden?«

»Du hast ausreichend Zeit, dich exzellent vorzubereiten und unsere detaillierten Forschungen in einem sehr guten Licht darzustellen.«

»Begleitest du mich dorthin, Gloria?«

»Selbstverständlich. Was für eine Frage! Für wen hältst du mich? Für eine Drückebergerin ohne Verantwortungsgefühl? Ohne Stil? Jetzt enttäuschst du mich aber zutiefst, liebste Freundin.«

»Nein. Du irrst dich. Nichts dergleichen denke ich von dir, Gloria.« Keineswegs beruhigt, nun jedoch etwas gelöster, verzehre ich einen Bissen der unerwarteten Mahlzeit.

»Das weiß ich, meine liebe Angela. Und doch gibt es da eine Sache, über die wir dringend sprechen müssen.« Sie schaut mich durchdringend an.

Mich fröstelt, obwohl es auch heute wieder unerträglich heiß ist.

»Zuerst essen wir aber fertig und trinken den Wein aus, danach bleibt immer noch genug Zeit, um miteinander zu reden.«

Ihr Tonfall verunsichert mich.

»Dagegen gibt es nichts einzuwenden«, bringe ich heiser hervor, stehe auf und gehe um den Tisch herum zu ihr.

Gloria erhebt sich abrupt. Sie trägt ein eng anliegendes hellblaues Wickelkleid der Designerin Diane von Fürstenberg. Die dazu passenden Ballerinas hat sie unter dem Tisch abgestreift. Weder das Kleid noch die Schuhe könnte ich mir je leisten.

Mutig lege ich den Arm um ihre Taille, meine Hände streichen über den weichen Stoff über ihrem Po bis hinunter zum Saum. Spielerisch ertasten meine Finger ihre nackte Haut.

Gloria entwindet sich mir. Wie in einem Tanz dreht sie sich weg. Ihre Brust hebt und senkt sich schnell.

Zuerst glaube ich an ein Spiel.

»Süße?« Meine Stimme bebt.

»Angela. Hör auf damit. Sofort.«

Erschrocken halte ich inne und erstarre.

Habe ich mich so getäuscht?

»Das gestern Nacht war wunderschön«, beginnt sie, »aber es gibt da etwas, das ich dir sagen muss. Ich bin heterosexuell. Es hat mich lediglich gereizt, dass du mich an meine Grenzen führst. Es war ein einmaliges Abenteuer. Etwas, das ich schon lange über mich wissen wollte.«

»Wie bitte? Ich war dein Versuchskaninchen?«

»Nein, natürlich nicht. Jede Berührung, jede Sekunde mit dir habe ich mehr als nur genossen. Aber ich liebe meinen Partner aufrichtig. Er ist es, den ich will.«

Mir bleibt die Luft weg. Ich fühle mich zutiefst beschämt und ausgenützt.

»Es tut mir leid. Ich wusste nicht, dass du in einer Beziehung bist. Das hättest du mir sagen müssen.«

In mir breitet sich eisige Kälte aus.

Dann ein anderes, ein heftiges Gefühl.

Grenzenlose Wut.

Auf einmal habe ich die halb volle Weinflasche in der Hand und weiß nicht, wie sie dorthin gekommen ist, aber ich hebe sie hoch, um sie auf Glorias Kopf zu zerschmettern. Sie bemerkt im letzten Moment, was ich vorhabe, duckt sich und taucht unter mir weg.

»Spinnst du?« Entsetzt sieht sie mich an.

In diesem Augenblick klingelt es an der Tür. Ich stelle die Flasche weg, werfe Gloria einen gehetzten Blick zu, laufe in den Flur und öffne.

Commissario Schiavone steht vor mir.

»Sie kommen genau zur rechten Zeit!«, rufe ich erregt und reiße die Tür weit auf, damit er eintreten kann. »Ich wurde von meiner Chefin sexuell belästigt und will sie anzeigen. Hier entlang, Commissario.«

Schiavone betritt vor mir die Küche. Er bleibt stehen, und ich kann mir gut vorstellen, wie sehr ihn der gedeckte Tisch und die Weingläser irritieren.

Gloria lehnt am Kühlschrank, ihre Finger umklammern den Hals der Flasche, die ich beinahe als Waffe gegen sie eingesetzt hätte. »Damit wollte Signora Manzoni mich gerade niederschlagen«, herrscht sie Schiavone aufgebracht an. »Nur weil ich sie fristlos entlassen habe!«

In meinem Kopf dreht sich alles. Ich stütze mich an der Lehne des Stuhls ab, damit ich nicht falle.

Was redet sie da?

Wurde ich soeben von meiner besten Freundin, Chefin und Geliebten kaltblütig gefeuert?

Perplex ist das richtige Wort für den Ausdruck auf Schiavones Gesicht.

»Hier sieht es weniger nach einer Kündigung als nach einem Gelage aus«, stellt er nach kurzem Zögern trocken fest.

Gloria und ich fangen gleichzeitig zu reden an.

Schiavone stoppt uns mit einer Handbewegung. Er schaut mich direkt an. »Wie geht es Ihrer Tochter? Wegen Laura bin ich hier, da ich davon ausgehe, dass sie nicht zu mir in die Questura kommen wird. Alles andere interessiert mich nicht. Welche Art Streit Sie auch miteinander haben, belästigen Sie mich bitte nicht mit Ihren Privatangelegenheiten.«

»Laura ist in ihrem Zimmer und will es unter keinen Umständen verlassen«, erkläre ich kleinlaut.

»Ich muss mit ihr reden. Es ist dringend.«

»Dann begleiten Sie mich.«

Schiavone folgt mir zu Lauras Zimmer.

Ich klopfe.

Keine Reaktion.

»Schatz, der Commissario möchte mit dir sprechen. Könntest du kurz zu uns kommen?«

»Nein.«

»Laura, bitte«, ergänzt Schiavone. »Wir brauchen Sie, um ein paar Dinge zu klären.«

»Es gibt nichts zu klären. Sie haben mich in diese Lage gebracht. Also verschwinden Sie jetzt besser. Ihnen habe ich nichts mehr zu sagen.«

Schiavone zieht seine Schultern hoch und steht da wie ein geprügelter Hund. Ich würde Mitleid mit ihm empfinden, wüsste ich es nicht besser. Laura hat recht. Ihm allein ist ihre missliche Situation zu verdanken.

»Sie gehen jetzt besser«, sage ich frostig. »Die Antwort meiner Tochter war unmissverständlich. Sie lehnt ein Gespräch mit Ihnen aus nachvollziehbaren Gründen ab. Respektieren Sie das.«

Der Kommissar folgt mir entmutigt zurück in die Küche.

Gloria hat inzwischen das Weite gesucht.

»Bevor ich mich verabschiede, Signora Manzoni, was war das eben? Ich frage das, ohne die Situation bewerten zu wollen, und ohne dienstlichen Anlass. Das heißt, ich habe es auch gleich wieder vergessen.«

»Meine Chefin hat mir Avancen gemacht. Und als ich gegen ihre dreisten Annäherungsversuche protestierte, hat sie mich fristlos entlassen. So einfach ist das. Auch unter Frauen.« Ich schäme mich nicht für die geringfügige Abänderung der Wirklichkeit. Meine einzige Freundin hat mir nach all den Jahren engster Zusammenarbeit Job und Freundschaft aufgekündigt, indem sie mich wie eine Laborratte behandelte. Und das, obwohl ich ihr gegenüber mehr als loyal war.

»Ich verstehe. Sie haben nun sicher einiges, über das Sie nachdenken müssen, Signora. Scheuen Sie jedoch nicht den Weg zur Polizei. Sexuelle Übergriffe dürfen nicht unter den Teppich gekehrt, sondern müssen öffentlich gemacht werden.«

Schiavone kann richtig nett sein, hat man erst einmal sein Mitleid erregt, denke ich.

»Danke, Commissario.« Ich führe ihn zur Haustür. Meine Knie zittern immer noch ein wenig. »Sobald ich zu Laura durchdringe, werde ich alles daransetzen, dass meine Tochter Sie anruft.«

»Bitte. So bald als möglich.«

»Sind wir in Gefahr?«

Schiavone dreht sich zu mir um und sieht mich durchdringend an. »Das wissen Sie mit Ihrem alles überragenden Mutterinstinkt wahrscheinlich besser als ich. Oder bildet sich Ihre Tochter vielleicht nur wieder was ein?«

Die Tür schlägt zu, und ich breche in Tränen aus.

EMMA SIMONETTI

In Emmas Hirn finden sich verschlossene Räume, die Geheimnisse bergen.

Doch öffnet sie eine Tür, verschließt sich eine andere.

Darüber empfindet sie nichts als Ärger. Sie hat den Eindruck, kaum voranzukommen.

Das Grübeln über ihre drei Besuche will nicht nachlassen. Bevor sie weitermacht, wird sie allerdings ihren knurrenden Magen besänftigen.

Im Supermarkt hat sie zwei Flaschen Rosé, Bananen, Zaziki mit einer Extraportion Knoblauch, einen überreifen Camembert, fein geschnittene würzige Salami aus Mailand, eine Focaccia und eine Tafel Schokolade mit Marzipan besorgt.

Jetzt, da sie weder riechen noch schmecken kann, greift Emma zu Speisen und Getränken, von denen sie weiß, dass sie sie immer mochte, und vertraut dem Spürsinn ihres Gedächtnisses.

Ein wenig abwesend isst sie die Banane und schneidet den Camembert in kleine Happen. Dann stützt sie den Ellbogen auf dem Schreibtisch ab und legt den wieder schmerzenden Kopf auf ihre Handfläche.

Die damalige Begegnung mit der kleinen Tochter der verunfallten Frau, die üble Geschichte mit der Fahrerflucht beschäftigt Emma.

Nie wird sie den Schmerz vergessen, der das Gesicht des Ehemanns der Toten einfrieren ließ. Die Kleine hingegen lachte sie erwartungsvoll an und hatte keine Ahnung, was Emmas Besuch für sie und ihre kleine heile Welt bedeuten würde.

Darum will Emma sich morgen kümmern und ihren Besuch vorher telefonisch ankündigen.

Sie öffnet eine Flasche Rosé, spült mit den ersten Schlucken ihre verspätete Mittagsdosis an Tabletten hinunter, schmiert den

Käse großzügig auf die Focaccia und legt ein paar Scheiben Salami darauf.

Erwartungsvoll, ihr Geschmacksinn könnte ja zurückgekehrt sein, beißt sie ins Brot, als vehement an ihre Tür geklopft wird.

»Warum gehst du nicht ans Telefon?«, sagt Vittorio anstelle einer Begrüßung barsch.

»Auch dir einen guten Tag.«

»Emma, ich war besorgt, weil du dich nicht gemeldet hast. Es war vereinbart.«

»Du bist weder meine Mutter noch mein Ehemann. Also benimm dich nicht so. Und vereinbart war gar nichts.«

Oder doch?

Spielt ihr Hirn ihr erneut böse Streiche?

Sie lebt in einem Zustand fortwährenden Vergessens.

»Na ja, genau genommen hatte ich bloß angekündigt, dich anrufen zu wollen«, korrigiert sich Vittorio.

Also hat der Tumor nicht wieder etwas von ihrem zunehmend fragiler werdenden Wissen erbeutet.

Manchmal ist der Schmarotzer wie ein Hund, der ihr einen Wurstzipfel vor der Nase wegschnappt.

»Komm doch herein«, fordert sie Vittorio auf. »Wenn du schon da bist.«

Sie ist abgespannt von den vielen aufwühlenden Gesprächen, die sie heute geführt hat. Eigentlich verspürt sie wenig Lust, mit Vittorio oder irgendjemand anderem auch nur ein Wort zu wechseln.

Ihr Freund zeigt grinsend auf den mit Tellern, Glas und Weinflasche vollgestellten Tisch. »Überall, wo ich heute unerwartet auftauche, wird getafelt wie unter Ludwig dem Vierzehnten. Soll das hier ein Sektfrühstück sein?«

»Für ein Frühstück ist es wohl schon zu spät. Und überhaupt«, fügt sie eilig hinzu, »Schaumwein verursacht bei mir übles Sodbrennen.«

»Darf ich?« Er wickelt ein Stück Marzipanschokolade aus

der knisternden Verpackung. »Warum warst du nicht erreichbar?«

»Weil ich ein paar Unterhaltungen führen musste und das Handy mich dabei nur gestört hätte.«

»Du warst also bei deiner Ärztin?« Vittorio sieht sie erwartungsvoll an.

»Nein.« Das hat Emma völlig vergessen.

Sie beschließt, sich ab sofort wie ein demenzkranker Patient zu verhalten und diverse Post-its mit Erinnerungen gut sichtbar an den Kühlschrank zu pinnen. »Ich mache gleich, nachdem du weg bist, einen Termin mit ihr aus. Versprochen.«

»Dann gehe ich jetzt.«

»Vittorio. Ich verspreche es dir.«

Er betrachtet sie prüfend. »In Ordnung.«

Emma nickt. Sie achtet nicht auf das erneut einsetzende Pochen in ihrem Kopf und hat wirklich vor, ihre Ärztin so schnell als möglich anzurufen. »Möchtest du denn nicht wissen, was ich in Erfahrung gebracht habe?«

»Nein, möchte ich nicht. Ich dachte, du bist inzwischen eine Schreibtischtäterin. Du ermittelst doch nicht etwa vor Ort? Du könntest dich damit in ernsthafte Schwierigkeiten bringen. Es muss sich nur jemand über dich beschweren. Lass mich das machen. Es reicht, wenn du dich hier in deiner Wohnung mit deinen ungelösten Fällen beschäftigst. Aber besuche niemanden zu Hause.«

»Ich kann nicht loslassen.«

»Das ist nicht zu übersehen.«

»Du erinnerst dich an den Mord im Karst? Eine Frau hatte einen Großvater und dessen Enkeltochter in eine Schlucht gestoßen. Und heute habe ich erfahren, dass es in diesem Fall ein kleines Kind gab.«

»Klar, die Enkelin. Das wusstest du doch längst.« Vittorio zieht seine Augenbrauen fragend und fast ein wenig abschätzig in die Höhe.

»Nein. Da war noch ein anderes Kind. Die Enkelin hat mir

erzählt, ihre Großmutter hätte anonyme Anrufe erhalten, bei denen die Stimme eines kleinen Mädchens im Hintergrund zu vernehmen war. Das wurde nie in den Akten vermerkt.«

»Emma. Worauf willst du eigentlich hinaus?«

Vermutlich steigert sie sich ja wirklich bloß in eine fixe Idee hinein. »Vittorio, ich bin mir nicht sicher, aber irgendetwas ist da. Ich glaube, das kleine Mädchen könnte eine Verbindung zu Laura Manzonis Aussage sein.«

»Das verstehe ich jetzt absolut nicht. Aber egal. Da du Laura gerade erwähnst, ich komme direkt von ihr. Oder genauer gesagt von ihrer Mutter. Es ist gestern etwas Schlimmes vorgefallen.«

Emma setzt sich auf. »Es ist ihr doch nichts zugestoßen?«

»Leider doch.«

Und dann erfährt Emma, die aufmerksam lauscht und es schafft, ihn kein einziges Mal zu unterbrechen, was Vittorio in der Morgenbesprechung berichtet wurde. Bei einem ungeklärten, etwas mysteriösen Verkehrsunfall mit Todesfolge hatte der Unfallfahrer zu Protokoll gegeben, es sei eine Frau am Unfallort gewesen, deren Beschreibung haargenau auf Laura Manzoni passt. Auch seine vorherige Begegnung mit Laura und Emilio erwähnt Vittorio.

Als er endlich fertig ist, fühlt Emma eine tiefe Leere in ihrer Magengrube. »Und dieser Emilio war in derselben Gruppentherapierunde wie Laura? Er war eine Art Stalker, sagst du? Das alles ist wirklich mehr als nur furchterregend.«

»Leider ja.«

»Der Fahrer des Wagens ist sich auch wirklich sicher, was die Beschreibung der jungen Frau angeht?«

»Rosafarbenes Haar, dunkles Kapuzenshirt und ein sehr hübsches blasses Gesicht. Da ich sie und Emilio zuvor zusammen vor der Questura angetroffen hatte, ist unbedingt davon auszugehen, dass es sich um Laura handelte.«

Emma schenkt sich selbst Wein nach.

Vittorio hält die Hand über sein Glas. »Ich bin im Dienst. Da greife ich nur bei Marzipanschokolade zu.«

Emma nickt und schiebt ihm die angebrochene Tafel hin. »Iss alles auf und genieße es. Darf ich dich um einen Gefallen bitten? Eigentlich sind es zwei.«

Vittorio verdreht die Augen. »Schieß los.«

Beide lachen, weil das ein alter Insiderwitz zwischen ihnen ist.

»Es geht um Miranda Missaglia, die ertrunkene Frau mit dem eingeschlagenen Schädel. Würdest du ihre ehemaligen Liebhaber noch mal unter die Lupe nehmen und dabei besonderes Augenmerk auf deren Freundinnen legen?« Emma zögert, als Vittorio nicht sofort reagiert, und presst ihre Fingerkuppen abwechselnd auf unterschiedliche Stellen an ihrem Kopf. Der Schmerz ist kaum auszuhalten und verteilt sich ungerecht. Sie lacht.

»Ist dir nicht gut?«

»Nein. Ja. Keine Ahnung. Ich nehme besser noch eine Tablette, dann geht es wieder für eine Weile.«

Vittorio steht auf und reicht ihr unaufgefordert die Packung mit den Tabletten.

»Alle auf einmal?«

Wieder lachen sie, und Emma fühlt sich danach ein Stück besser. »Galgenhumor hilft mir.«

Vittorio beobachtet, wie sie die Schmerztablette aus dem Blister drückt und mit einem großen Schluck Wein hinunterspült. Er wirft ihr einen forschen Blick zu. »Wären Gin, Whiskey oder Cognac keine besseren Alternativen zu diesem öden Roséwein? Davon musst du doch schon längst genug haben.«

Manchmal weiß Emma nicht, ob er über ihr leichtsinniges Verhalten scherzt oder sie dafür verurteilt.

»Was wolltest du noch von mir?«, fragt er dann. »Ich nehme an, es geht um einen weiteren deiner Cold Cases?«

Emma nickt. Der Schmerz im Kopf wird durch die Tablette zwar gedämpft, zieht sich aber wie eine Schnur ihre Wirbelsäule entlang. Entschlossen beißt sie die Zähne zusammen. »Bevor Isabella Benedetti in ihrer Wohnung verbrannte, hatte einer ihrer Nachbarn, Signor Corazza, sie doch gelegentlich mit einem Kind gesehen. Niemand sonst hat damals das Kind erwähnt, es ließ sich auch nicht ermitteln, ob es überhaupt eins gegeben hat. Die einstigen Bewohner des Hauses sind nach dem Unglück alle weggezogen. Und doch möchte ich genau da noch mal ansetzen. Es wäre mir wichtig, dass du das Melderegister durchgehst – nicht du«, setzt sie schnell nach, als sie seinen frostigen Gesichtsausdruck bemerkt, »ich meine einen deiner Assistenten. Ich würde mich dann mit den ehemaligen Nachbarn von Isabella Benedetti unterhalten. Und das ist auch schon alles. Mehr will ich nicht.«

Vittorio wirkt angespannt. Er runzelt die Stirn und presst seine Lippen zu einem Strich zusammen.

»Ist das nicht ein wenig viel verlangt für ein altes Rätsel, das sich höchstwahrscheinlich nicht lösen lässt? Aber gut. Ich mache dir im Ausgleich ein Angebot, das du nicht ablehnen kannst.«

»Bist du jetzt Vito Corleone persönlich?«

Er lacht, aber es klingt gekünstelt. »So ähnlich. Ich merke, du hast verstanden. Quid pro quo. Ich besorge dir die nötigen Informationen, mach daraus, was immer du willst. Im Gegenzug besuchst du Laura Manzoni. Und zwar heute noch.«

Emma weiß nicht, ob er das ernst meint. »Sonst legst du mir einen Pferdekopf aufs Kissen?«, scherzt sie.

Als Vittorio keinen Mucks von sich gibt, ist Emma verunsichert. »Okay, Spaß beiseite. Habe ich dich richtig verstanden? Du schickst mich zu den Manzonis? Meinst du nicht, dass die Mutter mich aus dem Haus jagen wird?«

Jetzt lacht Vittorio. »Das musst du in Kauf nehmen. Aber ich denke, sie wird dich ins Haus lassen, weil sie ihre Tochter beschützen möchte und sich große Sorgen um sie macht. Und damit ist sie nicht allein. Doch mit mir redet Laura nicht und auch mit sonst niemandem, wie es scheint. Der Unfallfahrer weiß nicht, warum Emilio unter seinem Auto lag. Er ist zutiefst schockiert und befindet sich derzeit im Krankenhaus. Laura hat womöglich alles beobachtet und kann uns vielleicht sagen, wie es zu dem Unfall gekommen ist.«

Emma spürt den Schmerz in ihrem Kopf immer noch. Sie kann keine weitere Tablette schlucken.

Warum eigentlich nicht, denkt sie störrisch und drückt eine Tablette aus dem Blister, die sie erneut mit Wein hinunterspült.

»Emma, tust du mir diesen Gefallen? Laura weigert sich, ihr Zimmer zu verlassen, weil sie sich bedroht fühlt. Und ich mache mir Sorgen, dass da seit dem Unfall tatsächlich etwas dran sein könnte. Wenn du zu ihr durchdringen könntest …«

Vittorios Stimme klingt weit und immer weiter entfernt. Dann umfängt Emma Dunkelheit.

Entgleitet das Wasserglas ihren Händen?

»Ist das ein neuer Anfall? Emma? Ich rufe einen Krankenwagen. Scheiß Rosé. Echt. Emma. Jetzt sag doch was, wenn du kannst.«

LAURA

Jemand hämmert an meine Tür.

Träume ich, oder dreht Mama jetzt komplett durch?

Will sie bei mir einbrechen?

»Hau ab!«, schreie ich.

»Laura, sperr bitte auf.«

Wieder pocht sie fest gegen das Holz.

»Klopf, klopf, klopf? Wir sind hier nicht in Bethlehem. Und du bist nicht Maria, die einen Unterschlupf sucht. Lass mich einfach in Ruhe. Ich bin weder dein Christkind noch einer der Heiligen Drei Könige. Wenn ich es mir recht überlege, waren diese Idioten zudem allesamt Männer. Da war außer Maria kein weibliches Wesen zwischen Ochs und Esel im Stall dabei.«

»Laura, Liebes. Was redest du nur für einen Unsinn? Bitte öffne die Tür.«

»Mama. Es reicht.«

»Eine Dottoressa möchte mit dir sprechen.«

»Welche Ärztin, Mutter? Hast du die Notambulanz verständigt? Was will sie? Ich bin nicht krank!«

»Ihr Name ist Emma Simonetti. Sie ist keine Medizinerin. Sie ist Juristin.«

»Wie bitte? Verdammt, Mutter! Brauche ich einen Rechtsbeistand?«

»Unsinn, so ein Quatsch, Liebes. Commissaria Simonetti ist bereits im Ruhestand. Sie sagt, ihr würdet euch kennen und dass sie auf Commissario Schiavones ausdrücklichen Wunsch hierhergekommen ist.«

Ich atme tief durch und danach gleich noch einmal.

Trotzdem dreht sich das Zimmer wild im Kreis, und die Tiere im Streichelzoo an meiner Wand veranstalten ein ordentliches Spektakel. Die Sterne über meinem Bett funkeln heute leider nicht. Jedenfalls nicht für mich.

Sie war nett, diese ältere, elegante Dame. Als wir uns in Schiavones Büro kennenlernten, mochten wir einander auf Anhieb. Simonetti, das stimmt. So hieß sie.

»Laura! Schatz! Hörst du mich? Komm raus aus dem Zimmer, und zwar sofort!«

Die Stimme meiner Mutter klingt aufgebracht.

Als ich klein war, hat sie mich mit ihrem Geschrei völlig aus der Fassung gebracht. Nicht nur einmal habe ich mich unter dem Bett verkrochen. Inzwischen bin ich erwachsen und reagiere nicht mehr panisch auf alles, was sie so von sich gibt.

»Beherrsche dich, Mutter. Ich verlasse mein Zimmer nicht. Für niemanden. Dottoressa Simonetti kann allerdings zu mir hereinkommen. Allein.«

Mamas aufgeregtem Geplapper will ich nicht folgen.

»Signora Manzoni«, höre ich die wohlklingende Stimme der Kommissarin kurz darauf sagen. »Ich werde Ihre Zeit nicht lange in Anspruch nehmen und Ihnen auch sicher nichts vorlügen. Öffnen Sie mir bitte die Tür?«

»Klar«, sage ich besänftigt und drehe den Schlüssel zweimal im Schloss.

Die Dottoressa betritt meinen Raum, und ich schließe schnell hinter ihr ab.

»Mama, geh weg. Ich will nicht, dass du uns belauschst. Dein peinliches Verhalten entgeht mir nie. Ich weiß, dass du mich ständig ausspionierst.«

»Ja, ja. Schon gut. Ich überwache dich nicht. Ich passe auf dich auf«, antwortet meine Mutter beleidigt und verzieht sich.

»Darf ich mich setzen?« Signora Simonettis Blick schweift durch mein Zimmer und bleibt dann an mir hängen.

»Selbstverständlich.« Rasch befreie ich den Schreibtischstuhl von einem Stoß meiner Kleidung und schiebe ihn zu ihr. »Bitte.« Ich hocke mich wieder auf mein Bett.

»Danke.« Dottoressa Simonetti sieht abgekämpft aus. Müde und sehr blass.

»Leider kann ich Ihnen nichts zu trinken anbieten.« Ich zucke die Achseln. »Sicher gibt meine Mutter Ihnen später ein Glas Eistee. Es ist so grauenvoll heiß. Oder soll ich Mama gleich rufen, damit sie Ihnen etwas bringt?«

»Nein danke. Ist schon gut. Bemühen Sie sich nicht. Wir haben wahrhaft eine Mörderhitze. Ich werde nach unserem Gespräch etwas trinken. Signora Manzoni, ich habe eine wichtige Frage an Sie.«

»Laura. Für Sie bin ich Laura.«

Die Commissaria schenkt mir ein warmes Lächeln. »Also dann, Laura. Lassen wir die Förmlichkeiten. Sie können mich Emma nennen.«

Einmal mehr weiß ich, warum mir diese Frau sofort sympathisch war.

»Was haben Sie gesehen?«

Ich rücke an den Rand des Bettes, wie zum Absprung bereit.

»Der Fahrer des Unfallwagens gab der Polizei die Beschreibung einer jungen Frau, die haargenau so aussieht wie Sie. Und Commissario Schiavone hat Emilio und Sie kurz vor dem Unfall zusammen gesehen. Sie waren dabei, als Emilio starb. Richtig?«

Ausflüchte helfen nicht mehr.

»Ja. Korrekt. Und es war kein Unfall. Es war Mord.«

Meine Tränen kann ich nicht zurückhalten, sie schießen aus meinen Augen.

Emma Simonetti steht auf, taumelt und fängt sich wieder. Sie kommt zu meinem Bett und berührt leicht meine Hand. »Laura. Sie haben einen Schock.«

Ich höre die Worte und mache etwas, das ich schon lange nicht mehr getan habe, ich stehe auf und werfe mich in ihre Arme. Es ist eine andere Art mütterlicher Geborgenheit, die mich umfängt.

»Ist schon gut, alles wird gut«, murmelt sie und streicht über meine Wangen.

»Wie kann es das werden, wenn Emilio tot ist? Ich meine, für immer tot. Nicht nur in meiner Phantasie, sondern in der wirklichen Welt? Kurz habe ich gedacht, mir alles nur eingebildet oder davon geträumt zu haben.«

»Ja. Es ist unfassbar.« Emma löst sich sanft von mir und setzt sich zurück auf den Stuhl.

Ich stehe da und fühle mich verlassen. Dabei kann ich es ihr nicht verübeln. Sie wirkt so zerbrechlich, dass ich sie am liebsten nochmals umarmt und nie wieder losgelassen hätte.

»Jeder Tod«, sagt sie leise und sieht an mir vorbei, »ist zweifellos unbegreiflich. Doch wenn ein Mensch an einer schweren Krankheit verstirbt oder sich umbringt, gehen wir anders damit um. Falls Sie uns helfen, Laura, könnten wir die Person finden, die Ihrem Freund das angetan hat.«

Ich überlege nicht lange. Ich rede.

»Es war der Raubmörder. Er war hinter mir her, hat mich verfolgt und gejagt, seit er den Bericht gelesen hat. Den Artikel in der Zeitung, in dem alles falsch dargestellt wurde. Sie wissen schon. Das Messer –« Ich breche mitten im Satz ab, denn das Grauen überwältigt mich.

Ich zittere.

Emma will etwas sagen, hält aber ebenfalls inne. Sie mustert mich von Kopf bis Fuß, wie ich so dastehe in meinem übergroßen T-Shirt, und ich sinke auf mein Bett zurück.

»Welches Messer?«

Natürlich erreicht mich die Stimme der Commissaria. Doch ich zögere mit der Antwort.

»Sie müssen mich verstehen, ich habe Angst.«

»Laura, ich tue nichts, das Ihnen schaden könnte. Sehen Sie mich an. Wir besprechen die Sache in Ruhe.«

Obwohl alles so herzzerreißend, unerträglich und furchteinflößend scheint, stelle ich mich Emmas Blick.

Und da sitzt sie so vornehm mit ihren schlanken, übereinandergeschlagenen Beinen, als wären wir in einem noblen Salon oder zumindest im Antico Caffè San Marco, und schaut mich prüfend an.

»Gut. Sagen Sie mir einfach, was Sie gesehen haben.«

»Der Typ, der Emilio auf dem Gewissen hat, ist ungefähr einen Meter achtzig groß. Vielleicht ein wenig größer. Jedenfalls überragt er mich. Er trug ein schwarzes Kapuzenshirt. Ich konnte ihn nur von hinten sehen. Er riecht durchdringend nach Schweiß. Es ist ein böser Mann.«

»Was war mit dem Messer?«

»Er ist von hinten auf mich losgegangen, hat mich gegen eine Hauswand gedrückt und festgehalten. Mehr weiß ich nicht. Emilio kam mir zu Hilfe, und dann ...«

Ich bringe es nicht über mich, der Commissaria zu erzählen, was weiter geschah. Aber sie gibt sich zu meinem Erstaunen mit dem zufrieden, was ich bereit bin zu sagen.

»Darf ich kurz in Ihr Bad?«, fragt sie höflich.

»Ja. Bitte klopfen Sie danach dreimal leise, damit ich nicht irrtümlich meine Mutter ins Zimmer lasse.«

»Geht klar.« Sie lächelt und ergänzt: »Ihre Mutter ist gar nicht mal so übel. Sie sorgt sich um Sie. Klar kann das lästig sein.«

Als Emma Simonetti mein Zimmer verlässt, fühle ich mich zum ersten Mal seit Langem geborgen.

EMMA SIMONETTI

Kaum ist Emma im Badezimmer der Manzonis, drückt sie eine weitere Tablette aus der Verpackung. Sie beugt sich über das Waschbecken und spült sie mit Wasser aus ihrer hohlen Hand hinunter. Kurz befürchtet sie, dass die Tablette in ihrem Rachen stecken bleibt, aber sie rutscht mühelos die Speiseröhre hinab.

Da war eindeutig frisches Blut an Lauras Shirt.

Stammt es von der angedeuteten Messerattacke?

Sie muss herausfinden, wie schwer die Verletzung ist. Möglicherweise braucht die junge Frau medizinische Versorgung.

Emma setzt sich auf den Deckel der Toilette und überlegt. Soll sie die Mutter einweihen, oder wäre das kontraproduktiv?

Das Badezimmer wirkt kahl, und nur wenig lässt darauf schließen, dass zwei Frauen in dieser Wohnung leben. Es ist kein freundlicher Ort, an dem man sich entspannt und genießt, sondern ein Bereich, der allein der körperlichen Reinigung vorbehalten ist. Alles hier steht in krassem Gegensatz zu Emmas Wohlfühloase.

Doch was hat sie jetzt von ihren teuren und herrlich duftenden ätherischen Ölen, Parfums, Bodylotions und Duschgels, wenn sie nicht mehr riechen kann?

Langsam beginnt die Tablette zu wirken. Der Krampfanfall, der sich zu Hause angekündigt hatte, war ausgeblieben, anscheinend wirken die starken Antikonvulsiva und konnten den Vorgang rechtzeitig bremsen. Emmas Kopfschmerzen sind dadurch allerdings nicht verschwunden. Sie greift sich an die Stirn, übt Gegendruck aus.

Auch Lauras Zimmer hat etwas durch und durch Unwirkliches. Bereits beim Eintreten fühlte Emma sich, als hätte man sie in eine andere Welt versetzt. Es ist das Reich eines kleinen Mädchens, im besten Fall das einer Schülerin. Die Bettwäsche ist mit Disneyfiguren bedruckt. Pocahontas glaubt Emma auf dem

Kissen erkannt zu haben und Arielle, die kleine Meerjungfrau, auf der Decke. Eine Tapete mit Dschungeltieren und Pflanzen säumt die Wand, und über dem Bett spannt sich ein Nachthimmel mit vielen Sternen und einer Mondsichel.

Doch Laura Manzoni ist knapp dreißig.

Ist das emotionale Zurückfallen auf die Stufe eines Kindes Teil ihres Krankheitsbildes?

Emma weiß aus ihrer regelmäßigen Lektüre einschlägiger Fachzeitschriften ein bisschen was über Psychologie, doch bei Weitem nicht genug, wie es scheint. Sie hatte sich Lauras Privatsphäre völlig anders vorgestellt. Vielleicht schwarz angemalt, mit coolen Möbeln, stylishen Lampen und schrägen Bildern, Plakaten oder Sprüchen an den Wänden.

War aus dem kleinen Mädchen denn kein rebellierender Teenager und danach eine junge Frau geworden?

Hier stimmt etwas entschieden nicht.

Eine der wichtigsten Fragen in ihrer Tätigkeit als Polizistin war neben wer, wo, wie und wann die Frage nach dem Warum.

Warum lebt diese junge hübsche Frau mit den rosa Haaren und der schlampigen Kleidung in einem Kinderzimmer?

Emma ahnt, dass die Antwort auf diese Frage etwas Wesentliches über die Verwicklungen in diesem Fall preisgibt. Aber was? Wieder fasst sie sich an die Stirn. Das Rumoren in ihrem Kopf wird diesmal nicht allein durch das Wirken ihres Tumors verursacht; es soll sie an etwas erinnern, das sie im Begriff ist zu vergessen.

Aber manchmal bekommt man die Antworten einfach nicht, nach denen man so verzweifelt sucht. Manchmal bleibt einem nichts anderes übrig, als das Unerklärbare zu akzeptieren. Aber so war sie nie und ist sie noch immer nicht.

Ächzend erhebt sie sich und will das Badezimmer verlassen. Da bleibt Emmas Blick am Bullauge der Waschmaschine hängen. Etwas Rotes sticht aus der hellen Kleidung hervor.

Emma versichert sich, dass die Tür zum Bad abgeschlossen ist, öffnet so leise wie möglich die Luke und zieht das Stück heraus, das, obwohl frisch gewaschen und getrocknet, ihre Aufmerksamkeit auf sich gezogen hat. Es ist ein Shirt, dessen Kragen und Seite blutverschmiert waren. Hellrot leuchtende Verfärbungen zieren den Stoff.

Sie hatte also recht.

Angela Manzoni weiß davon.

Warum hat sie gegenüber Emma oder Schiavone kein Wort darüber verloren?

Ohne groß nachzudenken, stopft Emma das Shirt in ihre Handtasche, schließt das Bullauge der Waschmaschine wieder und betätigt, pro forma, die Toilettenspülung.

Dann klopft sie, wie zuvor vereinbart, dreimal an Lauras Tür.

Unmittelbar wird geöffnet.

»Laura.« Emma kommt gleich zum Punkt. »Was ist das da an Ihrem Hals unter dem Schal? Und Ihr Schlafshirt ist voller Blutflecken. Lassen Sie mich mal sehen.«

»Ich habe mich bloß aufgekratzt. Die Insekten sind bei diesem Wetter besonders stechfreudig.«

»Mir machen Sie nichts vor. Ich bin ein alter Hase.«

»Politisch korrekt heißt es wohl: alte Häsin«, kontert Laura. Sie lacht, und das Lachen erreicht Emmas Herz.

»Vertrauen Sie sich mir an. Was geschah, nachdem Sie festgehalten wurden?«

Kurz zögert Laura noch, dann sprudeln die Worte nur so aus ihr heraus. »Der Mann hat mich gepackt. Ich habe mich gewehrt, ihn getreten, um mich geschlagen. Aber er war viel stärker als ich. Er drückte mich gegen eine Hausmauer, ich habe den Kalk gerochen. Obwohl ich um Hilfe geschrien habe, kam keiner. Der Wahnsinnige hat mich zu Boden getreten. Seine Beine haben sich um mich gewickelt, und ich hörte ihn wie eine Schlange zischen. Er flüsterte: ›Das hast du davon, du elende Schlampe.‹ Seinen Schweiß erkenne ich unter hundert anderen wieder. Mit der Spitze seines Messers ritzte er meine Nackenhaut auf und schnitt weiter bis zu meiner Halsschlagader. Ich war panisch, hatte Todesangst. Wie es genau passierte, kann ich nicht sagen, aber der Mann wurde von mir weggerissen. Trotzdem gelang es ihm, das Messer in meine Seite zu stechen. Auf einmal hörte ich Emilio rufen, dass ich sofort abhauen und mich in Sicherheit bringen soll.«

»Wo war das?«, fragt Emma dazwischen.

»In der Via Felice Venezian.«

»Der engen Gasse?«

Laura nickt und beginnt zu weinen. »Ich bin ein paar Meter weit gelaufen, dann habe ich mich in einem Hauseingang versteckt und musste mit ansehen, was mit Emilio passierte. Die beiden kämpften, ich hörte Emilios verzweifelte Schreie und dann das Quietschen von Bremsen und Autoreifen.« Sie stockt. »Und dann lag Emilio plötzlich unter dem Wagen. Alles war voller Blut.«

»Und der Täter?« Emma kann sich vor Nervosität kaum zurückhalten.

»Er rannte davon. Ich hatte mein Handy verloren, deswegen rief der Mann, der Emilio überfahren hatte, die Ambulanz an.«

Vittorio hatte also recht, stellt Emma fest. Laura hat alles gesehen. Alles bis auf das Gesicht des Täters.

»Zeigen Sie mir bitte Ihre Wunden.« Der Satz rauscht so unvermittelt aus Emma heraus, dass sie sich selbst wundert.

Laura zuckt zurück und verschränkt die Arme vor ihrer Brust.

Hat Emma ihr Vertrauen verloren?

»Ich habe das Blut an Ihrem Shirt und dem Halstuch doch längst gesehen. Ich möchte mich nur vergewissern, dass Sie nicht schwer verletzt sind. Vielleicht brauchen Sie ein Antibiotikum oder müssen genäht werden. Das sollte ein Arzt entscheiden.«

»Es ist nicht schlimm. Und es schmerzt nicht mehr.«

»Dann zeigen Sie mir bitte die Verletzungen.«

Laura steht auf und hebt ihr Schlafshirt. Die Wunde an der Seite ist schlecht mit einem Pflaster überklebt, rot, geschwollen und wirkt entzündet.

»Und Ihr Nacken?«

Kommentarlos löst Laura den Seidenschal von ihrem Hals. Erst jetzt erkennt Emma die gerade Linie, die sich sehr fein, aber akkurat von ihrem Genick zum Kehlkopf zieht. Auch diese Wunde ist gerötet.

»Wir werden ins Krankenhaus fahren. Wenn Sie möchten, rufe ich Commissario Schiavone an? Er könnte uns dorthin begleiten.«

»Sicher nicht. Ich verlasse diesen Raum erst wieder, wenn der Mörder gefasst wurde. Die bescheuerten Polizisten, die Schiavone mir geschickt hat, haben den Killer doch geradewegs zu mir geführt.«

Von einer Sekunde auf die andere verwandelt sich Laura in das kleine und bockige Kind zurück, das in diesem abscheulichen Zimmer lebt.

»Was haben Sie denn davon, dem Mörder entkommen zu sein, wenn Sie stattdessen an einer Blutvergiftung sterben? Nachdem Sie doch alles darangesetzt haben, Ihr Leben zu retten? Verbirgt sich darin kein Widerspruch?« Emma erkennt, dass sie den Einsatz erhöhen muss, um das Vertrauen des verstockten Kindes zurückzugewinnen. Logik reicht nicht aus. »Laura, schauen Sie.« Sie zieht das blutige Shirt aus ihrer Tasche. »Hier. Nehmen Sie es. Ich habe es an mich genommen, um Ihnen damit zu vermitteln, dass ich über Ihre Verletzungen längst Bescheid weiß. Und Ihre Mutter vermutlich ebenfalls.«

Laura nimmt das Shirt mit spitzen Fingern entgegen und vergräbt dann ihr Gesicht darin.

»Warum haben Sie mein Oberteil aus der Schmutzwäsche gefischt? Um meine Blutgruppe zu bestimmen? Die hätte ich Ihnen anstandslos verraten. Ist doch kein Geheimnis. Ich habe AB und meine Mutter hat 0. Oder umgekehrt, was weiß ich. Hat mich nie interessiert. Dieses Wissen ist doch nur notwendig, wenn man eine Blutkonserve benötigt. Oder wollten Sie mich vielleicht einer Tat überführen? Verdächtigen Sie mich womöglich, an Emilios Tod schuld zu sein?«

»Nein. Natürlich nicht. Das verstehen Sie völlig falsch.«

Emma darf sich nicht aufregen. Sie weiß das. Und doch tut sie es. Der Schmerz ist wieder da und kennt kein Erbarmen, er erobert mit aller Kraft ihren Kopf, verteilt sich sorgsam und lässt keine Stelle aus. Sie stöhnt auf.

»Keine Ahnung, was Sie damit bezwecken«, murmelt Laura erstickt.

Da hält Emma auf einmal das Ende des lang gesponnenen Fadens in ihren Händen. Etwas, das Laura gesagt hat, ließ sie danach greifen. Sie darf ihn nur nicht mehr loslassen. Sonst verschwindet er wieder.

»Laura.« Ihre Stimme zittert, und sie fühlt sich angespannt wie selten. »Hören Sie mir jetzt zu. Ich bitte Sie um Ihre uneingeschränkte Aufmerksamkeit.«

»Die haben Sie, Commissaria Emma Simonetti.«

»Sagt Ihnen einer der folgenden Namen etwas?«

»Ich warte.«

»Camilla, Isabella, Cornelia, Miranda?«

Laura zuckt heftig zusammen. Sie fällt auf ihr Bett, als hätte eine Pfeilspitze ihr Herz getroffen.

»Bitte wiederholen Sie die Namen noch einmal langsam, Dottoressa.«

Emma verändert bewusst die vorherige Reihenfolge. Es ist eine Technik, die ihr über die Jahre gute Dienste geleistet hat. Jeden der Frauennamen spricht sie nun überdeutlich aus. »Miranda, Isabella, Camilla –« Weiter kommt sie nicht, denn sie wird abrupt unterbrochen.

»Isabella.« Laura rauft ihr rosarotes Haar. »Fuck. Wer, verdammt noch mal, ist Isabella?«

»Isabella?« Emma sieht sie aufmerksam an.

»Ja. Isabella. Die schöne Isa. Isa la Bella.«

Emma fixiert Laura, die sehr blass geworden ist. Ihre Haut wirkt durchscheinend. Unter ihren meerblauen Augen zeichnen sich dunkel dünne Äderchen ab.

»Wer ist diese Frau?«, wiederholt sie und rückt mit angezogenen Beinen ans Kopfende ihres Bettes, wie um dort Schutz zu suchen.

»Sie heißt mit Nachnamen Benedetti. Isabella Benedetti. Sie ist bei einem Wohnungsbrand ums Leben gekommen.«

Laura krümmt sich. »Mama!«, ruft sie. »Mama! Wo bist du? Komm zu mir!«

Emmas Kopfschmerz ist jetzt ohne Bedeutung.

Was hat dieser Name bei Laura ausgelöst?

Wie ein zutiefst verstörtes Kind kauert sie eng an die Wand gedrückt auf ihrem Bett und lutscht am Zipfel ihres Kissens.

»Die schöne Isa«, wimmert sie und hämmert auf die Tapete, auf der sich die gefährlichen und die zahmen Dschungeltiere tummeln.

ANGELA

Ich höre Laura schreien und nach mir rufen.

Schon bin ich vor der Tür und will dagegenhämmern, aber bevor ich das tun kann, wird sie aufgerissen.

Emma Simonetti, die Commissaria, steht vor mir und sieht mich ernst an.

Frauen wie sie sind mir von jeher überlegen. Die schlichte Grazie ihres Auftretens, die noble Blässe ihrer Haut und diese Augen, die vor Intelligenz nur so sprühen und alles analysieren können.

Da kann ich nicht mithalten.

Wir Menschen werden von den verschiedensten Motivationen getrieben. Wir alle sind Mischwesen, die vor langer Zeit aus dem Guten, dem Bösen und dem Dazwischen geformt wurden. Ich stelle mir diesen Erschaffungsprozess immer vor wie das Kneten und Formen tönerner Erde in der Ergotherapie meiner Tochter.

Gegenüber einer Frau wie Emma Simonetti fühle ich mich minderwertig. Diesem Gefühl liegt neben Ehrfurcht auch ein tiefer Hass zugrunde. Einer, der gegen diese Erhabenheit aufbegehrt. Ich bin nicht schlechter als sie in ihrer dunkelsten Stunde. Und jetzt wanzt die Kommissarin sich schamlos an meine Tochter heran. Verletzt sie ganz offensichtlich mit ihren Fragen.

»Schatz!« Ich stürme ins Zimmer, vorbei an der Kommissarin. »Was ist los?«

Ich hüte mich, Emma Simonetti zu beschuldigen, etwas Schreckliches zu meinem Kind gesagt zu haben. Reiße mich zusammen. Obwohl ich weiß, dass sie es getan hat.

Laura kauert, wie damals als Dreijährige, in der Ecke des Betts, sie lutscht am Zipfel ihres Kissens.

»Mama«, wimmert sie. »Mama, wer ist Isabella?«

»Isabella?« Ich runzle die Stirn und denke intensiv nach. »Isabella. War das nicht die Kleine aus dem Kindergarten, die dich ständig schikaniert hat? Die hieß doch so.«

Die Kommissarin mischt sich ein. Es ist ein denkbar ungünstiger Moment.

»Signora Isabella Benedetti wohnte in der Via Giulia, an der Ecke zur Via Margherita. Sind Ihnen diese beiden Straßennamen bekannt?«

Laura wirft mir einen hilfesuchenden, aber sehr verschwommenen Blick zu. Ich befürchte Schlimmes.

»Klar kenne ich diese beiden Straßen. Wer nicht? Laura kennt sie auch. Sie wissen, dass sie ständig durch die Stadt wandert. Sie wird schon häufig dort entlanggelaufen sein.«

»Mama.« Die Stimme meiner Kleinen klingt kläglich. »Isabella, die schöne Isa, Isa la Bella, diese Formulierungen sind uns sehr vertraut. Auch wenn ich sie bis eben völlig vergessen hatte. So über alle Maßen kann ich mich doch nicht irren. Mama, sag doch etwas.« Meine Tochter heischt geradezu nach Bestätigung.

Ich versuche angestrengt, den Wirrwarr in meinem Kopf zu ordnen.

Was soll das?

Erschöpft sinke ich neben Laura aufs Bett. »Liebes, komm her.«

Sofort schmiegt sich mein Schätzchen an mich, und ich kann ihr Herz heftig unter dem Shirt pochen hören. Es trommelt viel zu hart, viel zu schnell.

»Laura, sagen dir die Straßennamen etwas?«

Wie hartnäckig und gefühllos ist diese Frau denn? Und so eine kaltblütige Natur haben sie an die Spitze der Polizei gelassen?

»Sie regen Laura nur unnötig auf«, fahre ich sie an. Die Kommissarin reagiert darauf nicht.

Merkt Emma Simonetti nicht, dass Laura labil ist und nicht mit solchen Fragen gequält werden darf? Vor allem jetzt, nachdem sie den Tod ihres Gruppentherapiekollegen miterleben musste.

Ich habe von diesem Emilio weder gehört noch ihn kennengelernt. Mag sein, dass er jene Person war, die Gloria als Lauras

Freund angesehen hatte, damals bei unserem Spaziergang zur Bibliothek. Es kommt mir vor, als lägen Jahre dazwischen.

Gloria ist die letzte Person, an die ich jetzt denken möchte. Sie hat mir einen Dorn ins Herz gebohrt.

»Mama«, flüstert Laura eindringlich. »Mama, siehst du das kleine Mädchen mit den blonden Zöpfen denn nicht? Es hockt dort neben meinem Schrank und weint. Wir müssen die Kleine trösten.«

Emma Simonetti, die noch immer direkt vor dem Bett steht, kann Lauras Worte sehr gut verstehen. Mir wird schlecht. Meine Tochter durchlebt gerade eine massive optische und akustische Halluzination.

»Liebes, mein Schatz, meine Allerbeste. Da ist kein Kind. Es sind bloß die Schatten, die durch das grelle Sonnenlicht entstehen.«

Laura beginnt heftig zu weinen und macht sich ungestüm von mir los. »Emma«, bringt sie unter Schluchzen hervor. »Helfen Sie mir. Sie müssen genau hinschauen. Es ist kein Schatten. Sagen Sie mir bitte, dass ich mir das weinende Mädchen nicht einbilde.«

Und diese dämliche Frau antwortet mit ihrer seidenweichen Stimme doch wirklich völlig unverfroren: »Laura, Sie bilden sich nichts ein. Da ist tatsächlich etwas. Beschreiben Sie mir das Mädchen genauer, damit ich weiß, dass wir von derselben Person sprechen.«

Dreht die Kommissarin durch?

Vielleicht ist auch sie krank?

Gesund sieht sie jedenfalls nicht aus.

Ich versuche sie mit einer Armbewegung daran zu hindern, meine Tochter tiefer in ihre Wahnvorstellungen zu treiben, aber die alte Frau schiebt mich einfach beiseite und setzt sich ebenfalls zu Laura aufs Bett.

»Mama, bitte rück ein wenig ab von mir. Ich muss der Commissaria doch das Mädchen beschreiben. Hast du vorhin Besuch bekommen? Ist das meine Nichte? Aber wir beide haben doch gar keine Verwandten.«

»Wir haben nur uns«, bestätige ich mit Nachdruck, und dann folge ich der Bitte meiner Tochter wider besseres Wissen.

Ich stehe auf und mache der Dottoressa Platz.

Emma Simonetti beachtet mich nicht. Sie ist vollkommen auf Laura fixiert.

»Beschreiben Sie mir, was Sie sehen, Laura. Jedes noch so kleine Detail ist wichtig.«

»Danke, dass Sie mir Glauben schenken. Ich habe es vom ersten Moment an so empfunden, Ihnen darf ich restlos vertrauen. Okay. Das Mädchen ist so um die drei. Es trägt eine hellblau-weiß gestreifte Latzhose und hat blonde Zöpfe. Es hockt auf dem Boden.« Laura stockt und fährt dann verwundert fort: »Seit wann haben wir denn diese Vitrine aus Glas, Mama, die neben meinem Schrank?«

»Laura, Schatz. Da ist keine Vitrine neben deinem Kleiderschrank.« Ich klinge aggressiver, als mir lieb ist.

Laura sieht verunsichert zur Commissaria. »Die Vitrine ist doch voll mit fragilen Figuren aus Porzellan.« Sie wischt sich die Tränen aus dem Gesicht. »Die Figuren sind so hübsch. Ich darf sie nicht anfassen, sonst zerbrechen sie. Hast du mir das verboten? Sie sind sicher wertvoll. Mama, hast du für uns Minestrone gekocht?«

Ich schüttle verzweifelt den Kopf. Es riecht nicht nach Gemüsesuppe, und ich habe nichts auf dem Herd stehen. Ich wollte eine Pizza bestellen, da mich die Sorge um Laura an allem anderen hinderte.

Wie kann ich meiner Kleinen helfen?

Ich bin furchtbar angespannt, und diese Simonetti arbeitet offensichtlich gegen mich.

Ist sie eifersüchtig auf mein gutes Verhältnis zu Laura, oder will sie sich selbst etwas beweisen?

»Beschreiben Sie bitte das Kind noch ein wenig ausführlicher«, drängt Emma Simonetti unbeirrt.

»Laura ist krank«, werfe ich ein. »Ist Ihnen das nicht bewusst?«

»Stopp. Stören Sie unsere Unterhaltung nicht. Wir reden später«, weist mich Simonetti zurecht.

Was erlaubt sie sich?

Sie ist in meinem Haus. Es fehlt nur, dass sie mich aus dem Zimmer schickt.

Laura sieht mich aus ihren schönen meerblauen Augen traurig an. »Bitte, Mama, bitte lass mich weiterreden.«

Ich nicke und streichle über ihre Wange. Dann reiche ich ihr ein Kleenex aus der Box auf dem Schreibtisch. Sie nimmt es, legt es aber neben sich. »Gib dem Kind bitte auch eines. Es braucht es dringender als ich.«

»Nein.« Die Stimme der Simonetti hat einen schneidenden Unterton.

Anscheinend darf sie allein in Lauras Phantasiegeschichte mitspielen, mir hingegen verwehrt sie eine Rolle.

»Emma. Das Mädchen weint und hält ein Stofftier fest an ihre Brust gepresst. Es ist ein rosa Plüschhase. Er ist ganz kuschelig weich und flauschig.«

Laura geht völlig auf in ihrer anderen Welt. Ich muss verhindern, dass sie endgültig in diesem surrealen Traum versinkt.

»Sie sollten jetzt besser gehen. Heute haben Sie mehr zerstört als geholfen. Ist Ihnen das überhaupt klar? Im Kopf meines Kindes lassen es biochemische Botenstoffe zu, dass ein Film, ein immer gleicher Film abläuft. Einer, den wir beide niemals wiedersehen wollten.«

Ungeachtet dessen, was ich ihr soeben erklärt habe, sagt dieser Drache zu mir: »Ich habe da so meine eigene Theorie, die weit von der Ihren abweicht.«

»Und ich fordere Sie auf, mein Haus auf der Stelle zu verlassen.«

EMMA SIMONETTI

Die Hitze steigt in kraftvollen Wellen vom schwarz glänzenden Asphalt herauf.

Sie erträgt es kaum.

Weder kann Emma den Teer riechen noch seine klebrige Schwärze schmecken. Als Kind machte es ihr einmal Spaß, vom erdigen Pech zu kosten. Es war so bitter und so ätzend, dass sie diesem Drang zukünftig widerstand.

Emma kann nicht anders, als Schiavone persönlich aufzusuchen.

Was sie eben erlebt und gehört hat, muss er unbedingt erfahren. Ohnehin ist er vermutlich der Einzige, der weiß, wie jetzt weiter vorzugehen ist.

Es muss etwas unternommen werden.

Die Luft flirrt, wie sie es nur an sehr heißen Tagen tut. Es klingt wie das Zirpen der Zikaden, obwohl der Juni gerade erst begonnen hat und der Abend noch weit entfernt ist.

Als sie vor dem Gebäude der Questura steht, merkt sie, dass sie während des ganzen Weges hierher nichts anderes wahrgenommen hat als ihre Gedanken.

Wohltuende Kühle empfängt sie. Emma hält sich nicht damit auf, den Portier darum zu bitten, sie anzukündigen.

Vor Vittorios Tür befallen sie Zweifel, ob er überhaupt in seinem Büro ist.

Sie klopft nur einmal.

»Herein, Emma.«

Ertappt zuckt sie zusammen.

Kann er Gedanken lesen?

Breit lächelnd sitzt er an seinem Schreibtisch. »Da wunderst du dich aber, was?«

»Allerdings«, sagt sie.

»Unsere hauseigene Buschtrommel funktioniert immer noch

bestens. Der Beamte unten am Empfang hat dich erkannt und unmittelbar bei mir angerufen.«

»Ach so. Ein Kollege von früher, aus meiner Zeit? Das hatte ich nicht vermutet.«

»Kein Wunder, er trägt seit Längerem einen Vollbart.« Vittorio schmunzelt, wird aber sofort wieder ernst. »Was ist mit dir los, Emma? Hatten wir nicht vereinbart, dass du mich gleich nach dem Gespräch mit Laura Manzoni anrufst? Ich habe schon gewartet, wollte gerade per WhatsApp nachfragen.« Er zögert. »Du bist ja völlig aufgelöst! Fühlst du dich nicht wohl?« Er mustert sie besorgt und dreht seinen kleinen Tischventilator in ihre Richtung.

Emma setzt sich auf den Besucherstuhl vor seinem Schreibtisch. Der Wind kühlt ihre erhitzten Wangen.

»Möchtest du? Ein Schluck wird dir guttun. Bei dieser unerträglichen Hitze.« Er gießt Wasser aus einem Krug in ein Glas und reicht es ihr.

»Vittorio. Schenkst du mir ein wenig deiner Zeit? Es ist etwas sehr Eigenartiges geschehen.«

»Geht es um deine Krankheit? Oder um deinen Besuch bei den Manzonis?«

Ihr lieber Freund ist so aufmerksam und denkt, seit er die Bilder bei ihr entdeckt hat, stets als Erstes an ihren Gesundheitszustand.

»Nein. Nicht um mich.« Wie auf ein inneres Kommando hin fällt ihr ein, dass sie abermals vergessen hat, einen Termin bei ihrer Ärztin auszumachen. »Mir geht es den Umständen entsprechend. Ich bin wegen Laura Manzoni und ihrer Mutter hier. Laura befindet sich meines Erachtens in Lebensgefahr.«

Vittorio steht auf.

Emma kann ihm die Nervosität vom Gesicht ablesen.

»Geht die Gefahr von diesem Raubmörder aus? Was hast du von ihr erfahren? Hat sie ihn gesehen, kann sie ihn identifizieren? Eines unserer Fahrzeuge befindet sich in ihrer Straße. Soll ich einen Polizisten ins Haus schicken?«

»Halt. Nicht so schnell. Auch wenn dringender Handlungsbedarf besteht, brauche ich etwas Ruhe, um dir das ganze Ausmaß ihrer Lage begreiflich zu machen.«

Emma erzählt, was Laura Manzoni ihr anvertraut hat, sie erzählt auch von dem tragfähigen Verhältnis, das sich zwischen ihnen beiden entwickelt hat. Und sie erzählt von dem schweren Schock, unter dem Laura steht.

»Das heißt«, fasst Vittorio hastig zusammen, »dass der Raubmörder Laura vor der Questura aufgelauert hat, ihr bis in die Via Felice Venezian folgte und sie dort mit einem Messer attackierte. Emilio wollte ihr helfen und wurde vom Täter kaltblütig vor ein Fahrzeug gestoßen. Der Tod des jungen Mannes war kein Unfall, sondern mindestens Totschlag. Und Laura Manzoni befindet sich weiterhin im Visier des Täters.«

»Ja. Korrekt. Sie ist tatsächlich in Gefahr, auch wenn ich nicht glaube, dass der Täter weiß, wo sie wohnt. Aber sie wird ihr Zimmer nicht verlassen, ehe er gefasst ist, und du darfst nichts ohne ihre Einwilligung unternehmen. Vittorio, sie zitterte vor Angst.«

»Wie schwer sind ihre Verletzungen?«

»Das habe ich überprüft. Es gibt einen nicht sehr tiefen Schnitt vom Nacken bis zu ihrer Kehle. An der linken Seite hat er sie auch erwischt. Die Verletzungen sind zum Glück oberflächlich. Auch wenn sie sich inzwischen entzündet haben. Sie sollten so bald als möglich von einem Arzt gereinigt und verbunden werden.«

Vittorio atmet geräuschvoll aus und erinnert Emma an einen gefangenen Tiger, der in seinem Käfig hilflos auf und ab läuft.

»Was hat Laura gesehen? Vom Täter, meine ich.«

»Sie beschrieb ihn als einen ungefähr einen Meter achtzig großen, schlanken Mann. Er trug ein schwarzes Kapuzenshirt. Wie gesagt, sie konnte nur seine Rückseite sehen. Darauf hatte er wohl geachtet. Er ist womöglich ein Berufskrimineller und kein Laie, was ihn umso gefährlicher macht.«

Emma trinkt ihr Glas leer, und Vittorio schenkt automatisch nach.

»Vittorio, bis zu dem Zeitpunkt dachte ich noch, ihre Mutter sei gar nicht mal so übel. Angela Manzoni kümmert sich hingebungsvoll um ihre psychisch kranke Tochter. Man könnte ihre Liebe vielleicht sogar als erstickend bezeichnen. Und natürlich kann das für eine knapp Dreißigjährige belastend sein.«

Wieder trifft der Kopfschmerz sie frontal. Emma wendet sich ab und drückt unauffällig eine Tablette aus dem Blister.

»Glaubst du, ich merke nicht, was du tust? Wie viele von den Dingern hast du heute schon genommen? Darüber sprechen wir noch. Jetzt rede bitte weiter. Was hat es mit der Mutter auf sich? Mir war sie gleich ein Dorn im Auge. Sie ist so besitzergreifend und will alles bestimmen und kontrollieren. Mitunter benimmt sie sich wie eine losgelassene Furie aus der römischen Mythologie.«

»Das stimmt.« Emma grinst. Sie schätzt Vittorios treffsichere Vergleiche. »Nur habe ich das bis zu meinem Besuch im Haus als nicht so dramatisch angesehen. Was sich, und ich komme jetzt zum Punkt, inzwischen vollkommen geändert hat. Da ist allem voran das Zimmer, in dem Laura lebt. Ich fand es derart beklemmend und atypisch für ihr Alter, dass ich mich fragte, ob eine Entwicklungsstörung Teil ihrer Krankheit ist. Es erinnerte mich an einen dieser kitschigen Disney-Filme. Es war nicht der Raum einer jungen Frau. Stell dir mal die Laura vor, die du kennst. Meistens ist sie grau in grau gekleidet, hat die Augen mit einem Kohlstift umrahmt, und ihre Haare sind rosa gefärbt. Sie ist außerdem blitzgescheit und weitgehend selbstständig. Ihr Zimmer jedoch ist das eines Kindes. Eines Mädchens, das nie erwachsen wurde. Oder erwachsen werden durfte. Dabei ist sie knapp dreißig. Und da kam mir der Gedanke an das Münchhausen-Stellvertretersyndrom.«

Vittorio steht auf, geht zu seinem Aktenschrank und entnimmt ihm eine Flasche Scotch. Er gießt die Flüssigkeit in zwei Gläser und reicht eines davon Emma. »Harter Tobak«, murmelt er sichtlich bewegt. »Du meinst, Lauras Mutter könnte ihre Erkrankung vorsätzlich herbeigeführt oder Lauras körperliche und psychische Symptome erfunden haben?«

»Ja. Sicher bin ich mir allerdings nicht. Angela Manzoni verlangte beharrlich eine fachgerechte medizinische Behandlung ihrer Tochter. Sie kehrt stets die Rolle der liebevollen Mutter, die sich aufopferungsvoll um ihre Tochter bemüht, hervor. Eine reine Seele, die pflegt und schützt. Und Laura hat reelle Symptome, sie selbst täuscht sicher nichts vor. Die Frage ist aber, hat sie die Symptome, weil sie krank ist oder weil man sie krank gemacht hat?«

Vittorio fährt sich durchs Haar, das rot und struppig in alle Richtungen absteht. Das, so weiß Emma, macht er, wenn er Teile, die nicht zueinanderzupassen scheinen, neu anzuordnen versucht.

»Beim Lügenbaron-Stellvertretersyndrom geht es um Kindesmisshandlung, die bis zum Tod führen kann. Stimmt das, Emma?«

»So wird es in der Literatur beschrieben. Die Mutter will durch die schwere Erkrankung ihres Kindes Mitleid und Zuwendung bekommen. Das ist ihr Ziel.«

»Klingt einleuchtend. Aber dass Angela Manzoni Lauras Tod will, glaube ich nicht. Im Gegenteil. Sie möchte ihre Tochter ganz für sich allein haben, weiter mit ihr zusammenleben und gemeinsam mit ihr alt werden. Und was ist mit dem Haus, aus dem die Schreie kamen? Halluzinierte Laura wirklich, bildete sie sich alles nur ein? Je länger ich darüber nachdenke, umso unwahrscheinlicher kommt mir deine Theorie vor. Wobei ich dem Namen Münchhausen einiges abgewinnen kann.« Als Vittorio Emmas Blick sieht, fügt er schnell hinzu: »Aber jetzt ist keine Zeit für Scherze.«

Emma schwitzt und fühlt sich von Minute zu Minute unbehaglicher. Befinde ich mich womöglich auf einem falschen Pfad, fragt sie sich selbstkritisch.

»Wenn die Mutter Laura für immer im Kindesalter lassen und somit für ewig bei sich behalten will, geht das doch aber nur mit einer Krankheit, an der Laura nicht wirklich leiden dürfte.«

»Ich weiß nicht. Es gibt Ärzte, Krankenhausaufenthalte, Befunde. Irgendeiner hätte das doch bemerken müssen. Wir setzen die Teile des Puzzles möglicherweise völlig falsch zusammen, und daher erschließt sich uns nicht das ganze Bild. Die Lücken sind es, die wir füllen müssen.«

Emma seufzt. »Ich verrate dir jetzt eine meiner Weisheiten, Schiavone«, sagt sie leichthin und lacht. »Eine der wichtigsten Fragen ist immer die nach dem Warum. Wenn es sich hier nicht um das Lügenbaron-Stellvertretersyndrom handelt, wie du es so treffend umformuliert hast, was hat dann zu alldem geführt? Denn bei den Manzonis läuft irgendetwas gehörig schief.«

Sie trinkt einen Schluck Wasser und greift danach zum Glas mit dem Scotch. Es sind so viele unzusammenhängende Ereignisse. Sie erhält einfach kein klares Bild vom Ganzen.

»Vielleicht spielt Lauras Mutter ›Cluedo‹ mit uns?«, murmelt sie und erntet einen verwunderten Blick ihres Freundes.

Angela Manzoni muss vom Blut am Kragen des Shirts und an der Hose ihrer Tochter gewusst haben.

Weswegen wollte sie es vor ihr verheimlichen?

»Emma? Was ist mit dir? Geht es dir nicht gut?« Vittorios Stimme erreicht sie von sehr weit weg.

»Nein. Alles ist gut. Da war noch etwas anderes. Ich wollte Laura mit einem Taxi ins Krankenhaus bringen oder dich bitten, uns zu fahren. Dabei verriet sie mir ihre Blutgruppe. Sie nahm an, ich gebe ihr die Schuld an Emilios Tod. An so einen Unsinn hatte ich niemals gedacht.«

Vittorio schenkt ihnen nach.

»Camilla, Isabella, Cornelia, Miranda.« Emma setzt sich aufrecht hin und starrt Schiavone an. »Sagen dir diese Namen etwas?«

»Nein. Aber dir, wie es scheint. Sie stammen wohl aus deinen Akten.«

»Gut erkannt. Als ich Laura diese Namen aufzählte, geschah etwas Tragisches.«

Vittorio nimmt einen großen Schluck, so als müsste er sich wappnen für das, was auf ihn zukommt.

»Ich bin ziemlich durch den Wind, mein lieber Freund. Achte bitte genau auf das, was ich dir erzähle. Laura verwandelte sich in ein zutiefst verunsichertes und verwirrtes Kleinkind. Sie rief: ›Isabella. Isa la Bella. Die schöne Isa.‹ Dann wollte sie wissen, wer das sei, und rief in heller Panik nach ihrer Mama. Laura konnte sich nicht mehr beruhigen. Es war schrecklich, mit ansehen zu müssen, wie sie sich mit dem Habitus einer verstörten Dreijährigen in die Ecke ihres Bettes kauerte. Als Angela Manzoni das Zimmer betrat, wirkte sie weniger bestürzt über den Zustand ihrer Tochter als zornig. Sie beschuldigte mich, Laura aufgeregt zu haben. Als ich sie nach Isabella Benedetti fragte und ihr die Adresse des Wohnungsbrandes nannte, gab sie sich unwissend. Auch Lauras Fragen nach der schönen Isa, Isa la Bella, tat sie einfach ab.«

»Okay. Vielleicht hat Angela Manzoni ja recht, und Laura ist hysterisch oder leidet tatsächlich unter einer Persönlichkeitsstörung. Vielleicht träumt sie auch einfach lebhafter als wir beide?«

»Schiavone!«, weist Emma ihn zurecht. »Wie kannst du diesen Quatsch auch nur einen Augenblick lang glauben?«

»Entschuldige. Es war unbedacht von mir. Erzähl weiter.«

»Laura wirkte richtig weggetreten und sprach auf einmal wieder von dem kleinen Mädchen mit den blonden Zöpfen. Diesmal jedoch sah sie es neben dem Kleiderschrank in ihrem Zimmer kauern, wo es bitterlich weinte. Als ich Laura nach dem Alter des Kindes fragte, meinte sie, die Kleine wäre so um die drei. Von einer hellblau-weiß gestreiften Latzhose sprach sie und von dem rosa Plüschhasen. Dann hielt sie inne und fragte ihre Mutter, seit wann sie diese Vitrine aus Glas hätten, die mit den vielen Püppchen aus Porzellan. Angela Manzoni stand da wie versteinert. Die nächste Frage ihrer Tochter hat sie förmlich umgehauen.«

»Welche?«, fragt Vittorio angespannt. Er ist so blass geworden, dass sich das irische Rot seiner Haare noch stärker von seiner hellen Haut abhebt.

»Laura fragte: ›Mama, hast du für uns Minestrone gekocht?‹ Es hätte durchaus sein können, denn mein Geruchssinn ist weiterhin beschädigt. Aber ich denke nicht, dass es so war. Laura war so verzweifelt und bat mich immerzu, ihr zu bestätigen, dass sie nicht träumte und dass alles real sei. Ihre Mutter bestand jedoch beinhart auf einer massiven Halluzination. Ein Psychiater würde es wahrscheinlich Dissoziation nennen.«

»Dissoziation? Warum kennst du solche Begriffe?«

»Weil ich wenig schlafe und viel lese. Und wie du weißt, habe ich ein Faible für psychologische Fachliteratur.«

»Als Laura auf der Questura behauptete, selbst dieses kleine Mädchen zu sein, das hinter der Trennscheibe saß, dissoziierte sie da auch?«

»Nein, meiner Ansicht nach erlebte Laura an diesem Tag eine klassische Depersonalisation. Das heißt, sie entfloh ihrem Selbst und glaubte, sich in einer anderen Person wiederzufinden. Bei einer Dissoziation zerfällt die eigene Identität. Deshalb war Laura, als sie auf ihrem Bett kauerte, nicht mehr die erwachsene Laura, sondern ein kleines Mädchen, das ungefähr so alt war wie das Kind, das sie neben dem Schrank zu sehen glaubte. Bewusstseinsspaltung ist ein anderer Ausdruck dafür. Sie verweist häufig auf eine traumatische Erfahrung, die nie verarbeitet wurde. Um den Geist gesund zu halten, verschiebt das Gehirn jene zerstörerischen Erinnerungen in eine Sphäre, die sehr tief unter allem anderen begraben liegt. So eine vorübergehende Abspaltung des Erlebten kann durchaus als Segen begriffen werden. Als körpereigene Schutzmaßnahme.«

»Du meinst, dahinter steckt etwas noch viel Ärgeres, als wir beide ahnen?«

»Möglicherweise.«

Als ein Polizist sein Büro betritt, ohne vorher anzuklopfen, schnauzt Vittorio ihn an. Der junge Mann verlässt eilig und mit hochroten Ohren das Zimmer seines Vorgesetzten. Vittorio räuspert sich verlegen.

»So einer bist du also geworden«, stellt Emma ironisch fest.

Vittorio lacht hell, aber gezwungen auf. »Emma, bitte erzähl weiter.«

»Laura wollte ständig das weinende Mädchen trösten und ihr die Box mit den Papiertaschentüchern reichen. Daraufhin tickte die Mutter völlig aus. Sie verwies mich des Hauses und beschwerte sich, dass ich den Unterschied zwischen Traum und Wirklichkeit nicht verstünde.«

»Hmm«, brummt Vittorio gedankenverloren. Er seufzt tief, holt die Flasche mit dem Cognac, betrachtet sie eine Weile und stellt sie dann wieder zurück auf das Regalbrett. »Oder hättest du gern noch einen Schluck? Verzeih meine Unhöflichkeit.«

»Nein. Wir beide brauchen jetzt einen klaren Kopf. Denn das, was im Haus der Manzonis vorgeht, bedeutet nichts Gutes. Ich mache mir ernsthafte Sorgen um Laura.«

»Glaubst du, mir geht es anders? Was schlägt du vor? Was soll unser nächster Schritt sein? Emma, du warst mir immer ein gutes Stück voraus.« Innerlich dankt Emma ihm, dass er sie nicht »Superhirn« genannt hat. Sie weiß, er war kurz davor. »Das, was du mir gerade berichtet hast, macht mich ratlos. Ich finde keine anderen Worte.« Vittorio nimmt einen Ordner und legt ihn auf das Regal hinter seinem Schreibtisch. Eine klassische Übersprunghandlung.

»Es gibt eine Möglichkeit, auch wenn sie auf den ersten Blick banal scheint. Wir müssen uns das Melderegister vornehmen. Denn da erfahren wir, wo die Leute, die damals in dem Haus lebten, in dem Isabella Benedetti gefunden wurde, jetzt wohnen. Kriegst du das hin?«

Vittorio nickt und greift zum Telefonhörer. Er wählt und spricht. Seine Stimme klingt furchteinflößend.

Was für ein Segen, denkt Emma wehmütig, über solche Mittel zu verfügen. Menschen um sich zu haben, die kommentarlos erledigen, worum man sie bittet.

Da Vittorio abgelenkt ist, kann sie unbemerkt tun, was erforderlich ist. Unbeholfen greift sie in ihre Tasche und drückt eine weitere Schmerztablette aus der Verpackung. Die Pille würgt sie trocken hinunter und hofft, dass Vittorio sie nicht wieder dabei ertappt.

Wenn sie nicht bald einen Plan entwickelt, wie sie mit ihrer Krankheit umgehen soll, wird sie einem qualvollen Ende entgegengehen.

LAURA

Irgendwann sind die beiden gegangen. Emma Simonetti wird gut auf die Süße mit den blonden Zöpfen aufpassen, da bin ich mir sicher. Bei ihr ist das Kind in den besten Händen.

Ich vertraue ihr.

Es ist nicht so, dass ich Mamas Liebe zu mir jemals in Frage gestellt hätte. Ich liebe sie sehr.

Aber ich kann ihr nicht mehr länger mein Vertrauen schenken, denn sie misstraut mir.

In allem, was ich von mir gebe, sieht sie nur die Symptome meiner Krankheit und flippt vor Besorgtheit aus. Wahrscheinlich hat sie hinter meinem Rücken schon längst Kontakt zu meinem Psychiater und dem Gruppentherapeuten aufgenommen.

Diese Telefonate bereiten mir keine Angst mehr. Da ich nicht vorhabe, mir selbst oder jemand anderem etwas anzutun, liegt weder eine Selbst- noch eine Fremdgefährdung vor. Sie können mich also nicht gegen meinen Willen abholen und in die Psychiatrie einliefern.

Dieser Gedanke ist beruhigend.

Weniger beruhigend hingegen ist die Tatsache, dass Mama vehement leugnet, die Vitrine in mein Zimmer gebracht zu haben. Denn da steht das schmucke Ding noch immer, und die Sonnenstrahlen brechen sich im Glas. Die Porzellanpuppen kann ich von meinem Bett aus gut sehen.

Mir ist, als kenne ich sie schon ewig.

Eine laute Frauenstimme in meinem Kopf verbietet mir jedoch, aufzustehen, hinzugehen und sie in die Hand zu nehmen.

Ehrlicherweise muss ich mir eingestehen, dass ich mich der Vitrine nicht nähern will.

Ein unangenehmer Gedanke, den ich nicht fassen kann, ist damit verbunden. Es fühlt sich an wie ein geheimes Wissen über etwas, das ich nicht wissen darf.

Kurz nachdem alle gegangen waren, habe ich meine Medikamente eingenommen, um meine überbordende Angst unter Kontrolle zu bringen.

Ich fürchte mich vor dem Raubmörder.

EMMA SIMONETTI

Die Abfrage des Melderegisters hat tatsächlich ein Ergebnis gebracht, ein zweifaches sogar.

In Kürze können sie also mit zwei weiteren Bewohnern des Hauses sprechen, in dem Isabella Benedetti gelebt hat. Die anderen damaligen Mieter sind inzwischen verstorben.

Da Schiavone Cognac getrunken hat, will er einen Kollegen bitten, sie mit dem Dienstwagen zu chauffieren. Doch nach einem schnellen Blick auf Vittorios Notizen hält ihn Emma davon ab: »Dahin muss uns niemand fahren. Zu Fuß schaffen wir das allemal schneller. Und etwas frische Luft wird uns beiden nicht schaden.«

»Na gut, wenn es unbedingt sein muss.« Vittorio steht auf, schiebt seinen Drehstuhl zurück und ächzt. »Meine Gelenke geben eigentümliche Geräusche von sich.« Auf seiner Stirn wechseln sich Schweißtropfen mit Sommersprossen ab.

»Mach jetzt nicht schlapp, Kleiner. Du hast auch schon mal mehr vertragen. Gerade allerdings schwächelst du wie ein Polizeischüler, der noch grün hinter den Ohren ist.« Emma weiß, dass nur sie ihren Freund so necken darf.

»Befiehlt dir das alles einnehmende Gewächs in deinem Kopf, mich so zu beleidigen?«

»Ich vermute tatsächlich, dass es mir von Zeit zu Zeit Kommandos erteilt.«

Emma hofft, dass ihr noch genügend Zeit bleibt für mehr erfrischendes Geplänkel dieser Art. Sie kennt niemanden außer ihm, mit dem sie so unbedarft scherzen kann. Nicht einmal mit Aleksander konnte sie diesen schwarzen Humor teilen.

Sie wird Vittorio vermissen.

Halt, korrigiert sie sich.

Eigentlich ist es doch umgekehrt.

Er wird sie vermissen.

Den Toten fehlen die Lebenden in der Regel nicht.

»Dein charakterloser Parasit verleitet dich dazu, mich faulen Menschen zu einem Fußmarsch zu zwingen. Ich wusste, dass dich dieser Schmarotzer schikaniert. Aber jetzt macht der Kerl sich auch noch an mich heran. Emma, du solltest umgehend die Polizei verständigen. Man muss dir Opferschutz gewähren. Eine neue Identität sollte man dir auch verschaffen.«

»Auf dem Friedhof.« Emma kichert.

Aber es klingt traurig.

Vittorio gelingt es meistens, sie zum Lachen zu bringen.

Er kommt um den Schreibtisch herum auf sie zu und zieht sie, in einer seltenen Anwandlung von Gefühl, in seine Arme. Es fühlt sich gut und vertraut an. Aber Emma kann ihn nicht mal riechen, und das setzt ihr gehörig zu.

»Sag, welches Aftershave verwendest du?«

»Eines von Armani. Warum interessiert dich das?« Er hält sie ein Stück von sich weg. »Heißt das, dein Geruchssinn ist zurückgekehrt?« Er klingt so begeistert, dass es ihr schwerfällt, ihn zu enttäuschen.

»Hätte ich gern. Ist er aber nicht.«

»Echt dumm gelaufen, liebste Emma. Machen wir uns also auf den Weg.« Auch wenn es aufmunternd klingen sollte, wirkt seine Stimme brüchig.

Sie gehen die Via del Teatro Romano entlang und überqueren den Corso in Richtung des Canal Grande. Ohne Probleme finden sie die Via della Zonta. Beide sind sie wohl schon hundertmal durch diese Straße gelaufen. Im Haus Nummer vier läuten sie bei Augusto Zambon.

»Wer ist da und stört meinen Erholungsschlaf?«

»Die Polizei.«

Sofort gelangen sie ins Haus.

Signor Zambon öffnet seine Wohnungstür nur einen winzigen Spaltbreit. Emma sieht nicht viel mehr als seine Nase.

»Was wollen Sie von mir? Ich bin mit dem Gesetz nie in Konflikt geraten. Es gibt auch keine unbezahlten Strafanzeigen wegen unbefugten Parkens. Mein Auto habe ich schon längst verkauft. Und Leichen habe ich auch keine im Keller. Dort verrottet nur die Vespa meines Sohnes. Meine verblichene Gattin, Federica, habe ich ordnungsgemäß bestattet. Im Kreis ihrer und meiner Angehörigen.«

Emma fragt sich, was der Mann zu verbergen versucht. Seine Antworten lassen auf einiges schließen.

»Wir würden nur gern von Ihnen wissen, ob Sie damals, als Sie noch in dem Haus in der Via Giulia, Ecke Via Margherita gelebt haben, jemanden von den Bewohnern näher kannten?«

»Nein. Wir mochten unsere Nachbarn nicht. Die waren allesamt völlig asozial. Feierten Partys bis zum Morgen. Kotzten auf die Treppe. Hielten Köter, die ununterbrochen bellten. Alle waren sie drogensüchtig und arbeitslos. Meine bessere Hälfte und ich blieben für uns und schätzten diese Abgeschiedenheit sehr. Denen gaben wir nicht ein einziges Stück Zucker, wenn sie uns darum baten. Damit hätten sie nur ihre Drogen gewürzt. Jetzt bin ich noch ein gutes Stück zufriedener. Ich lebe ganz allein. Natürlich vermisse ich meine geliebte Federica. Alles andere wäre ja bedenklich.«

»Haben Sie oder Ihre Frau jemals ein Kind, ein kleines Mädchen bei Ihrer Nachbarin Isabella Benedetti gesehen?« Vittorio klingt mindestens so genervt, wie Emma sich fühlt.

»Kinder? Diese kleinen, bösen Racker mochte ich noch nie. Und meine Frau ebenso wenig.«

Was für ein liebenswerter Zeitgenosse ist der denn, denkt Emma, und an den Blicken von Vittorio erkennt sie, dass es ihm ebenso geht.

Auf dem Weg zur nächsten Adresse, dem Altersheim am nahen Corso Italia, überlegen sie, was sie dort wohl erwarten wird.

»Vorher brauche ich einen doppelten Espresso«, sagt Vittorio.

»Gut, dann trinken wir einen am Tresen.«

Als Emma ihr Gesicht im Spiegel hinter der Bar sieht, erschrickt sie.

Was ist bloß aus ihr geworden?

»Warte«, sagt sie zu Vittorio und ruft ihre Ärztin an. Sie bekommt von ihr einen Termin für Montagmittag und von Vittorio ein zufriedenes Nicken.

Im Seniorenwohnheim werden sie freundlich empfangen. Sie stellen sich vor und fragen nach Signor Ricardo Salvati.

»Gleich hier im Erdgeschoss befindet sich seine Garçonnière«, entgegnet der Portier und weist in die entsprechende Richtung. »Den Flur hinunter und dann nach rechts abbiegen. Er ist ein umgänglicher Mensch. Seine Parkinsonerkrankung setzt ihm zu, aber geistig ist er noch ziemlich fit.«

»Die sind aber etwas zu gesprächig«, flüstert Emma Vittorio zu. »Ich würde nicht wollen, dass Fremden gegenüber so über mich gesprochen wird. Auch wenn es in guter Absicht geschieht.«

»Sehe ich genauso.«

Signor Salvati wurde anscheinend verständigt, denn er öffnet ihnen die Tür, noch bevor sie anklopfen können.

»Treten Sie ein, hereinspaziert in mein kleines Reich.«

Dieser weiße Schnurrbart zur Vollglatze ist beachtlich, denkt Emma amüsiert.

Vittorio und sie setzen sich an einen Tisch. Von hier aus ist der gepflegte Garten der Anlage zu sehen. Trotz der Hitzewelle leuchtet das Gras in einem frischen Grün.

Das Zimmer ist hell und modern eingerichtet. Und in den Regalen häufen sich die Bücher.

»Ich weiß nicht, wie ich Ihnen helfen kann, aber ich werde mich bemühen.«

»Dann reden wir nicht lange um den heißen Brei herum.« Vittorio kommt gern gleich zur Sache. »Damals, als Sie in der Via –« Er kann den Satz nicht beenden, als ihn der alte Herr auch schon unterbricht.

»Ich mag nicht mehr der Jüngste sein, aber denken kann ich noch recht gut. Dass Sie hier sind, kann nur einen Grund haben. Es geht um die bedauernswerte junge Frau, die in dem Haus, in dem ich früher wohnte, bei einem Brand ums Leben kam. Isabella Benedetto hieß sie.«

»Benedetti«, korrigiert Emma automatisch. »Und ja, deswegen sind wir hier.«

»Das ist doch mehr als zwanzig Jahre her. Eine lange Zeit. Was würden Sie da noch gern wissen?«

»Nun, ich bin wie Sie, Signore, bereits im Ruhestand und beschäftige mich mit alten, ungelösten Fällen. Sie lassen mir keine Ruhe. Vor allem die Aussage eines der damaligen Nachbarn nicht, der ein Kind im Treppenhaus gesehen haben wollte.«

»Das war sicher der schrullige Kauz, dessen Namen ich wirklich vergessen habe.«

»Wer es war, spielt keine Rolle. Alle, die zu dem Zeitpunkt dort wohnten, wurden befragt. Doch niemandem außer ihm ist ein Kind aufgefallen.«

»Stimmt. Ich wurde ebenfalls von der Polizei vernommen.«

»Das ist uns bekannt. Sie gaben an, kein Kind gesehen zu haben.«

»Weil das auch so war. Es wohnten meines Wissens nur Erwachsene im Haus, ich selbst bin nie einem Kind begegnet. Meine Frau, Clarissa, befand sich damals im Krankenhaus. Es war eine harte Zeit für uns, sie musste sich einer langwierigen, schmerzvollen Therapie unterziehen. Wir hatten daher viel zu besprechen, das für uns wichtiger war als das Feuer, so schrecklich es auch war, was dieser armen Frau passiert ist. Sie verstehen?«

Vittorio und Emma sehen gleichzeitig zu einem schön gerahmten Foto einer lächelnden Frau.

»Ja«, bestätigt Signor Salvati, der ihrem Blick gefolgt ist. »Das ist meine Clarissa. Sie hat den Kampf gegen ihre Krankheit drei Jahre darauf verloren.«

»Das tut uns sehr leid.«

Ein jäher Schmerz in ihrem Kopf lässt Emma zusammenzucken. Es fühlt sich an, als wäre eine Gesichtshälfte gelähmt.

Ist das ein Schlaganfall?

»Geht es?« Vittorio legt seine Hand auf ihre, und Signor Salvati fragt besorgt, ob sie eine Tablette braucht oder vielleicht etwas zu trinken.

»Nur einen Schluck Wasser«, sagt Emma und hofft, dass ihr rechter Mundwinkel nicht herabhängt.

Vittorio führt das Gespräch mit Salvati weiter. Emma ist momentan nicht in der Lage dazu. Ausgeknockt nach einem linken Haken, genauso muss es Boxern im Ring ergehen.

»Meine Frau fing an zu stricken und Fotos in Alben zu kleben, das waren ihre Techniken, um sich von ihrem traurigen Schicksal abzulenken.«

Vielleicht sollte ich das auch versuchen, denkt Emma und lächelt. Erleichtert spürt sie, dass beide Mundwinkel synchron nach oben wandern.

»Also bleibt es dabei, auch Sie haben nie ein Kind gesehen.«

»Nein. Aber meine Frau.«

Emma ist wieder voll da, und auch Vittorio richtet sich in seinem Stuhl auf.

»Davon haben wir nichts erfahren.«

»Clarissa hat es mir auch erst viel später erzählt, als sie ein neues Album mit Fotos bestückte.«

»Fotos?«, fragen Emma und Vittorio gleichzeitig. »Gibt es Fotos von dem Kind?«

»Nein, aber eines von unserem Hund mit dem Kuscheltier des kleinen Mädchens im Maul. Es ist eine lustige Geschichte.«

Vittorio wirft Emma einen bedeutsamen Blick zu. »Dürfen wir sie bitte hören?«

»Aber mit Vergnügen«, sagt der alte Mann. »Bello, so hieß unser Cockerspaniel, machte sich anscheinend einen Spaß daraus, dem Kind sein Kuscheltier zu entreißen und damit die Treppe hinauf- und hinabzuflitzen.«

»Das Kind war ein kleines Mädchen, sagten sie? Wie alt ungefähr?«

»So um die zwei oder drei Jahre, meinte meine Frau.«

»Und das Kuscheltier, wissen Sie, wie es aussah? War es ein Teddy oder ein anderes Tier, ein Hase vielleicht?« Emma spürt ihre Haut kribbeln.

»Ich kenne mich da nicht so aus. Wir hatten keine Kinder

oder Nichten und Neffen. Daher mussten wir auch keine Geschenke kaufen. Aber ich habe das Album mit dem Foto noch. Sie können es sich gern ansehen.«

Als Salvati von seinem Lehnstuhl aufsteht, fällt Emma das Zittern seiner Beine auf. Er schwankt und stützt sich an der Wand ab. »Nicht jeder Tag ist ein guter. Aber ich mache das Beste daraus.« Er zeigt zum Regal. »Ich lese oder schaue mir alte Filme an. Stricken liegt mir nicht so.«

Eine fieberhafte Unruhe erfasst Emma, als der Mann zu einer Stellage geht, auf der einige Fotoalben aufeinandergestapelt liegen. Umständlich kramt er eines hervor, blättert eine Weile darin und legt es dann zurück. Auch das nächste Album wandert zurück auf den Stapel. »Das hier ist es«, sagt er endlich und zieht ein lilafarbenes Fotobuch hervor.

Er legt das Album vor Emma und Schiavone auf den Tisch. »Schauen Sie. Da haben wir auch schon die Aufnahme.« Sein Mittelfinger schiebt sich zwischen zwei Seiten.

Ein brauner Hund ist auf dem Schnappschuss zu sehen, zwischen den Zähnen klemmt ein rosa Plüschhase.

»Vittorio«, sagt Emma leise.

Und ihr Freund antwortet: »Superhirn.«

ANGELA

Ich war einkaufen und in der Apotheke.

Dabei bin ich so langsam die Straßen entlanggeschlendert wie noch nie zuvor. Nicht eine einzige Sekunde lang geriet ich außer Atem. Für alles konnte ich mir so viel Zeit lassen, wie ich nur wollte.

Denn Gloria hat mich ja fristlos entlassen.

Wahrscheinlich würde mir ein guter Freund, wenn ich so einen hätte, die Konsultation eines Anwalts dringend empfehlen. Bei einer fristlosen Kündigung muss es immer einen gravierenden Grund geben. Sonst ist diese Entlassung ungültig. Wir würden vor dem Arbeitsgericht landen.

Hat Gloria einen solchen Grund?

Habe ich in die Kassa gegriffen und ihr die niemals angesparte Million geklaut?

Bin ich eine Whistleblowerin und habe die nicht vorhandenen Geheimnisse des Museums ausgeplaudert?

Gloria hat sich über so viele Jahre als meine Freundin ausgegeben und sich auf diese Weise mein Vertrauen erschlichen. Sie lag eng umschlungen mit mir in meinem Bett, als meine Tochter ins Zimmer platzte.

Schamlos ausgenützt hat sie mich, um sich selbst und ihre Bedürfnisse besser zu verstehen. Und sie hat meine Bewunderung für sie und meine Liebe zu ihr mit Füßen getreten.

#*MeToo*, das gilt auch für die Opfer von sexuell übergriffigen Frauen in Machtpositionen. Da irre ich mich nicht.

Vollbeladen mit den Einkäufen betrete ich unser kleines Zuhause.

»Laura, Engelchen? Ich habe uns aus dem feinen Laden unten am Kai einiges geholt, was wir uns sonst verwehren. Kommst du zu mir in die Küche? Oder soll ich dir ein weiteres Tablett auf den Boden stellen?«

Kein Mucks dringt aus ihrem Zimmer.

Dann muss ich mir die Zeit eben anderweitig vertreiben. Als Allererstes wuchte ich Reisetaschen und Trolleys aus den obersten Fächern des Wandschranks im Vorzimmer.

»Schatz, ich habe eine Idee!«, rufe ich. »Was hältst du davon, wenn wir beide uns einige Tage in Lignano erholen? Gloria hat mir freigegeben. Auch sie sorgt sich um dich. Sonne, Salz, Sand und Pizza bis zum Umfallen. Würde uns beiden das nach all den Strapazen nicht guttun?«

»Mama«, höre ich Lauras Stimme durch die Tür. »Wir nehmen das Kind doch mit? Denn sonst bleibe ich zu Hause. An Meer fehlt es mir hier in Triest sicherlich nicht. Was glaubst du denn, wie oft ich an der Küste entlanglaufe?«

Ein gewaltiger Schrecken fährt durch meine Glieder. Welches Kind? Ihre Phantasiegeburt? Wenn meine Tochter so drauf ist, benötigt sie dringend ärztliche Unterstützung. Trotzdem vertraue ich auf die heilende Wirkung einer neuen Umgebung.

»Schatz, wir können shoppen gehen und uns danach in einem Spa grunderneuern. Du weißt schon, in so einem coolen Wellnesscenter. Wir beide gönnen uns das volle Programm von Kopf bis Fuß. Das haben wir uns redlich verdient. Was hältst du davon, meine Süße?«

»Hau ab, Mutter! Ruf Emma Simonetti an, sie soll das Mädchen sofort zu mir bringen. Wenn ich fahre, dann nur mit ihr gemeinsam. Das Kind ist so blass und mager. Wie heißt die Kleine eigentlich? Ist sie diese Isabella?«

Mir bleibt die Luft weg.

Doch statt mich meinem Entsetzen hinzugeben, hole ich das Handy und gebe vor zu telefonieren: »Dottoressa Simonetti, könnten Sie uns bitte die Kleine vorbeibringen? Wir drei wollen für ein paar Tage nach Lignano an den Strand fahren.« Dann warte ich eine Weile, damit Laura glaubt, die Commissaria antwortet mir. »Gut. Wir freuen uns.«

»Okay«, sagt meine Kleine. »Du hast anscheinend Emma verständigt. Wir werden bald merken, ob du gelogen hast.«

Ich beginne, für unseren Urlaub einen Koffer zu packen.

Wir benötigen nicht viel.

»Liebes, für die Kleine habe ich deinen alten rosa Trolley aus dem Regal geholt und deine liebsten Kleidungsstücke aus der Kindheit hineingelegt«, improvisiere ich. »Wie gut, dass ich alles aufgehoben habe.«

Als ich fertig bin, läutet es an der Tür.

Schnell schiebe ich den Koffer in eine Ecke der Küche und werfe ein Tischtuch darüber.

Es läutet abermals.

Ich öffne die Tür und stehe Commissario Schiavone und Dottoressa Simonetti gegenüber.

»Das ging schnell!«, schreie ich so laut, dass Laura mich hoffentlich hört. Dass die beiden gerade jetzt kommen, hilft mir bei meiner Geschichte.

Sie schauen einander merkwürdig an.

»Dürfen wir reinkommen?«, fragt Schiavone.

»Natürlich.« Ich trete zur Seite. Riecht er nach Schnaps?

»Wir würden gern mit Ihrer Tochter sprechen.«

»Kein Problem. Aber vorher muss ich Ihnen kurz etwas sagen. Laura sieht noch immer die Glasvitrine und geht davon aus, dass Sie, Dottoressa, ihr dieses kleine Mädchen bringen.«

Wieder werfen die beiden sich eigentümliche Blicke zu.

»Laura, Emma Simonetti ist da, wie ich versprochen habe, und der Commissario begleitet sie.«

»Schiavone soll verschwinden. Er hat mir den ganzen Salat eingebrockt.«

»Emma«, sagt Schiavone und wendet sich zum Gehen. »Geh allein zu ihr. Schaffst du das? Ich warte draußen.«

»Natürlich. Halte dich bitte in der Nähe auf und schalte dein Handy auf laut.«

Komisches Gespräch, das die beiden da führen. Für mich sprechen sie in Rätseln. Aber was soll's.

Als ich den Commissario hinausbegleite, bleibt er im Eingang zur Küche stehen.

»Was verbergen Sie da unter dem Tischtuch? Eine Leiche?«

Ich lache. »Keineswegs. Das ist ein Koffer mit alter Wäsche, die ich zur Kleidersammlung bringen möchte.«

Er glaubt mir nicht. »Sie wollen doch nicht etwa verreisen, Signora Manzoni? Denn davon würde ich Ihnen dringend abraten.«

Was bildet der unverschämte Kerl sich ein?

»Und Ihnen würde ich empfehlen, sich nicht während des Dienstes zu betrinken. Was Ihre dreiste Frage angeht: Nein, ich will nicht verreisen. Dazu fehlt mir nämlich das nötige Kleingeld. Wie Sie wissen, bin ich seit Kurzem arbeitslos.«

Kommentarlos verlässt Schiavone das Haus.

LAURA

»Emma.« Ich stehe auf, aber die Commissaria bittet mich, sitzen zu bleiben. »Wo ist das Mädchen? Mama versicherte mir, dass es sich in Ihrer Obhut befindet.«

»Ich möchte zuerst mit Ihnen allein sprechen. Vittorio passt inzwischen auf die Kleine auf.«

»Das ist gut so. Ich möchte nicht, dass Mama mit der Kleinen allein ist. Wir wollen dann zu dritt in Urlaub fahren. Ich finde die Idee inzwischen nicht mehr so übel. Wir brauchen alle Erholung. Und ich kann mich um das Mädchen kümmern.«

Emma sieht mich durchdringend an. »Wann soll die Reise losgehen?«

»Heute noch. Falls die Kleine zu müde ist, bitte ich Mama, morgen früh zeitig loszufahren. Sie hat sich ein paar Tage Urlaub vom Museum genommen.«

»Haben Sie denn ein Auto?«

Über diese Frage muss ich lächeln. »Ja, aber ich darf wegen meiner Medikamente nicht damit fahren, obwohl ich über einen Führerschein verfüge. Nicht weit von hier steht der Fiat Panda in einer angemieteten Garage.«

»Laura.« Emmas Stimme klingt sehr ernst. »Ich möchte, dass Sie sich das hier ansehen.«

Sie kramt in ihrer Umhängtasche, zieht etwas hervor und reicht es mir. Es ist ein Foto. Ich betrachte es längere Zeit gründlich, obwohl ich eigentlich vom ersten Moment an meinen Blick abwenden möchte. In mir tobt ein Sturm, nimmt mir den Atem.

»Bello«, entfährt es mir. »Der da ist doch Bello, dieser lustige wuschelige Hund. Immer wollte er mir mein Spielzeug wegnehmen. Es gelang ihm auch ständig, und ich weiß noch, dass ich stinksauer auf ihn war, obwohl ich mich lange nicht daran erinnern konnte.«

»Was ist mit dem süßen rosa Plüschhasen, den der freche

Cockerspaniel im Maul trägt?« Emma schaut mich liebevoll an, ihre Augen schimmern feucht. »Ist das Häschen einmal Ihr Kuscheltier gewesen, als Sie ein kleines Mädchen mit blonden Zöpfen waren?«

Und dann geht in mir auf einmal alles drunter und drüber. Die Welt steht Kopf und verschiebt sich, die Ränder meines Bewusstseins klaffen auf und lassen Erinnerungen zu, die an dunklen Orten und in geheimen Kammern ausgeharrt haben. Ein Schleier lüftet sich, ein Vorhang weht beiseite, und ich kann durch ein Fenster schauen, aber ich schließe meine Augen. Ich kenne mich nicht mehr aus. Ich kratze wie wild über meine nackten Oberschenkel und raufe mein Haar.

»Laura.« Emma nähert sich und nimmt mich in ihre Arme. »Alles wird gut, wenn wir darüber reden. Geben wir uns doch diese Chance. Öffnen Sie Ihre Augen und sehen Sie mich an.«

Ich blinzle folgsam. »Mein rosa Plüschhase war das«, flüstere ich. »Mama hat ihn mir geschenkt. Sie roch immer so gut.«

»Angela hat Ihnen den Hasen geschenkt?«

»Nein, meine Mama. Nicht diese Angela. Die richtige Angela.«

Ich winde mich aus Emmas Armen und werfe mich auf mein Bett, wo ich mich vor Schmerzen krümme.

»Wenn Ihre Mama die richtige Angela war, wer ist dann die Angela dort draußen, die Sie Mama nennen?«

Meine Verzweiflung nimmt zu, die Bilder werden immer dichter und stürzen auf mich ein. Sie drohen mich zu erschlagen.

Doch Emma schickt mir Kraft, indem sie mich mit ihren Blicken fixiert und einen festen Druck auf meine Hand ausübt.

Ich muss das Dickicht in meinem Kopf durchdringen. Fast kann ich es sehen. Ein lang verborgenes Wissen rückt näher.

Bevor ich antworten kann, höre ich die Türglocke.

Meine Mutter klopft. »Da ist Besuch für dich, mein Schatz. Jemand aus deiner Therapiegruppe, der sich Sorgen macht, weil du zur letzten Sitzung nicht erschienen bist.«

Aus den Augenwinkeln nehme ich wahr, dass Emma aufsteht und sich hinter mich stellt.

»Das kann eigentlich nur Luisa sein.« Dankbar für die abrupte Unterbrechung öffne ich die Tür.

Doch statt Luisa stürzt Massimo in mein Zimmer.

Mit seinen Ellbogen rammt er meine Mutter zu Boden.

Da ist ein Messer in seiner Hand.

Und plötzlich weiß ich, er war es, der mich verfolgt hat, er hat Emilio auf die Straße gestoßen.

Er ist an allem schuld.

EMMA SIMONETTI

Der Mann im dunklen Kapuzenshirt fliegt auf Laura zu, sie springt aus dem Bett, duckt sich weg, und Emma schreit in ihr Handy: »Vittorio, komm schnell und fordere sofort Verstärkung an!«

Sie greift in die Tasche und zieht ihre Pistole heraus, zielt und schießt.

Der Angreifer fällt zu Boden, Blut breitet sich unter ihm aus.

Schiavone stürmt ins Zimmer. »Ist jemand verletzt?«

»Nur einer, auf den es nicht ankommt. Zum Glück habe ich meine kleine Walther immer dabei. Ich habe ihn an der Schulter erwischt. Es war im letzten Moment.«

Der Commissario kniet sich auf den Rücken des Angreifers und biegt dessen Arme nach hinten, wo er sie überkreuzt und festhält.

Angela Manzoni hat sich vom Boden aufgerappelt, sie ist kreidebleich. »Schatz, Liebes, geht es dir gut?« Ihre Stimme bebt.

»Bitte gehen Sie zur Haustür und lassen Sie unsere Kollegen herein. Sie werden gleich hier sein.« Schiavones Tonfall lässt keine Widerrede zu. »Laura, wer ist dieser Mann? Sie kennen ihn?«

»Das ist jemand aus meiner Therapiegruppe. Er heißt Massimo und ist spielsüchtig. Wegen Unterschlagung und Veruntreuung bei seiner letzten Arbeitsstelle, einer Bank, hat er den Job verloren und ist seither arbeitslos und pleite. Glaube ich gehört zu haben. Er ist sonst immer elegant und geschäftsmäßig gekleidet. Nie so leger wie wir anderen aus der Gruppe. Deshalb erkannte ich ihn nicht, als er mich gestern angriff, aber jetzt weiß ich, dass er es war. Der penetrante Schweißgeruch hat ihn verraten.«

Bevor Emma es verhindern kann, springt Laura vom Schreibtisch, auf dem sie sitzt, seit sie vor dem Angreifer zurückgewichen ist, und versetzt Massimo zwei kräftige Tritte mit den Füßen gegen seinen Rücken.

»Warum hast du Emilio getötet? Warum die alte Frau? Warum wolltest du mich erledigen?«, brüllt sie ihn an.

Emma kann hören, wie er murmelt: »Au. Du hast mir wehgetan. Ermorden wollte ich keinen. Du warst eine lästige Zeugin, die Alte wehrte sich wie eine Löwin, und Emilio hatte mich erkannt. Mir blieb keine Wahl.«

»Die bleibt einem immer«, sagt Emma kalt und fügt dann hinzu: »Der Commissario und ich haben übrigens nicht gesehen, dass Laura Ihnen wehgetan haben soll. Sie neigt, anders als Sie, nicht zu körperlicher Gewalt.«

In diesem Augenblick treffen die Polizisten ein.

»Nehmen Sie den Kerl in Gewahrsam und bringen Sie ihn in die Questura, damit der Arzt ihn sich ansieht. Muss er ins Krankenhaus, weichen Sie ihm nicht von der Seite.«

Vittorio kommt sehr autoritär rüber, wenn es darauf ankommt, denkt Emma zufrieden.

»Wo ist das kleine Mädchen? Ich dachte, es wäre bei Ihnen, Commissario? Der Gedanke, dass es allein bei Angela ist, behagt mir nicht.«

»Da gebe ich Ihnen recht, Laura.« Emma schaut Vittorio beschwörend an. »Daher werden wir drei jetzt zu Ihrer Mutter in die Küche gehen.«

Vittorio nickt.

Emma hängt Laura, die immer noch zittert, fürsorglich eine Wolljacke über, die sie vom Stuhl genommen hat, und geht Arm in Arm mit ihr in die Küche.

Angela Manzoni wartet mit vor der Brust verschränkten Armen auf sie.

»Laura, Schatz ... ich wusste nicht, dass dieser Freund von dir ein Krimineller ist. Sonst hätte ich ihn doch nie hereingelassen.«

»Er *ist* kein Freund, er *hat* einen Freund von mir kaltblütig getötet. Halte einfach deinen Mund!«, fährt Laura sie an.

Vittorio setzt nach: »Aus Ihrer Erholungsreise nach Lignano

wird so bald nichts. Vielleicht bleibt Ihnen, bevor wir Sie mit auf die Questura nehmen, noch Zeit, den Koffer auszupacken.«

»Commissario.« Laura wirft Vittorio einen gequälten Blick zu. »Wo ist das Kind, das Emma Ihnen anvertraut hat?«

Er schaut betreten zu Boden. »Setzen wir uns doch bitte. Alle vier«, sagt er leise.

»Keine Sorge, Laura. Das kleine Mädchen ist hier«, wirft Emma ein.

»Wo?« Laura blickt irritiert um sich.

Angela greift sich an den Hals.

Emma sagt behutsam: »Erinnern Sie sich an den Tag, Laura, als Sie sich das kleine Mädchen ansehen sollten, das den Raubmörder fortlaufen sah, und sich selbst in dem Kind wiedererkannt haben? Das war kurz bevor Sie ohnmächtig wurden. Dieses Mädchen waren nicht Sie.«

Laura schaut verwirrt von einem zum anderen.

»Laura, Sie haben lange Zeit Zuflucht an einem Ort gesucht, den wir Vergessen, Verdrängen oder Verleugnen nennen. Das passiert nicht bewusst, sondern Ihr Unterbewusstsein blockiert das Unfassbare. Ihr Geist musste das tun, um Ihre Seele zu schützen und irreparable Schäden zu verhindern. Und immer wenn Sie begannen, Ihr sicheres Versteck zu verlassen, kehrten Teile eines erlebten Horrors Ihrer frühen Jahre zurück, Bruchstücke, die Sie zutiefst verstörten.«

Dieses Monster in Lauras Kopf benimmt sich wie ihr Tumor, erkennt Emma bestürzt. Mit fortschreitender Zeit breitet es sich aus und nimmt immer mehr Platz ein.

»Wieso und woran verbietet mein Unterbewusstsein mir die Erinnerung?«

»Gleich. Zuerst möchte ich weiter ausführen, damit Sie alles genau verstehen. Ein traumatisches Erlebnis in frühen Jahren wurde, als das erste Mal etwas davon hochkam, von Ihren Ärzten als Halluzination eingestuft und durch Medikamente gedämpft. Die verstörenden Bilder waren allerdings keine Halluzinationen, sondern sogenannte Flashbacks, also wirkliche Erinnerungen an ihr tatsächlich erlebtes Trauma. Sie werden durch bestimmte Gerüche, Geschmäcke, Laute, aber auch durch Orte ausgelöst. Das müssen nicht einmal jene Plätze sein, an denen Ihre traumatische Erfahrung wirklich stattgefunden hat. Es reicht schon ein winzig kleiner Funke, und etwas von dem Grauen kehrt zurück.«

»Warum behaupten Sie, dass das Kind anwesend ist?« Auf Lauras blassem Gesicht zeichnen sich hellrote Flecke ab.

Angela Manzoni erhebt sich von ihrem Stuhl und macht mit drohender Miene einen Schritt auf uns zu. Vittorio steht ebenfalls auf und stellt sich vor sie.

»Lassen Sie meine Tochter doch mit diesem Unsinn in Ruhe. Sehen Sie nicht, wie sehr sie leidet?«

»Doch. Wir sehen das. Setzen Sie sich hin und hören Sie zu. Dottoressa Simonetti erzählt nichts anderes als Ihre eigene erbärmliche Geschichte, Signora.«

Laura fängt laut zu weinen an. Es klingt, als hätte sie Schluckauf.

»Liebes.« Ihre Mutter versucht, sie zu umarmen.

Laura scheint sie nicht wahrzunehmen.

Emma beugt sich über den Tisch und berührt mit ihren Fingerspitzen die von Laura. »Das Mädchen mit der blau-weiß gestreiften Latzhose und dem rosa Plüschhasen, ist sie die kleine Laura?«

»Lassen Sie meine Tochter in Frieden«, fährt Angela Manzoni dazwischen, wird aber durch Vittorio am Weitersprechen gehindert. Ein einfaches »Ruhe!« von ihm genügt, und sie verstummt.

»Wo ist die Kleine?«, fragt Laura verzweifelt. »Es ist ihr doch nichts zugestoßen, während alle mit dem Raubmörder beschäftigt waren?«

»Nein«, beschwichtigt Emma sie. Sie holt tief Luft, denn es fällt ihr schwer, die Worte zu sagen, die Laura hören muss. »Die Kleine ist anwesend. Sie selbst, Laura, sind dieses kleine Mädchen, dem Schlimmes zugestoßen ist.«

Laura klappt den Mund auf, sie schnappt nach Luft. Hechelt,

als würde sie jeden Moment anfangen zu hyperventilieren. »Aber wo ist dann meine Mama?«

Angela Manzoni springt auf. »Ich bin doch da, mein Schatz, mein Liebes. Sieh mich an.«

»Nein, nein. Du bist nicht meine Mutter. Angela ist meine Mama. Du hast uns immer besucht. Nicht du hast mir den Plüschhasen geschenkt, den Bello im Maul hat. Das war Angela. Du bist Isabella.«

ANGELA

Der Commissario stößt mich auf den Stuhl zurück.

»Verstehen Sie denn nicht, dass Sie und Dottoressa Simonetti sich mitten in Lauras Wahnideen befinden?«, erkläre ich aufgeregt. »Das hier ist eine klassische Folie à trois. Eine gemeinsame psychotische Störung.«

»Die gibt es zwar«, sagt Emma Simonetti. »Aber in diesem Raum hat keiner eine Psychose. Vielmehr sitzt eine Kriminelle mit uns am Tisch. Und damit sind Sie gemeint, Signora Isabella Benedetti.«

Ich bemerke, wie sehr die Dottoressa sich beherrschen muss, um nicht auf mich loszugehen.

Lauras Stimme klingt jetzt wieder wie die eines kleinen Kindes. »Dann hat der Plüschhase wirklich mir gehört? Ich hatte ihn so gern, und Bello hat ihn mir immer weggeschnappt. Und die Porzellanpuppen in der Glasvitrine, die ich nicht anfassen durfte, weil ich so ungeschickt war und sie sonst zerbrochen hätte, sind auch echt? Aber wo war das alles?«

Mir ist übel, gleich übergebe ich mich.

»Nach allem, was Sie uns erzählt haben, Laura, gehen wir davon aus, dass Sie vor vielen Jahren den Mord an Ihrer Mutter Angela mit ansehen mussten, neben der Vitrine mit den Porzellanfiguren, und zwar in Isabella Benedettis Wohnung.« Schiavone sieht meine Tochter eindringlich an. »Die Mörderin hat danach alle Spuren verwischt, indem sie den Brand legte, und ist mit Ihnen in Ihre Wohnung, also in die Wohnung Ihrer leiblichen Mutter gegangen. Wo sie dann vermutlich eine Zeit lang mit Ihnen lebte. Die Details kennen wir noch nicht, aber wir werden alles herausfinden.«

Schiavone quält Laura, ich kann das genau spüren.

»Was aber ist mit dem Haus, aus dem ich die Schreie gehört hatte? Was ist da passiert? Haben wir dort gewohnt?«

Laura wickelt die Strickjacke enger um ihren Körper, und ich hoffe, dass meine Tochter langsam Vernunft annimmt.

»Reiner Zufall. Etwas an dem Haus hat Sie wohl an das Gebäude erinnert, in dem Sie als Kind mit Ihrer Mutter wohnten. Und so haben Sie die schreckliche Szene in Ihrer Erinnerung erneut durchlebt. Aber eine Angela Manzoni war dort zu keinem Zeitpunkt gemeldet und ebenso wenig jemand mit Namen Benedetti. Das habe ich überprüft.«

Ich verstehe kein Wort von dem, was hier gesprochen wird.

»Was wir versuchen Ihnen zu sagen, ist für Sie von ungeheurer Tragweite und sicher schwer zu begreifen. Aber ich denke, ich kann beweisen, dass wir keine haltlosen Anschuldigungen vorbringen.«

Schiavone ist ein selbstverliebter Angeber. Ich funkle ihn wütend an.

»Laura, Sie erwähnten Emma gegenüber, Ihre Mutter hätte die Blutgruppe AB und Sie die Blutgruppe 0 oder umgekehrt. Beides ist unmöglich. Bei 0 oder AB müssten Ihr Vater *und* Ihre Mutter exakt dieselbe Blutgruppe haben wie Sie.«

»Schatz, Liebes, glaub diesen Blödsinn nicht.«

Laura schaut mich an, ihre Lippen zittern, und dann rastet sie völlig aus. Die Ruhe, die sie in den letzten zwanzig Minuten ausgestrahlt hat, ist wie weggeblasen.

»Mama!«, schreit sie und wirft sich in meine Arme. »Bitte, beweise denen, dass das alles nicht wahr ist. Ich habe dich so lieb und du mich doch auch. Sicher bin ich manchmal unendlich zornig auf dich, wegen deiner ständigen Sorge. Aber ich habe dich niemals als eine andere Person als meine Mama empfunden.«

Ich will Laura trösten, doch wieder greift der Commissario ein und zerstört unsere Verbundenheit. Er wagt es, meine Tochter von mir wegzuziehen.

»Laura, Sie hatten vorhin in Emmas Beisein ein Flashback, durch das Sie wieder ins Alter von drei Jahren zurückversetzt wurden. Und Sie haben zu ihr gesagt, Ihre Mama sei nicht *diese* Angela, sondern die *richtige* Angela gewesen. Was haben Sie damit gemeint?«

»Meine richtige Mama sitzt da.«

»Danke, mein Schatz, meine Laura. Ich habe dich so lieb.«

»Mama. Das weiß ich. Mach dir keine Sorgen. Ich will nur wissen, wer Isabella ist. Eine Freundin? Oder eine Verwandte?«

Laura wirkt auf mich seltsam, so als wäre sie abwechselnd verwirrt und dann wieder klar. Ich beschließe spontan, ihr zu helfen. »Isabella war meine Freundin. Wir beide haben Sie oft besucht, weil sie dich gernhatte. Sie konnte selbst keine Kinder bekommen und war sehr lieb, aber manchmal auch sehr streng mit dir. So durftest du zum Beispiel ihre Porzellanpuppensammlung nicht berühren. Eine labile und sprunghafte Persönlichkeit. Die Frau mit dem Hund lebte auch in ihrem Haus, und du spieltest im Treppenhaus mit ihm, auch wenn er dich ständig ärgerte. Nach dem schrecklichen Brand, Isabella muss wohl mit einer Zigarette in der Hand in ihrem Bett eingeschlafen sein, lebten wir noch eine Weile in Triest. Wir waren beide sehr traurig, und du hast oft nach ihr gerufen und geweint. Ich hielt es für das Beste, in eine andere Stadt zu ziehen. Ich wählte Mailand und machte dort die Ausbildung zur Bibliothekarin. Dann erst kamen wir zurück, und ich kaufte dieses kleine Haus für uns. Und ich bekam eine Anstellung im Joyce-Museum.«

Laura lächelt.

Sie wirkt beruhigt. Nichts anderes wollte ich.

Ich liebe meine Tochter mehr als alles andere auf dieser Welt.

Schiavone sagt mit einem sarkastischen Unterton: »Gut gemacht, Signora Benedetti. Jetzt kennen wir die groben Zusammenhänge. Die kleinen schmutzigen Details der Geschichte werden wir auch noch in Erfahrung bringen.«

Als ich Lauras Gesicht sehe, merke ich, dass sie zu weinen begonnen hat. Sie glaubt ihm. Getrieben von einem unglaublichen Hass reiße ich die Tischlade auf, ziehe das scharfe Fischmesser heraus und stürze mich auf ihn.

Im nächsten Moment wird alles dunkel um mich.

EPILOG

Es ist Herbst.

Ein kräftiger Wind schüttelt die Bäume. Laub und Nadeln segeln zur Erde herab. Der Boden erinnert mich an einen Teppich aus gedeckten Farben. Die Bora peitscht die Wellen gegen das Land. Weiße Gischt fliegt über das Meer.

Heute schimmert der Golf von Triest in einem irisierenden Türkis.

Mein rosa gefärbtes Haar klatscht an meine tränenüberströmten Wangen und bleibt dort haften.

Wir waren gemeinsam auf dem Cimitero di Sant'Anna, weil dort Emmas Grab liegt. Jetzt schlendern wir die Molo Audace entlang und kämpfen gegen die Sturmböen an. Auf meinen Lippen schmecke ich das Salz der See.

Ich bin klar im Kopf wie selten zuvor.

Die mumifizierte Laura aus Venzone bestimmt nicht mehr mein Sein. Ich selbst versuche, meinen eigenen Weg zu gehen. Auch wenn er schwierig ist und holprig. Es sind noch längst nicht alle Zweifel gewichen. Und immer noch lässt die Angst mich nachts hochschrecken.

»Was für ein Glück, dass dein Kollege rechtzeitig in die Küche kam!«, brülle ich, und Schiavone nickt. Es gefällt uns, darüber zu scherzen, dass er beinahe einem Fischmesser zum Opfer gefallen wäre, seit Emma ihm eines Abends sagte, wie froh er sein kann, dass er noch alle Gräten hat.

Er hakt sich bei mir unter. »Lass uns von hier verschwinden und irgendwo einen heißen Tee trinken. Die Bora hat schon manch einen ins Meer gespült!«, brüllt er zurück.

Wir werden vom Sturm auf die Piazza Unità d'Italia geschoben und landen in einem Kaffeehaus.

»Hier traf ich mich manchmal mit Emma«, sagt Schiavone traurig und reicht mir ein Taschentuch.

Mir ist nicht aufgefallen, dass ich schon wieder weine.

»Danke.«

»Allerdings haben wir keinen Tee, sondern Gin Tonic getrunken.« Jetzt lächelt er. »Und den werde ich uns auch bestellen.«

»Das gefällt mir«, sage ich. »Wir stoßen damit auf diese wunderbare Frau an.«

Emma Simonetti ist zwei Monate nach den schrecklichen Ereignissen gestorben. Sie hat den Kampf gegen ihren Tumor verloren.

In den Wochen davor haben wir einander täglich getroffen. Emma hat mir eine Psychotherapeutin besorgt, die auf posttraumatische Störungen spezialisiert ist, und einen anderen Psychiater. Ich gehe nicht mehr zu Dottor Milo und nehme kaum noch Medikamente. Die Sitzungen mit der Therapeutin tun mir gut, sie hilft mir, Schritt für Schritt mein Trauma zu verarbeiten. Und auch den Kummer über Emmas Tod. Vieles von dem, was ich verdrängen musste, kommt in den Therapiestunden zum Vorschein. Ich weiß es jetzt nicht nur, ich spüre es auch: Ich bin dieses Mädchen, das den Mord an seiner Mutter mit ansehen musste. Es ist schwer zu begreifen, in welchem Gefühlschaos ich mich mitunter befinde. Die Frau, die meine leibliche Mutter getötet hatte, war sechsundzwanzig Jahre lang meine Mutter. Jemand, den ich und der mich liebte.

Sie hat mir meine Mutter genommen, weil sie wollte, was sie nicht haben konnte – eine Tochter. Nach einer Fehlgeburt und einer schweren Entzündung beider Eierstöcke konnte sie selbst keine Kinder bekommen.

Zwei Wochen nach Emmas Tod bestellte ihr Notar Schiavone und mich zur Testamentseröffnung. Emma hatte mir einen liebevollen Brief geschrieben und mir ihre Wohnung und eine beträchtliche Summe Geld hinterlassen. Sie meinte, ich dürfe nicht länger in dem Haus leben, in dem ich jahrzehntelang ohne mein Wissen gefangen gehalten worden war. Schiavone vererbte sie neben Geld den beträchtlichen Bestand ihres Weinkellers.

Der Commissario und ich sind inzwischen Freunde, verbunden durch die schicksalhaften Vorfälle, bei denen Emma eine tragende Rolle spielte. Es fällt mir jedoch schwer, ihn mit Vittorio anzureden, also bleibe ich vorerst bei »Schiavone«. Ihm fiel es von Anfang an leicht, mich Laura zu nennen.

Der Termin für den Prozess gegen Isabella Benedetti steht weiterhin nicht fest. Die Staatsanwaltschaft hat die Anklageschrift noch nicht an das Gericht übermittelt. Isabella befindet sich in Untersuchungshaft. Ich werde gegen sie aussagen müssen, weil nur ich weiß, was damals geschehen ist.

Ja, es war ein kaltblütiger Mord.

Und trotzdem ist Isabella für mich immer noch Angela, meine Mutter. Meine Gefühle für sie haben sich nicht geändert, auch wenn ich weiß, dass sie Böses getan hat. Gleichzeitig aber hasse ich sie dafür.

Schiavone legt seine Hand auf meine. »Laura, sei froh, dass Isabella Benedetti in den Verkauf eures Hauses eingewilligt hat. Du kannst deinen Schulabschluss nachholen und danach auf die Kunstakademie gehen. Aber hüte dich vor meinen Besuchen.« Er grinst, und seine moosgrünen Augen funkeln verwegen.

»Morgen gehe ich mit Luisa shoppen. Mit Grau ist jetzt endgültig Schluss.«

»Und deine Haare?« Das Grinsen wird breiter.

»Die färbe ich grasgrün.«

Danksagung

Weiter sehr glücklich im »Vierten Stock«, danke ich dem gesamten liebenswerten und kreativen Emons-Team, ohne dessen Einsatz dieses schöne Buch nicht zustande gekommen wäre. Christel Steinmetz, Stefanie Rahnfeld, Marit Obsen, wie immer waren sechs treffsichere Adleraugen auf mein Manuskript gerichtet. Und wie viele Korrekturaugen es gab, weiß ich nicht, aber jedes hat beste Arbeit geleistet.

Mein besonderer Dank gilt meinem Verleger, Hejo Emons, da der zündende Funke, diesen Triest-Thriller zu schreiben, einem humorvollen Gespräch mit ihm entsprungen ist.

Wie sonst auch haben Christa Rados und Christian Puswald mir bei allen neurologisch-psychiatrischen und juristischen Fragen zur Seite gestanden.

Leider konnte ich wegen der Reisebeschränkungen nicht uneingeschränkt selbst recherchieren, deshalb danke ich meinen wunderbaren Freunden aus Triest, die viele lange Wege für mich gegangen sind. Allen voran Stefano Cappai und Alessandro Mayer, ebenso Roby, Roberto, Isabella, Rosario, Andrea e Amber.

Triest, eine meiner Lieblingsstädte überhaupt, hat mich immer liebevoll empfangen, und ich danke all jenen, bei denen ich meine Bücher bisher präsentieren durfte.

Die Bücher von Erfolgsautorin Andrea Nagele im Überblick
Alle Titel sind auch als eBook erhältlich.

Thriller

Du darfst nicht sterben
ISBN 978-3-7408-0667-5

Grado-Reihe

Grado im Regen
ISBN 978-3-95451-785-5

Grado sotto la pioggia
Italienische Ausgabe
ISBN 978-3-7408-0376-6

Grado im Dunkeln
ISBN 978-3-7408-0068-0

Grado nell'ombra
Italienische Ausgabe
ISBN 978-3-7408-0592-0

Grado im Nebel
ISBN 978-3-7408-0298-1

Grado nella nebbia
Italienische Ausgabe
ISBN 978-3-7408-0891-4

Grado im Sturm
ISBN 978-3-7408-0523-4

Grado im Mondschein
ISBN 978-3-7408-0803-7

Grado in Flammen
ISBN 978-3-7408-1137-2

Weitere

Tod am Wörthersee
ISBN 978-3-95451-288-1

Tod auf dem Kreuzbergl
ISBN 978-3-95451-485-4

Tod in den Karawanken
ISBN 978-3-95451-961-3

Kärntner Wiegenlied
ISBN 978-3-7408-0198-4

111 Orte

111 Orte in Klagenfurt und am Wörthersee, die man gesehen haben muss
ISBN 978-3-95451-591-2